ALTERNATIV HEILEN

Herausgegeben von Gerhard Riemann

Ellen Grasse, 1939 im Rheinland geboren, wuchs in einer Familie mit jahrhundertealter Musik-, Pharmakologie- und Medizintradition auf. Nach Tätigkeiten im sozialpädagogischen Bereich arbeitet sie seit 1967 als Heilpraktikerin. Ihre angeborene und bewußt einsetzbare Hellsichtigkeit verfeinerte sie durch jahrelange praktische Heilungsarbeit.

Karl-Ludwig Riss, Jahrgang 1939, seit fast 30 Jahren tätiger Heilpraktiker und Psychotherapeut, arbeitet mit klassischer Homöopathie, anthroposophischer Medizin, fernöstlicher Heilkunst, kraniosakraler Integrationstechnik, Biomagnetismus und Hellfühldiagnose.
Beide lehren in Seminaren Gesundheitsberatung und spirituelle Lebensführung.

Von Ellen Grasse sind außerdem erschienen:

Chakren- und Auradiagnose (Band 76007)
Traum, Tod und Transzendenz (Band 86043)

Dieses Buch wurde auf chlor- und säurefreiem Papier gedruckt.

Originalausgabe Oktober 1995
© 1995 Droemersche Verlagsanstalt Th. Knaur Nachf., München
Das Werk einschließlich aller seiner Teile ist urheberrechtlich
geschützt. Jede Verwertung außerhalb der engen Grenzen des
Urheberrechtsgesetzes ist ohne Zustimmung des Verlages unzulässig
 und strafbar. Das gilt insbesondere für Vervielfältigungen,
Übersetzungen, Mikroverfilmungen und die Einspeicherung
und Verarbeitung in elektronischen Systemen.
Umschlagillustration: Susannah zu Knyphausen
Satz: Ventura Publisher im Verlag
Druck und Bindung: Ebner Ulm
Printed in Germany
ISBN 3-426-76113-0

5 4 3 2 1

Ellen Grasse
Karl-Ludwig Riss

Selbsthilfeprogramm Körper – Seele

Seelische Ursachen und
ganzheitliche Behandlung
von über 250 Erkrankungen

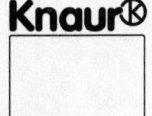

Inhaltsverzeichnis

> Gesundheit kauft man nicht im Handel,
> sie liegt im eignen Lebenswandel.
>
> *Altes deutsches Sprichwort*

I. Einleitung

Dieses Buch vermittelt dem Interessenten Kenntnisse, die eine ganz gezielte, individuelle und optimale Gesundheitsvorsorge ermöglichen. Es wurde aus einer fast 30jährigen Berufserfahrung auf dem Gebiet des biologischen und spirituellen Heilens geschrieben.

Neben einem Programm zur Vorbeugung gegen Umweltgifte und Krebs (mit sinnvollen, leicht durchführbaren Hilfen für Ihr Immunsystem, einer genauen Antikrebsernährung und einer Psychohygiene für Gesunde und Krebskranke) kann der Leser in einem alphabetischen Krankheitsverzeichnis, dem »Ganzheitlichen Selbsthilfeprogramm für Körper–Seele–Geist« mit über 300 Krankheiten bzw. Krankheitssymptomen seine persönlichen Leiden bzw. Schwachstellen und die dazugehörenden biologischen Hilfen nachschlagen.

Dieses »Ganzheitliche Selbsthilfeprogramm für Körper — Seele – Geist« umfaßt:

- die häufigsten psychosomatisch-metaphysischen und körperlichen Ursachen der aufgeführten Krankheiten
- ein Mentaltraining (zur Auflösung des jeweils angezeigten Verhaltensmusters)
- passende Heilfarbe/n, Edelstein/e
- die Psycho-Edelstein-Essenz (PEE) zur Unterstützung des Mentaltrainings

- die nachgewiesenen Vitalstoffmängel (d.h. die bei dieser Krankheit fehlenden Vitamine, Mineralstoffe usw.)
- viele bewährte Heilmethoden aus Homöopathie, Naturheilkunde und anthroposophischer Medizin
- ein kleines homöopathisches Repertorium der wichtigsten seelischen und körperlichen Symptome
- eine Liste der wichtigsten homöopathischen Heilmittel bei den entsprechenden Krankheitszeichen
- eine Aufstellung der seelischen Ursachen bei verschiedenen psychosomatischen Krankheiten
- ein Vitalstoffverzeichnis (Vitamine, Mineralstoffe, Spurenelemente usw.).

Interessante Tatsachen über unsere Gesundheit

Eine erstaunliche Tatsache ist, daß
- anfangs dieses Jahrhunderts jeder zwanzigste an Krebs verstarb, während heute – trotz moderner Medizintechnologie – jeder dritte bis vierte an Krebs verstirbt.
- auch bei unseren Kindern Krebs – nach den Verkehrsunfällen – die erste Todesursache ist. Krebs- bzw. Leukämieraten sind im Steigen begriffen.
- kürzlich das Bundesgesundheitsamt durch Studien ermittelte, daß Fehlernährung jährlich 47 Milliarden DM an Krankheitskosten verursacht. Es entstanden ernährungsbedingte Zahnreparaturen (hauptsächlich durch Verzehr von Zucker und Weißmehl) in Höhe von 20 Milliarden DM, gefolgt von den Kosten der Herz-Kreislauf-Schäden in Höhe von 15 Milliarden DM und der Krebsleiden in Höhe von 1,5 Milliarden DM.
- unabhängig voneinander durch Statistiken in Deutschland und in den USA nachgewiesen wurde, daß 35 % aller Krebs-

arten durch Unwissenheit in der Ernährung (Fehl- und Überernährung), 30 % durch Zigarettenkonsum, 10 % durch Infektionskrankheiten, 7 % durch Umweltgifte und 3 % durch Alkoholkonsum entstanden sind.

- es bereits weltweit wissenschaftlich getestete Antikrebsnahrungsmittel gibt, die natürliche, pharmakologische Schutzstoffe enthalten (siehe Kapitel VII dieses Buches).
- die Gesundheitsbehörde im Staate Washington, USA, eine deutlich erhöhte Leukämierate bei Amateurfunkern im Vergleich zur sonstigen Bevölkerung nachweisen konnte.
- pro Jahr in Deutschland ca. 24 000 Fälle von Arzneimittelvergiftungen durch chemische Medikamente beim Bundesgesundheitsamt gemeldet werden.
- nach Expertenangaben jeder Bundesdeutsche bis zur Wende jährlich 6 kg Medikamente einnahm. (Prüfungen chemischer Medizin verursachen täglich unnötigerweise den qualvollen Tod unzähliger Tiere.)
- Großbritannien eines der preiswertesten medizinischen Versorgungssysteme hat. Laut Statistik greifen dort bei den ersten Beschwerden 50 % der Bevölkerung (in Deutschland nur 24 %) zur biologischen Selbsthilfe. Englische Fachleute sind überzeugt, daß bei 90 % aller Befindensstörungen (z. B. Erkältung, Kopfweh) keine fundierte, wissenschaftlich begründete Diagnose gestellt werden kann. Meistens treibt die Angst vor einer schweren Erkrankung den Patienten in immer spezialisiertere und teurere Fachbehandlungen.
- in Kanada doppelt so viele Operationen durchgeführt werden wie z. B. in Schweden. (In Kanada gibt es doppelt so viele Chirurgen wie in Schweden ...)
- im Jahre 1993 eine Sonderkommission in der Schweiz jede dritte ärztliche Diagnose – trotz umfangreicher moderner klinischer Diagnosemöglichkeiten – als unrichtig aufdeckte.

- von den jeweils zuständigen Lebensversicherungen statistisch festgehalten wurde, daß nach Ärztestreiks, z. B. 1943
  in Israel, 1976 in Kolumbien, 1978 in England und auch in den
  USA die Sterbeziffern bis auf 50 % abgesunken sind. (Als
  diese Tatsache den »Göttern in Weiß« bekannt wurde, sahen
  sie sich in jedem Fall verfrüht gezwungen, den Streik abzu-
  brechen und sofort wieder ihren »segensreichen« Dienst am
  Kranken aufzunehmen.)
- nach heutigem Wissensstand pro Sekunde – in einer einzigen
  Körperzelle – bis zu 100 000 biochemische Reaktionen ablau-
  fen.
- die nebenwirkungsfreie Homöopathie diese unzähligen bio-
  chemischen Abläufe (und auch die individuelle Erbanlage
  und die einmalige Persönlichkeitsstruktur des Patienten)
  berücksichtigt.
- es eine besondere – in Psychologie und Medizin bekannte –
  Krebspersönlichkeit gibt (Näheres in Kapitel IV).
- jeder Käufer wesentlich durch Produktewahl an krebserzeu-
  gender Umweltbelastung beteiligt ist, denn umweltfreundli-
  che Verpackung verursacht entsprechend weniger Dioxin-,
  Stickstoff- und Schwefeldioxidverbrennung.
- der Traum von einer körperlichen Wunde nachgewiesener-
  maßen ein Vorwarnzeichen für eine in der Realität auftretende Krebs- bzw. Tumorkrankheit ist (siehe E. Grasse: »Traum,
  Tod und Transzendenz«, vgl. Literaturverzeichnis).
- auch heutzutage – trotz steigender Umweltvergiftung – noch
  wirkungsvolle Krebsvorsorge möglich ist. Das Antikrebs-
  Vorsorgeprogramm dieses Buches stellt eine echte Überle-
  benschance gegen Zivilisationskrankheiten und bösartige
  Leiden dar.
- durch das Verzeichnis dieses Buches: »Ganzheitliches
  Selbsthilfeprogramm für Körper–Seele–Geist« (Kapitel X)
  ganz individuell die physischen und psychischen Schwach-

stellen der allermeisten Menschen angegangen werden können.
– Sie durch rechtes Wissen (z. B. aus diesem Buch) und festen Willen Ihr eigenes Leben und das Ihrer Angehörigen gesünder und glücklicher gestalten können.

Bevor Sie etwas über die Hilfen für Ihr Immunsystem erfahren, lesen Sie im nachfolgenden Text über die wahren Gründe und energetischen Hintergründe chronischer Krankheiten.

II. Die unsichtbaren, energetischen Hintergründe chronischer Krankheiten (E. Grasse)

Unsere eigene Vitalität, unsere Lebenskraft oder Konstitution ist das Ergebnis des Umganges mit der eigenen, individuellen Lebenskraft in der Vergangenheit. Verursacht und geprägt wird die Vitalität durch den Aufbau unserer feinstofflichen Körper. Ihr Zustand wurde geformt durch unseren Lebenswandel in vergangenen Erdenleben. Geistwesen erbauen während der Schwangerschaft aufgrund unserer Schicksalsschuld (Karma) unsere unsichtbaren Körper, wobei Schwächen oder Stärken gemäß dem Willen von hohen Engelwesen (als Vollstrecker der Gerechtigkeit Gottes) eingebaut werden müssen. Jeder Mensch erhält aus dem Erbgut seiner Vorfahren, was er verdient hat.

Auf der Abb. 1 sind die drei unsichtbaren menschlichen Energiefelder (Auren) des Vitalitäts-, Emotions- und Denkkörpers zusammen mit den Energiewirbeln (Chakren) – von unten nach oben aufgezählt dem Wurzel-, Solarplexus-, Milz-, Herz-, Hals-, Stirn- und Scheitel-Chakra – zu sehen. Jedes dieser sieben Chakren besteht aus drei Chakrenanteilen (siehe die Abb. 2). Das ätherische Chakra des Vitalitätskörpers befindet sich innen im Chakrenzentrum, das astrale Chakra des Gefühlskörpers in der Mitte, und das mentale Chakra des Denkkörpers bildet den äußeren Energiewirbelteil.

Der Vitalitätskörper sorgt u.a. für Lebenserhaltung, Wachstum und Fortpflanzung. Er vermittelt uns vitale, regenerierende

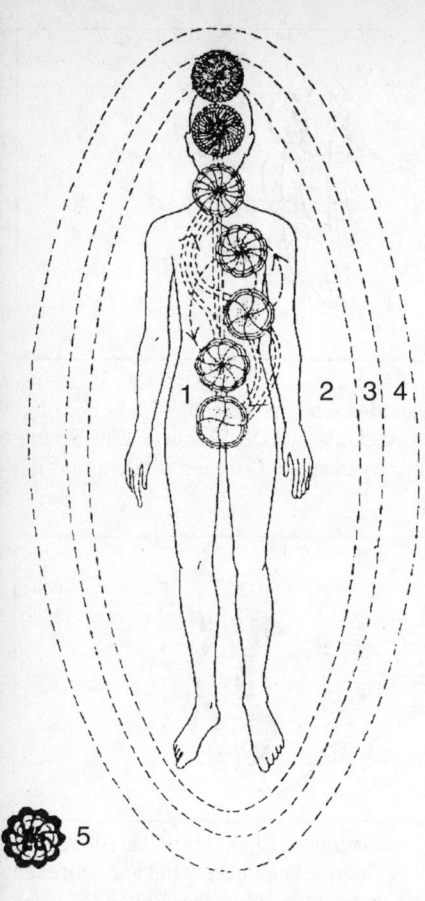

Abb. 1: Die unsichtbaren Energiefelder (Auren) der menschlichen Persönlichkeit.
1. Physischer Körper
2. Vitalitätskörper (Ätherkörper)
3. Emotionskörper (Astralkörper)
4. Niederer Denkkörper (niederer Mentalkörper)
5. Energiewirbel (Chakra) des Solarplexus.
Der an der Peripherie liegende Chakraanteil des Denkkörpers wurde schwarz eingezeichnet.

Kräfte und ist – wenn weitgehend intakt – in der Lage, Impulse aus höheren Körpern aufzunehmen.

Heutzutage verunreinigt trübfarbenes und giftgrünfarbenes Chi (unsichtbarer Äther) aus Nahrung, Umwelt und häufig unzulänglich ausgeleiteten Amalgamfüllungen unsere Vitalitätskör-

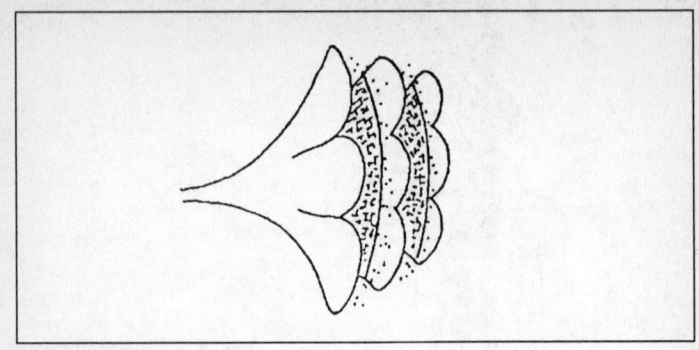

Abb. 2: Gesundes und krankes Chakra
Die Abbildung zeigt ein gesundes Chakra, bestehend aus den drei Chakra-Anteilen des Vitalitäts-, Gefühls- und Denkkörpers. Eine Schutzschicht aus verdichtetem Chi, welches als Giftfilter wirkt, trennt die einzelnen Chakren.

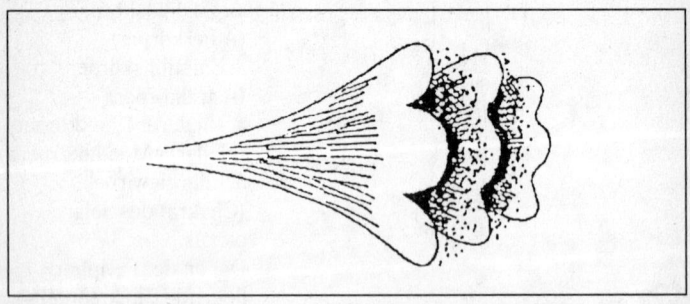

Hier sehen Sie ein krankes, geschrumpftes Chakra (z. B. bei Allergien), das von verbrauchter, toxischer Energie angefüllt ist. Bei Fortschreiten der Krankheit hängt es wie ein verwelkter, schwarzer Blütenkelch.

per und Chakren (vgl. E. Grasse: »Chakren- und Auradiagnose«).

Im Gefühls- oder Emotionskörper leben alle seelischen Triebe, Eigenschaften, Instinkte, Empfindungen, Gefühle, Antriebe des Wollens sowie alle positiven und negativen anerzogenen und erworbenen seelischen Muster. Innerseelische Vorgänge spiegeln sich in Träumen wider (vgl. E. Grasse:»Traum, Tod und Transzendenz«). Wird Lebensdurst verdrängt, so entstehen die bekannten kleinen und großen Süchte. Die meisten Menschen sind hier in dem Reich der Sympathie und Antipathie polarisiert. Hieraus entstehen auch die zahlreichen karmischen Bindungen. Das Gros der Menschen handelt nicht nach rationalen, d.h. klaren intellektuellen Entscheidungen, sondern aufgrund von oft versteckten Wunschbegierden bzw. Vorurteilen. Für den Lebensbeobachter ist es interessant zu sehen, wie Schwindler, Angeber, Ignoranten und Ausbeuter sich eines guten Zulaufes erfreuen (Gleiches zieht Gleiches an) und wirkliche Helfer der Menschheit und Wissende verachtet oder gar verfolgt werden, besonders vom sogenannten Establishment.

Der niedere Denk- oder Mentalkörper verfügt über und befähigt uns zu konkretem Denken, Bewertungen, Urteilsvermögen und -bildung. Hier herrschen steuerbare Willenskräfte (wie Disziplin und Aufmerksamkeit), bewußt einsetzbare Vernunft und das Bewußtsein der eigenen Individualität.

Alle drei feinstofflichen Körper vermögen bis zu je sieben unsichtbare Bewußtseinspersonifizierungen (sogenannte Doppelgänger oder Duplikate) zu erschaffen (beschrieben in oben erwähntem Buch). Diese Doppelgänger charakterisieren ganz typische Eigenschaften, Bewußtseinsinhalte oder auch bestimmte Krankheiten. Vitalitätstötende, mit Nebenwirkungen behaftete Medizin erschafft (u.a.) klapprige, energetisch erschöpfte, ausgemergelte, meist dunkelbraune Gestalten, die sich oft an die – für diese Medizin – Verantwortlichen hängen.

Neben den drei erwähnten, unsichtbaren Energiekörpern verfügt jeder Mensch (mit Ausnahmen) auch über den feinstofflichen Körper des höheren Selbst, das räumlich vom Menschen getrennt, jedoch spirituell verbunden, in der Himmelssphäre existiert.

Dieses höhere Selbst (entspricht unserem göttlichen Gewissen, der höheren Vernunft u.a.) ist eine Art Kontrollinstanz für die spirituelle (und indirekt auch für die weltliche) Persönlichkeit des Menschen. Es herrscht auch über unser individuelles Karma. Es finden ständige energetische Wechselbeziehungen zwischen dem höheren Selbst, den drei Energiefeldern und dem physischen Körper über die Chakren statt (siehe Abb. 3).

Veränderungen in der menschlichen Aura

Häufig entstehen unsichtbare Vitalitätsschwankungen und Veränderungen bis hin zu Krankheiten und chronischem Leiden (z. B. Krebs) durch:

1. unterschiedliche Größe und Zustand der einzelnen Auren/Chakren und des höheren Selbst (Grad der Farben, Feinstofflichkeit usw.)
2. die Struktur, Verlauf und Dichte der unzähligen feinstofflichen Kanälchen (diese sind in Abb. 1 nicht eingezeichnet), der sog. Nadis oder teils auch Meridiane.
3. die Verlagerung der Symmetrie oder Statik einzelner Auren. Beispielsweise kann sich der Vitalitätskörper durch Schock oder Erschrecken aus seiner zentralen Lage lösen und zum Kopf hin anheben.
4. die unterschiedliche Zirkulationsgeschwindigkeit feinstofflichen Chis (Äther, Od, Prana) in allen Energiefeldern sowie die Ablagerung oder das Auftanken von hellem, klarfarbenem und gesundem oder dunklem, trübfarbenem, giftigem und krankmachendem Chi in Auren und Chakren.
5. die Rotationsgeschwindigkeit einzelner oder mehrerer Chakren. Hierbei kann – durch den Äther der krankmachenden, vitalstoffarmen Ernährung – das ätherische Chakra (des

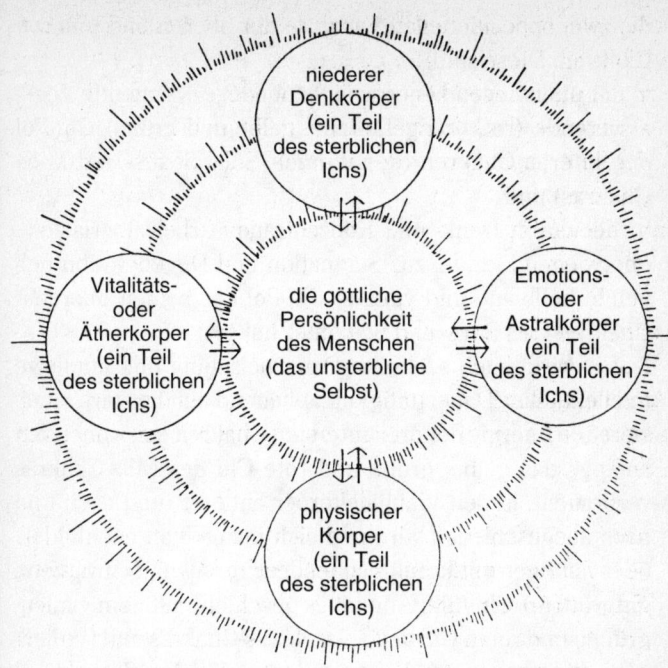

Abb. 3: Gegenseitige energetische Beeinflussung der feinstofflichen Körper.

Vitalitätskörpers) verstopft werden, und negative Energie-
partikel können in Chakren und Auren der Emotions- und
Denkkörper gelangen. Genauso kann dunkles, negatives
Chi (z. B. durch Haß, Wut oder das individuelle seelische
Muster) aus dem Emotionskörper oder (z. B. durch ermü-
dende, intellektuelle Tätigkeit oder negative Denkmuster)
aus dem Denkkörper den mentalen Chakrenanteil zusetzen
und somit auch den Chakrenanteil des Vitalitätskörpers
empfindlich stören.

6. die zwei oppositionellen Farbpole der oberen und unteren Chakren. Diese sind:

a) der überwiegend energieaufbauende, erwärmende, regenerierende (rot, orangefarbene, gelbe und grüne) Chi-Pol der unteren Chakren (des Wurzel-, Solarplexus- und Milz-Chakras) und

b) der durch Denk- und Konzentrationsarbeit überlastete, überwiegend kühle, zur Stagnation und Degeneration neigende hellblaue und violette Chi-Pol der beiden obersten Chakren (des Stirn- und Scheitel-Chakras).

Daher wirkt auch seelische Dauerbelastung und intensive intellektuelle (Dauer)tätigkeit abbauend auf die stark vitalisierende Energie der drei untersten Chakren ein, wobei sich anfangs das gelbe, grüne und rote Chi des Milz-Chakras verbraucht, in den Vitalitätskörper entleert (und nach und nach ausgeschieden wird und sich mangelhaft nachbildet) oder häufiger mit krankmachendem (grauem, schwarzem, giftgrünem) Chi füllt. Ähnliches geschieht mit dem vitalen, grünen und roten Chi des Solarplexus-Chakras und schließlich mit dem orangefarbenen und roten Chi des Wurzel-Chakras.

Außerdem wird der Pol der drei untersten Chakren mit dem Pol der zwei obersten Chakren durch das weiße, goldene und hellblaue Chi aus dem Herz- und Hals-Chakra verbunden.

7. das gestörte Zusammenwirken der drei unsichtbaren Körper (Auren) und des höheren Selbst. Der Vitalitätskörper leistet die hauptsächliche regenerierende, aufbauende Arbeit, oft mit Hilfe des höheren Selbst. Über den Emotions-(Astral-)körper wirken die negativen anerzogenen oder erworbenen seelischen Muster und über den Denk-(Mental-)körper die belastenden Denkvorgänge, die erschöpfende Konzentration und der Dauerstreß verspan-

nend, übersäuernd, vitalitätsabbauend und degenerierend auf die Chi-Aufbauenergien des Vitalitätskörpers ein.

Das höhere Selbst greift u.a. über die Chakren des Vitalitätskörpers in den Stoffwechsel zur Regulierung des Krankheitskarmas ein. So hilft es beispielsweise über das Wurzel-Chakra die Blutwärme, Lymphe und das Knochen-Chi und über Milz- und Solarplexus-Chakra Verdauungsfermente und Muskel-Chi aufzubauen (Näheres zu einzelnen Krankheiten siehe im Kapitel X).

8. Irritationen allein durch das Stirn-Chakra. Diesem unterliegt das limbische System mit Hypophyse und Hypothalamus. Letztere stellen eine wichtige, zentrale Schaltstelle zwischen Seele, Geist und Körper dar. Von hier aus werden u.a. Immun-, Hormon- und Nervensystem gesteuert. Dadurch finden feinstoffliche Entgiftungsvorgänge statt.

9. Aufregungen und Gemütsverstimmungen, die beispielsweise dunkles Chi im Herz-Chakra erschaffen. Aufbauen läßt sich dieses Chakra durch das positive Mentaltraining (vgl. Kapitel X) und praktische, idealistische Arbeit. Durch bewußtseinserweiternde Praktiken vermag das höhere Selbst zusammen mit dem Herz- und dem Scheitelchakra in den Stoffwechsel einzugreifen.

10. das schicksalsmäßige Nichteingreifen oder das Eingreifen des höheren Selbst zusammen mit dem Wurzel-Chakra, welches Fieber und Temperaturerhöhungen erzeugen und so gründlich den Stoffwechsel reinigen kann. Oft resultieren durch Überwinden fiebriger Erkrankungen auffallende Entgiftungsschübe. Diese bringen positive und interessante charakterliche und bewußtseinsmäßige Veränderungen, wenn das Fieber mit biologischen Mitteln behandelt, also nicht unterdrückt wurde. Überhaupt kann das höhere Selbst zu jeder Zeit – meist über den Vitalitätskörper – in jedes Organ eingreifen.

11. die Schicksalsschuld (Karma). Das höhere Selbst vermag durch plötzliche Erkrankungen oder Unfälle den Lebenslauf bzw. Bewußtseinszustand des Betroffenen (zur spirituellen Erneuerung) positiv zu beeinflussen.
12. eigenes Erzeugen oder auch Anziehen (dies ist nur bei Gleichheit der feinstofflicheren Auren und Schwingungen möglich) von entweder eigenen oder fremden, unsichtbaren Wesenheiten (siehe auch E. Grasse: »Traum, Tod und Transzendenz«).

Aus all diesen Darstellungen geht hervor, daß die Basis für Gesundheit und Krankheit, für jede Körperzelle, für das Immun- und Hormonsystem sowie das vegetative und zentrale Nervensystem von der ererbten und erworbenen Stabilität unserer unsichtbaren Energiefelder gebildet wird.

Ratschläge einer Hellseherin für bessere Vitalität

Die folgenden Ratschläge beruhen auf hellsichtigen Beobachtungen der Autorin E. Grasse.
Gewisse tägliche Nahrungsmittel sollten unzerkleinert zur Entgiftung in eine wassergefüllte Porzellanschüssel zusammen mit einer Messerspitze Biosmon-Pulver (Reformhaus) oder Meersalz gelegt werden (Obst und Salate ca. 30 Minuten, Gemüse und Kartoffeln 3–5 Stunden lang). Die Nahrungsmittel werden anschließend mit kaltem Wasser abgespült. Hierdurch löst sich ein Großteil des belastenden, grauschwarzen, dunkelbraunen und giftgrünen, unsichtbaren Chis aus der Nahrung. Das Gefäß, in dem die Lebensmittel eingeweicht wurden, sollte erst wieder in 24 Stunden benutzt werden, denn diese Zeit benötigt das krankmachende Chi zum »Entlüften« oder »Verduften«.
Alle Fisch- und Fleischwaren in Plastikverpackungen müssen

gründlich kalt abgewaschen oder im Sieb (Krabben z. B.) durchgespült werden, denn viele Plastikverpackungen sind (für den Hellseher feinstofflich gesehen) sehr gesundheitsschädigend! Alle Lebensmittel müssen vor dem Verzehr genau auf Pilzbefall geprüft werden (Therapie siehe Kapitel X), der oft unsichtbar (durch sein giftgrünes Feld) vorhanden ist. Krankmachende Pilze halten sich gerne in Klimaanlagen, Kühlschränken (letztere einmal wöchentlich mit 1 Eßl. Obstessig/Zitronensaft auf 1 Liter Wasser auswaschen), Waschmaschinen (Waschmittel direkt in die Trommel zwischen die Wäsche streuen. Außerdem erspart dies ca. 1/3 der üblichen Waschmittelmenge), Zahnbürsten (diese öfters wechseln und zweimal pro Woche für einige Stunden in 1/2 Glas Wasser mit einer Messerspitze Meersalz stellen) und Kleidungsstücke (auch Socken möglichst in der Waschmaschine kochen).

Hefepilze, Schimmel, Sporen und die Hausstaubmilbe werden durch die üblichen, undichten Staubsauger in der Luft/Wohnung verteilt.

Gesünder ist Reinigen mit Staubsaugern, die mit Mikrofeinfilter ausgerüstet sind, oder generell nur feucht säubern. Allergien und Asthma verursachende Hausstaubmilben können sich außer in Teppichen (auch in Wollteppichen) in Stofftieren, Bettwäsche und Matratzen aufhalten. Die Naturfaser Kapok enthält einen biologischen Anti-Milben-Schutzstoff.

Für den Immunschutz und die Krebsvorbeugung ist außer dem Wohnklima und dem Essen unsere tägliche Kleidung, d.h. unsere zweite Haut, äußerst wichtig. Selbst beim Verbrauchen von wenig Waschmitteln bleiben belastende Seifen- und Waschmittelrückstände in der Wäsche und Kleidung, die durch unsere Haut aufgenommen werden.

Bei scharfen Reinigungsmitteln atmen wir Dämpfe ein, die unsere Schleimhäute reizen. Noch schlimmer wirken viele Maschinengeschirrspülmittel, die übel riechen, wenn wir die Spülmaschine öffnen, und einen Film auf dem Geschirr hinterlassen, den wir mit der Nahrung wieder zu uns nehmen. Dieser ist im Unsichtbaren schwarz und giftgrün. Neue Wäsche/Kleidung hat durchschnittlich nach drei Waschgängen eine einigermaßen »gesunde« Ausstrahlung! Doch gibt es endlich besonders hautfreundliche (auch bei extrem empfindlicher Haut!), preisgünstige, sparsame und vor allem gesundheits- und umweltschonende Haushaltsreinigungs-, Körperpflege-, Spül- und Waschmittel, deren Grundsubstanzen naturbelassene Pflanzenöle und Milchsäuren sind.

Bei diesen Produkten (siehe Bezugsquellen am Buchende) wird bewußt auf die üblichen Seifen, optischen Aufheller, Bleichmittel, Enzyme, Farb- und Füllstoffe, Formaldehyd, Phosphate, Phosphatersatzstoffe usw. verzichtet. Sie sind in wenigen Tagen zu 100 % im Wasser abgebaut und verhindern u.a. damit die fortschreitende Algenteppichbildung unserer Meere und die Fischvergiftung.

Sehr für den Hausgebrauch zu empfehlen ist ein kleines Anti-Elektrosmog-Gerät (siehe unter Evdan-Regulator in den Bezugsquellen am Buchende). Dieses in Kapitel IX ausführlich beschriebene Gerät reduziert den Elektrosmog (die elektromagnetischen Wechselfelder und die im Übermaß vorhandenen Höchstfrequenzen) auf ein Minimum. Der Regulator schafft im Unsichtbaren ein weißes (alle reinen Regenbogenfarben enthaltendes) und grasgrünes regenerierendes Chi-Feld, welches die gesamte Wohnung bzw. das Haus ausfüllt. Es reduziert auch fühlbar die Auswirkungen der Wasseradern in der Wohnung, denn Elektrosmog potenziert deren schädliche Wirkung beträchtlich. Oft werden Abschirmungsmaßnahmen gegen Wasseradern überflüssig, wenn der Regulator eingesetzt wird.

Außerdem existiert heutzutage ein weiteres praktisches und erstaunlich vielseitig einsetzbares Gerät: Ora-Orgonstrahler (siehe Bezugsquellen). Er konzentriert klarfarbenes, regenerierendes Chi (Lebensenergie, Prana, Od, Orgon-Energie) in sich und strahlt dieses gebündelt und energetisch harmonisierend über seine Spitze direkt (oder auch indirekt über Ganzfotos und andere Materialien) auf Mensch, Tier, Pflanze, Saatgut, Lebensmittel, Trinkwasser, Raumklima usw. ab. Beim Bestrahlen von Lebewesen ist u.a. die Stärkung des Immunsystems auffallend.

Dieser preiswerte, lebenslang einsetzbare, strom- und batterielos funktionierende Orgonstrahler wandelt auch auf bioenergetischem Weg persönliche kranke Körpersekrete in individuelle Heilinformationen um.

Fühlt man sich energielos, dann bestrahlt man sein eigenes Ganzfoto entweder kurzfristig (für wenige Stunden) mit der im Unsichtbaren rotes Chi abgebenden Energiebirne oder langfristig (über Wochen/Monate) mit dem im Unsichtbaren ein regenerierendes Grün ausstrahlenden Lichtleiterstecker. Bestrahlen mit Grün stellt auch u.a. einen natürlichen Schutz gegen Nahrungs- und Umweltgifte her. Für den optimalen Einsatz des Orgonstrahlers steht dieser am besten auf dem (inneren) Fensterbrett. (Hier ist der Elektrosmog am geringsten. Wenn sich ein Evdan-Regulator in der Wohnung befindet, ist es gleichgültig, wo der Orgonstrahler steht.)

Seit einiger Zeit befinden sich teure, fantasievoll bezeichnete vitalisierende Quellwasserkonzentrate (zum Teil aus den USA oder dem Himalaja, auch in Plastikflaschen) sowie eine Reihe von Wasservitalisierungsgeräten im Umlauf. Leider setzt sich in letzteren schon nach kurzer Zeit (wenigen Monaten) zusehends grauschwarzes Chi vom zulaufenden, energetisch verdreckten Wasser ab, so daß sich das Gerät ansteigend, aber unaufhaltsam selbst mit schwarzem Chi füllt. Nachdem wir etliche dieser Geräte durchprobiert haben, bereiten wir uns vitalisiertes Wasser selbst (siehe unten) oder verwenden Mineralwasser aus dem Handel. Auch in Wasserreinigungsgeräten, die chemische

Giftstoffe aus dem Leitungswasser filtern, setzt sich leider nach kurzer Zeit vitalitätszerstörendes grauschwarzes Chi aus dem Zulauf ab, obwohl das Wasser weitgehend von Giftstoffen frei wurde.

Zur Wasservitalisierung läßt man Leitungswasser *langsam* durch einen Trichter (am besten einen Glastrichter aus dem Apothekenfachhandel) in Glasflaschen (bauchige Fruchtsaftflaschen haben die richtige Höhe unter dem Wasserhahn) laufen. Der Trichter wird gefüllt mit einzelnen Edelsteinen oder wirkungsvoller mit Edelsteinketten (egal, ob geschliffen oder ungeschliffen) aus gelbem Citrin (starkes grünes Chi), aus Unakit (bzw. Epidotit, ergibt ein kräftiges rotes Chi) und aus durchsichtigem Bergkristall oder rosafarbenem Rosenquarz (beide zeigen intensives hellblaues Chi). Am wichtigsten ist hierbei, den Trichter, die Glasflaschen und alle Edelsteine (ausgebreitet) ein- bis zweimal wöchentlich für mindestens 4–8 Stunden in der Luft (oder noch besser an der Sonne) zu »lüften«, damit sich das jeweils angesammelte grauschwarze Chi aus dem zufließenden Leitungswasser verflüchtigen kann.

Selbstverständlich kann man auch durchsichtige Glasflaschen mit Wasser und den oben angegebenen Edelsteinen für Stunden bis Tage in die Sonne stellen. Wenn zu den Steinen noch ein kleiner Goldgegenstand hinzugefügt wird, erhöht sich die Qualität des vitalisierten – nicht chemisch gereinigten – Wassers beträchtlich.

Speziell für Menschen mit Sehproblemen gibt es zum Aufbau und zur Gesundung der Augenvitalitäte eine Rasterbrille (siehe Bezugsquellen), mit der nicht nur Kurzsichtigkeit verbessert oder behoben werden kann und Beweglichkeit, Effektivität, Durchblutung und Sauerstoffversorgung des Auges erhöht werden, sondern die auch noch (hellsichtig beobachtet) intelligenzsteigerndes hellblaues und weißes Chi im Kopf verstärkt und bildet. Selbstverständlich sollte man neben dem Üben mit der

Rasterbrille täglich die Vitamine A und D (siehe im Kapitel XIV) zu sich nehmen.

Neben all diesen Maßnahmen zur Verbesserung der körperlichen Vitalität habe ich durch lebenslange hellsichtige Beobachtungen für den Gefühls- und Denkkörper und zur Harmonisierung der Chakren spezielle PEE (Psycho-Edelstein-Essenzen, siehe Bezugsquellen) geschaffen. Beispielsweise wirkt die PEE für das Wurzel-Chakra bei Angst, Unsicherheit und Willenslabilität. Die PEE für das Milz-Chakra wird bei Denkschwäche, Resignation und Sorgen angewendet. Die PEE für das Solarplexus-Chakra ist passend bei Reizbarkeit und Überempfindlichkeit. Die PEE für das Herz-Chakra ist wertvoll bei Aufregung und Gemütsverstimmung. Die PEE für das Hals-Chakra ist einsetzbar gegen Kontaktarmut, Kummer und den Hang zum Träumen. Die PEE für das Stirn-Chakra ist empfehlenswert, wenn Stimulierung zur außersinnlichen Wahrnehmung (z. B. zum Hellsehen, -hören, -fühlen) gewünscht wird. Die PEE für das Scheitel-Chakra zielt auf Harmonisierung mit dem Kosmos.

Hellsichtig beobachtete ich, daß durch das Tragen von Edelsteinschmuck nur geringe Mengen vitalen Edelstein-Chis vom Körper aufgenommen werden. Meistens tritt schon nach einstündigem Schmucktragen eine Chi-Rückvergiftung durch krankmachendes, graues Körper-Chi ein (z. B. durch Umweltgifte, nichtausgeleitetes Amalgam, Elektrosmog). Nach kurzem Tragen von Schmuck müßte dieser für viele Stunden zur Entgiftung in die Sonne gelegt werden. Aus diesem Grund werden die PEE, die hellsichtig aus hochwertigem Edelstein-Chi hergestellt wurden, in die Haut eingerieben.

Eine wirkungsvolle, vollständige Amalgamentfernung führe ich in meiner Praxis durch eine spezielle, hellsichtig kontrollierte Eigenblutbehandlung durch.

Hellfühlen, eine schnelle und sichere Methode zur Frühdiagnose (K.L. Riss)

Durch mein mehrjähriges Training zur Ertastung der Akupunkturpunkte ohne zusätzliches Gerät entwickelte ich mit der Zeit eine erhöhte Sensitivität für feinstoffliche Veränderungen im Vitalitätskörper, so daß ich mit hoher Treffsicherheit dieselben orten kann und so Störungen, ehe sie sich im physischen Leib materialisieren, erkennen kann.

Um auch Sie darauf aufmerksam zu machen, welche Organe bei den meisten Menschen belastet sind, habe ich diesen kurzen Abschnitt geschrieben. Sie sind dann vorgewarnt und können auf Zeichen von diesen Organen achten oder sich bioelektronisch oder hellsichtig untersuchen lassen bzw. auch hellfühlend von mir oder einem dazu fähigen Kollegen.

Wichtig ist vielleicht noch zu bemerken, daß manche energetisch schon ziemlich gestörten Organe durchaus keine Schmerzen verursachen müssen. Jeder medizinisch informierte Laie weiß ja, daß z. B. eine kranke Niere, Leber, Thymusdrüse oder Milz keine Schmerzen verursacht. Der Fachmann kann allerdings, wenn sich die Störung bereits im physischen Körper manifestiert hat, an den Funktionsstörungen oder durch gewisse Labortests die Erkrankung erkennen. Nun der Hellfühlbefund: Immer wieder stelle ich energetische Störungen in der Stirn-, mehr noch in den Oberkieferhöhlen, meist ein-, gelegentlich auch beidseitig fest; sehr oft auch Störungen im Zahnbereich, besonders bei plombierten oder wurzeltoten Zähnen. Weitere Störungen: in den Ohren, in der Kopfstrahlung, in den Schläfen, Stirn, Hinterkopf, Scheitel (seltener); Wirbelsäule: HWS (Halswirbelsäule) häufig, BWS (Brustwirbelsäule), besonders zwischen den Schulterblättern. Sehr häufig Störungen in der unteren Lendenwirbelsäule, besonders 4. und 5. Lendenwirbel; im Ischiasbereich und Hüftgelenk, meist einseitig, aber auch beidseitig. Weitere, z.T. häufige Störungen: in der Schild-drüse, meist einseitig; in der Thymusdrüse, sehr häufig; Bauch-speicheldrüse (Pancreas), 50–60 %; Eierstöcke, 40–50 %; Prosta-ta (ältere Männer: 60–70 %, mittleres Alter: 40 %); Blase, 30–40 %; Herz, 60–80 %; Gallenblase, häufig, auch ohne größere Be-schwerden; Leber, nicht so häufig, 35–40 %; Milz, weniger, 30 %; Magen, häufig, 60 %; Dünndarm seltener, dafür aber Beginn des Dickdarm (Caecum) und absteigender Dickdarm, sehr häufig, 80 %; Lunge, nicht so häufig, 30 %; Brustdrüse je nach Alter (junge Frauen: 25–30 %, ältere: über 50 %).

Mit der Hellfühldiagnose kann ich allerdings nicht sagen, ob bereits physische Veränderungen stattgefunden haben, wenn ja, ob es sich mehr um entzündliche oder degenerative Vorgänge handelt. Trotzdem ist mir diese Methode als Hinweisdiagnose sehr wichtig und die Richtigkeit wurde mir immer wieder durch die Beschwerden des Patienten selbst oder durch klinische Untersuchungen bestätigt.

Das nächste Kapitel informiert über unser Immunsystem, wel-ches energetisch besonders über folgende Chakren beeinflußt wird:

– das Stirn-Chakra (entspricht Hypophyse und Hypothalamus)
– das Hals-Chakra (mit Haut, Lunge, Mandeln und Dickdarm; bei letzterem sind die Lymphknoten und der Wurmfortsatz des Blinddarms wichtig). Die Thymusdrüse untersteht so-wohl dem Hals- als auch dem Herz-Chakra.
– das Milz-Chakra (das auf Energiezirkulation, Blut und Lym-phe wirkt)
– das Solarplexus-Chakra (das u.a. für das emotionelle Wohl-befinden verantwortlich ist)
– das Wurzel-Chakra (welches das Knochenmark bildet).

Für alles im Leben muß man bezahlen. Und je später
man es tut, desto höher werden die Zinsen.

John Steinbeck, 1902–1968

III. Hilfen für das Immunsystem

Unser Immunsystem besteht aus unzähligen Immunzellen, die
v. a. in Knochenmark, Milz, Mandeln, Blinddarm, Thymusdrüse gebildet werden. Sie sind im Blut, in der Körperlymphe und
allen Organen zu finden. Pro Sekunde werden 20 Millionen Immunzellen und von diesen Tausende von Antikörper-Molekülen
gebildet. Sie regulieren Intensität und Dauer jeder Krankheit.
Krebsexperten stellten ab und zu bei Vorsorgeuntersuchungen
fest, daß sich bei sehr starker Immunabwehr sogar Tumoren,
die bei Vorsorgeuntersuchungen gefunden wurden, von selbst
zurückbildeten oder in ein langjähriges Ruhestadium übergin-
gen. Bei der Körperabwehr gegen Schadstoffe, Bakterien, Viren
und die heute so häufigen Hefepilzerkrankungen (z. B. Candida
albicans) spielen die Makrophagen (weiße Blutkörperchen)
und die Lymphozyten (das T-Zell-System) die Hauptrollen.
Das folgende, leicht durchführbare Programm stärkt das Immunsystem und reguliert den Säure-Basen-Haushalt (siehe
auch Punkt 15 in Kapitel VI) über:

1. die Psyche
2. die Haut (deren Oberfläche ca. 2 qm beträgt)
3. die Nieren
4. die Atmung (und Bewegung) (Atemfläche der Bronchien:
   100 qm)
5. den Darm (Oberfläche des Darmzottennetzes: 300 qm).

Über die Punkte 1–5 wird im nachfolgenden Text berichtet, zuvor können Sie selbst die Stärke Ihres Immunsystems an Hand eines Testbogens überprüfen.

Testbogen für das Immunsystem

Je mehr Fragen Sie mit »ja« (oder »ausgezeichnet« oder »prima«) beantworten können, desto besser arbeitet Ihr Immunsystem.

1. *Fühlen Sie sich voller Schwung?*
2. *Ist Ihr Schlaf nach 7–8 Stunden erholsam* (für Erwachsene)?
3. *Sind Sie frei von:* Allergien (und Unverträglichkeiten auf z. B. Alkohol, Essig, Schimmelkäse, Süßigkeiten), Asthma, Bluthochdruck, Blutzuckerabfällen, unfreiwillige Gewichtszunahmen, Bronchitis, Flecken (unerklärliche, unter der Haut), Harnwegsinfekten, Infekten, Kurzatmigkeit, Lymphdrüsenschwellungen, Kopfweh, Krebs, Libidoverlust, Migräne, Rheuma, Sodbrennen und dem Zappelphilippsyndrom (Hyperaktivität)?
4. *Sind Sie mit dem Zustand Ihrer Haare zufrieden* (Brüchigkeit, Trockenheit, schnelles Ergrauen, langsames Wachstum) *und auch mit Ihrer Haut?* (Sind Sie frei von Afterjucken, Allergien, Hautausschlägen, -unreinheiten, Pilzinfektionen, Psoriasis, Schuppen, Urticaria, Windeldermatitis?)
5. *Sind Sie frei von Zahnfleischentzündungen, -karies, -prothesen, -spangen, -stein* und auch *schmerzhaften Entzündungen mit weißen Belägen in der Mundhöhle?*
6. *Haben Sie Appetit/Hunger auf gesunde Nahrung?* (Ungesund sind: Alkohol, Koffein, Nikotin, Zucker, Süßigkeiten.)
7. *Arbeitet Ihr Darm reibungslos?* (Also nicht wechselhaft, mit Durchfall, Verstopfung oder Blähungen?)

8. *Wie ist Ihre Stimmung* (Depressionen?), *Ihr Gedächtnis und die Konzentration?* (Arbeiten Sie rationell, fehlerfrei und umsichtig?)
9. *Wie beurteilen Sie Ihre Reaktionsschnelligkeit und Geistesgegenwart?*
10. *Fühlen Sie sich jünger, als es Ihren Lebensjahren entspricht?* (Energie, Gedächtnis, Beweglichkeit?)

Mit diesem Test erkennen Sie vorwiegend, wie es um Ihr Immunsystem steht und an welchen Faktoren Sie merken, daß es geschwächt ist.

Stärkung des Immunsystems über die Psyche

Wie im vorherigen Kapitel erwähnt, versorgt das Stirn-Chakra (limbisches System mit Hypophyse/Hypothalamus) unser Hormon-, Immun- und Nervensystem. Viele seelische und geistige Einflüsse wirken sich über diese Steuerungszentrale auf Körper und Abwehrmechanismen gegen Krankheitserreger aus. Jeder kann dies täglich bei sich und seinen Mitmenschen beobachten. Gefühle und Gedanken sind wirksame, tiefgreifende Kräfte, die das Befinden des Körpers aufbauend oder zerstörend beeinflussen. Ein gesundes Immunsystem funktioniert besonders gut durch Optimismus, Mut, gesundes Selbstbewußtsein, Lebensbejahung, innere Ruhe und Vertrauen in höhere Kräfte. Hingegen hemmen Pessimismus, Mutlosigkeit, Selbstzweifel, Lebensverneinung, Streß und religiöse Zweifel die Bildung von Immunzellen.

Etwa ein Drittel aller Krebskrankheiten verlaufen – ähnlich wie Zuckerkrankheiten und Rheuma – chronisch, über viele Jahre. Bei diesen Menschen ist oft die Psyche positiver gestimmt als bei Menschen mit akut und schnell verlaufenden Krebsleiden (siehe auch Kapitel IV über die Krebspersönlichkeit). Durch das Mentaltraining (in Kapitel X), durch eigene schöpferische Gefühls- und Gedankenlenkung und kreatives Tun kann jeder Mensch seine Immunität ganz persönlich positiv beeinflussen und langfristig neu gestalten.

Im Buch von E. Grasse »Traum, Tod und Transzendenz« finden Sie weitere Hinweise zur Anwendung der Sofortselbsthypnose, der progressiven Selbsthypnose und des transpersonalen Traum-Trainings (TTT), die alle eine aufbauende mentale/spirituelle Kräftigung des Immunsystems ermöglichen.

Stärkung des Immunsystems über die Haut

Trockenbürsten: Insgesamt 5–10 Minuten lang kreisförmig (mit Trockenbürste, Sisalhandschuh oder trockenem, rauhem Waschlappen) von Händen und Füßen immer zum Herz hin kräftig bürsten (nicht über sichtbare Krampfadern).

Luftbaden: Man setzt sich in unbekleidetem Zustand, individuell lange dosiert (ca. 1/2–10 Minuten) kühler Luft aus.

Abwaschungen: Es werden (2mal jährlich für je 2 Monate) in ca. 1 Liter zimmerwarmem Wasser 1/2 Eßl. Meersalz/Emser-/Stassfurter Salz gelöst und morgens rasch Rumpf und Extremitäten abgewaschen.

Tägliches Schwitzen: Stärkere Aktivierung des Immunsystems geschieht optimal durch tägliches, *aktives* Schwitzen (Sport oder Gartenarbeit) und auch *passives* Schwitzen (Sauna).

Einölen des Körpers: In der naßkalten Jahreszeit beugen Einreibungen mit Eukalyptus-, Thymian-, Latschenkiefer-, Pfefferminzölen u.a. den Erkältungskrankheiten vor. (Nebenbei: Rosmarin- oder Lavendelöl, mit dem Füße und Zwischenzehenräume eingerieben werden, verhindert oft Fußpilzleiden.)

Fußbäder: Bewährt haben sich Salzfußbäder mit natürlichem

Bademeersalz (sehr gut ist Salz vom Toten Meer oder aus dem Reformhaus) oder mit 1 Eßl. einer Teekräutermischung (bei Kaltfuß: Heublumen, Salbei, Thymian; bei Fußpilz: Eichenrinde, Lavendel). Teekraut mit kochendheißem Wasser überbrühen, 20 Minuten ziehen lassen, durchsieben und dem warmen Fußbad in einem Eimer zusetzen. Badezusätze aus harten Pflanzenteilen (wie Zinnkraut, Eichenrinde) müssen 5–10 Minuten gekocht werden, bevor der Absud ins warme Fußbadewasser geschüttet wird. Die Dauer des angenehm warmen Fußbades, wobei das Wasser möglichst bis ca. eine Handbreit unters Knie reicht, beträgt 10–20 Minuten. Abschließend wird immer der Unterschenkel – ca. 30–60 Sekunden lang – mit kaltem Wasser abgeschreckt.

Senfmehl-Fußbad: Bei beginnenden Infekten im Kopfbereich wird es mindestens täglich einmal für 7 Tage – *nur bei unverletzter Fuß- und Beinhaut* – durchgeführt. Pro Fußbad wird 100 g frischgemahlenes Senfmehl (Semen Sinapis pulv. gross.) genommen. *Vorsicht:* Senfmehl darf nicht in die Augen gerieben werden, und die Hände müssen gründlich gereinigt werden, denn es gibt Hautreizungen! Das Senfmehl wird in ein Baumwoll- oder Leinensäckchen eingefüllt und dieses in das warme Fußbad gelegt. Das Badewasser reicht bis unterhalb der Wadenmitte. Es wird bei 38 °C ca. 15 Minuten gebadet. Bei Hautrötung der Füße sollte das Bad früher abgebrochen werden. Anschließend werden die Füße kalt abgespült.

Ansteigende Fußbäder: Bei beginnender Erkältungskrankheit werden diese innerhalb von 10–20 Minuten von 37 °C auf 41 °C durch Zugießen von heißem Wasser gesteigert. Meist setzt dann Schweißausbruch ein. Nach dem Bad Füße/Beine kurz kalt abschrecken! Eine Stunde wird im Bett nachgeschwitzt. (Nicht bei Venenleiden, Thrombosen und Embolie durchführen.)

Sitzbäder: In Badewanne oder Sitzbadewanne, warmem Raum

und mit Wollsocken bekleidet. Das warme Wasser sollte bis Nabel und Oberschenkelmitte reichen. Wie Fußbad mit doppelter Badezusatzmenge durchführen.

Vollbad: (Wie Fußbad mit 4facher Badezusatzmenge). Besonders immunstärkend sind Salzbäder (1 mal pro Woche über 10 Wochen). Für Kinder ab 6 Jahren nimmt man 1 kg Salz, Bademeersalz, Totes-Meer-Salz, Emser- oder Stassfurter Salz), bis 12 Jahren 2 kg, ab 12 Jahren 3 kg. Badedauer: anfangs 10, dann 20 Minuten bei 35 – 37,5 °C.

Überwärmungsbäder: Einige Krebskranke werden durch Überwärmungsbäder – ähnlich den früheren Schlenzbädern – geheilt. Heute werden diese speziellen Überwärmungsbäder bzw. -maßnahmen unter ärztlicher Aufsicht durchgeführt (siehe »Wichtige Adressen« am Buchende).

Stärkung des Immunsystems über die Nieren

Vitalisierend für den Nierenstoffwechsel ist eine Diät, in der folgende Bestandteile fehlen bzw. stark reduziert sind: *Alkohol, Eiweiß* (hiervon täglich 30 – 45 g empfohlen, am besten aus Meeresfisch, Sojabohnen wie den erbsengroßen roten Azuki- oder Adukibohnen), *Kochsalz* (erlaubt sind 4 g z. B. des mineralstoffreichen Danga-Meersalzes), *chemische Medikamente, Milchprodukte* (von diesen sind biologischer Joghurt, Sauerrahmbutter, Schafs- und Ziegenkäse am verträglichsten) und *tierische Fette* (täglich werden ca. 50 g nichterhitzte Pflanzenöle, Sesamsamen und Kürbiskerne empfohlen).

Einschließlich der in der Nahrung vorhandenen Flüssigkeit (z. B. in wasserreichen Früchten und Suppen) sollte – laut offizieller Medizin – insgesamt die tägliche Flüssigkeitsaufnahme ca. 2 Liter betragen.

Die tägliche Praxis zeigt allerdings immer wieder, daß bei einem relativ hohen Prozentsatz von Patienten die Müdigkeit, Infekt-anfälligkeit, das Schwitzen, die geschwollenen Fußknöchel und vor allem die Herz- und Atemnot verschwinden, wenn sie weniger als die empfohlene 2-Liter-Flüssigkeitsmenge pro Tag zu sich nehmen. Gerade heilten wir wieder eine Patientin mit Asthma, die aus der Kur mit dieser neuen, zusätzlichen Krankheit entlassen wurde, nachdem wir die 2-Liter-Flüssigkeitsmenge reduzierten, zu der man sie während der Kur gezwungen hatte.

Des weiteren haben sich für Nieren- und Immunsystemstärkung 2mal pro Jahr *Rettichkuren* von je 3–4 Monaten bewährt. Hierbei werden *vor jeder Mahlzeit* 2–5 Eßl. des weißen (auch schwarzen) zerriebenen Rettichs mit Olivenöl oder biologischem Joghurt gegessen. Auch messerspitzenweise den Speisen (z. B. Suppen, Getreide- und Gemüsegerichten) zugesetztes *Ingwerpulver* (aus der Gewürzabteilung von Kaufhäusern) wirkt stärkend auf die Nieren.

Fastentage, etwa ein Tag pro Woche, an dem ausschließlich Nierentees getrunken werden, z. B. Goldrute (Blätter, Blüten und Stengel nehmen), Zinnkraut und Teufelskralle. Diese drei Tees müssen 3–5 Minuten gekocht werden. Mit kochendem Wasser werden Nierentees aus Brennessel- und Birkenblättern überbrüht. Auch natriumarme Mineralwässer sind als Trinkkur zu empfehlen. Aus dem Reformhaus/Bioladen können Sellerie- oder Löwenzahnpflanzensäfte (1:10 verdünnt) genommen werden.

Eigenharnklistiere bringen bei allen Nierenbeschwerden Besserung. Über etwa drei Monate werden 3 Eßl. Morgenurin in 1/8 Liter handwarmem Kamillentee aufgelöst und nach erfolgtem Stuhlgang in Knie-Ellenbogen-Lage mittels eines kleinen Klistierballs (Apotheke) in den Enddarm eingeführt. Nach ca. 20 Minuten kommt die Flüssigkeitsmischung wieder heraus, wie ein normaler Stuhlgang. Morgenurin wird in einem sauberen

Marmeladenglas kurzfristig kühl aufbewahrt und innerhalb von acht Stunden für das Klistier gebraucht.

Jede *Hautbehandlung* (Trockenbürsten, Einölen) wirkt sich regenerierend auf den Nierenstoffwechsel aus, siehe die vorherigen Seiten: »Stärkung des Immunsystems über die Haut«. Besonders möchten wir auf die dort beschriebenen Fußbäder hinweisen, denn ohne warme Füße läßt sich keine Nierentherapie betreiben. Unbedingt muß auch die Nierengegend – der mittlere Rücken – warmgehalten werden.

Heiße Ingwerauflagen können bei allen chronischen Nierenleiden, jedoch nicht bei entzündlichen, angewandt werden. Hierzu wird 1 Eßl. Ingwerpulver (Vorsicht: feuchte Ingwerauflagen verfärben die Wäsche!) in 1/2 l Wasser 10 Minuten gekocht, ein Baumwolltuch (z. B. Geschirrtuch) hineingetaucht und zwischen zwei Topfdeckeln ausgewrungen. Diese Auflage erfolgt warm bis heiß für eine Stunde nachmittags oder abends. Eine auf das Ingwertuch aufgelegte Wärmflasche verbessert die Wirkung. Einmal gekochtes Ingwerwasser kann 3 Tage hintereinander wieder aufgewärmt werden. Jedoch wird für jede Behandlung ein neues Baumwolltuch genommen.

Bewegung, Sport, Atem- und Yogaübungen stärken besonders das Immunsystem über Nieren, Lungen und Thymusdrüse. Joggen oder schon 3 mal täglich 5 Minuten im Zimmer auf der Stelle laufen durchbluten die Nieren nachhaltig.

Von den Yogaübungen (siehe E. Grasse: »Chakren- und Auradiagnose«) sind besonders die rückwärtsbeugenden (wie Heuschrecke, Kobra, Fisch) bewährt.

Tiefgreifende Umstimmung der Nieren wird über die *Chakren-Reflexzonen-Druck- und Vibrationsmassage* des Wurzel-Chakras auf der Fußsohle (= Nieren/Nervensystem) erreicht. Entsprechende Reflexzonen der Chakren werden auf der nachfolgenden Abb. 4 dargestellt. Alle Chakren-Reflexzonen sollten morgens/vormittags 2–3mal pro Woche für je 3–10 Minuten mit

Druck und Vibration (= schnelles senkrechtes/kreisendes Bewegen der Schmerzstelle durch Daumendruck) massiert werden. Bei Muskelverhärtungen wird vorsichtig auf die eigentliche Reflexzone hingearbeitet. Die Reflexzonen des Herz- und der Hals-Chakras (letzteres wegen der Schilddrüse) dürfen nicht behandelt werden, da evtl. Schlaflosigkeit auftreten könnte.

Stärkung des Immunsystems über Atmung und Bewegung

Nach Statistiken verbringt der Durchschnittsamerikaner ca. 10 Jahre seines Lebens vor dem Fernsehschirm, ca. 25 Jahre mit Schlafen und um die 20 Jahre mit sitzender Bürotätigkeit. Er bewegt sich zu wenig und stirbt mit 75 Jahren.

Viele internationale Studien haben gezeigt, daß das Krankheitsrisiko durch körperliche Aktivitäten reduziert wird. Beispielsweise bewiesen Forscher an der Universität von Southern California an Tausenden von Frauen, daß durch 4 Stunden pro Woche regelmäßigen Sport das Brustkrebsrisiko um 60 g% und das Gebärmutterkrebsrisiko noch deutlicher sanken. Körperliche Aktivität bewirkt eine Darmentgiftung über die ca. 300 qm Oberfläche des Darmzotteninnenraumes und einen Ausgleich des Säure-Basen-Haushaltes sowie eine Kräftigung des Immunsystems über die ca. 100 qm Atemfläche.

Nachgewiesen wurde, daß körperliches Training besonders die Aktivität zweier wichtiger ausschlaggebender Immunzellenarten steigert, die der Makrophagen und die der natürlichen Killerzellen (einer speziellen Lymphozytenform).

Bezeichnung der Chakren von unten nach oben (Abb. rechts):
1. Wurzel-, 2. Milz-, 3. Solarplexus-, 4. Herz-, 5. Hals-, 6. Stirn- und

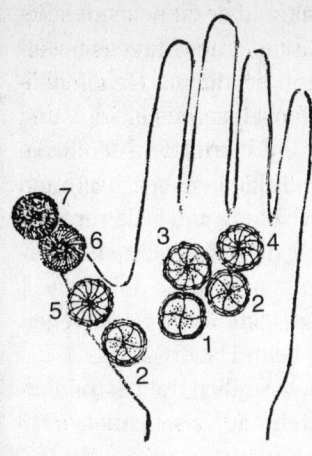 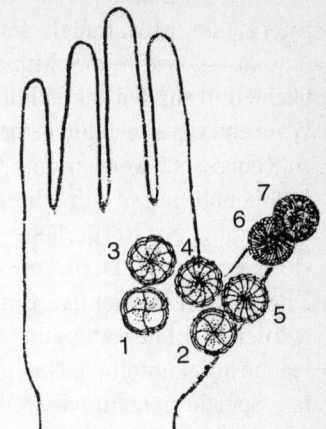

linke Handinnenfläche   rechte Handinnenfläche

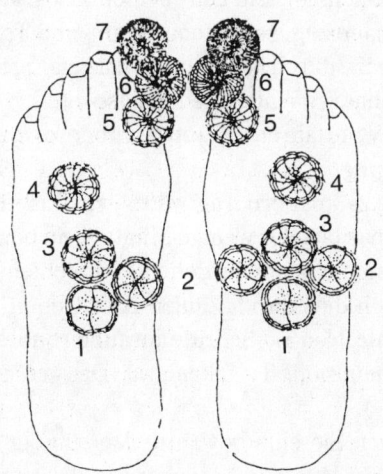

rechte Fußsohle   linke Fußsohle

Abb. 4: Reflexzonen der Chakren auf Händen und Füßen

7. Scheitel-Chakra. Da das Milz-Chakra über die feinstoffliche Energie der Milz, Bauchspeicheldrüse und des Magens beeinflußbar ist, wurde das Milz-Chakra in der linken Handinnenfläche und auf der linken Fußsohle doppelt dargestellt.

Während bei sitzender Tätigkeit nur ein Viertel der Atemkapazität eingesetzt werden kann, ist die volle Lungenkapazität (ohne Blähbauch) nur in aufrechter Körperhaltung und lockerer Kleidung möglich. Körperliche Tätigkeit dient der echten Sauerstoffversorgung. Dem vollen Ausatmungsprozeß folgt meist automatisch die richtige Einatmung. Beim Sitzen oder Liegen werden 7–9 Liter Atemluft/Minute, beim Dauerlauf das 4- bis 5fache aufgenommen. Nach Vergleichsstudien trat bei trainierten Sportlern neunmal weniger Krebs auf als beim Durchschnittsmenschen.

Ein zeitsparendes Intensivtraining läßt sich durch isometrische Übungen erreichen (siehe T. Hettinger: »Fit sein – fit bleiben«, vgl. Literaturverzeichnis). Ein ganz persönliches, auf Ihre individuelle Energielage zugeschnittenes Atem- und Trainingsprogramm ermitteln Sie durch bestimmte Chakren-Eigentests (siehe E. Grasse: »Chakren- und Auradiagnose«).

Im weiteren Text erfahren Sie etwas über *richtiges Atmen, Walking und Jogging.*

Richtiges Atmen: 2–3mal pro Tag wäre – zur Erweiterung der eigenen Atemkapazität – für wenige Minuten ein bewußtes, verlängertes Ausatmen (Bauch einziehen!) empfehlenswert. Kontrollieren läßt sich dies durch Zählen oder Gehen (und dabei Zählen der Schritte, also 5–7 Schritte ausatmen und dann wieder 3 Schritte einatmen, siehe T. Nakamura: »Das große Buch vom richtigen Atmen«).

Nachfolgend lesen Sie eine bewährte Atemübung des taoistischen Mönches Ko Hung, mit welcher u.a. der englische Captain W. Knowles nicht nur seine Lungentuberkulose heilte, sondern sich bei Bedarf mit körperlicher und geistiger Energie

auftankte. Der Leser sollte diese Übung täglich 7 mal routine-
mäßig vor dem Frühstück oder zwei Stunden nach demselben
durchführen und zusätzlich, wenn er sich energetisch aufladen
möchte. Diese Atemübung besteht aus:

– der Ausatmungsphase, bei der möglichst vollständig die
  Atemluft entleert und wobei viermal wortlos »Entspannen«
  gedacht wird,
– der Pause (von 2–3 Sekunden), die sich durch völlige Entspannung auszeichnet,
– der Einatmungsphase, wobei gründlich erst dann eingeat-
  met wird, wenn echtes Verlangen danach besteht, hierbei
  wird dreimal wortlos der Begriff »Leben« oder »Energie«
  gedacht,
– der Phase des Luftanhaltens (nicht länger als drei Sekunden).

Sportärzte befürworten die tägliche beschleunigte und ausdau-
ernde Bewegung (z. B. Laufsport, Radfahren) bis zum Schweißausbruch. Als ideal gilt – für trainierte Erwachsene –, einmal am
Tag 30 Minuten lang eine Pulserhöhung von 130 Schlägen zu
erreichen. *Walking oder Power-Walking* (zügiges, rasches Gehen, wobei die Arme kräftig rhythmisch mitbewegt werden)
wird – vor oder 2 Stunden nach einer Mahlzeit – bei 6,5–7 km
pro Stunde durchgeführt. Anfangs werden 110 Schritte pro
Minute, mit fortgeschrittenem Training 135 erreicht. Walking
wird meistens 3–4mal pro Woche für je 30 Minuten in guten
Sportschuhen durchgeführt. Falls obiges Tempo zu schnell ist,
sollte es auf 5 km pro Stunde reduziert werden, jedoch sollte bei
dieser Geschwindigkeit dann täglich eine volle Stunde lang
trainiert werden. Bei Atemnot darf man nicht stehenbleiben,
sondern man sollte viel langsamer gehen. Ein eventueller
Nebeneffekt: Häufig reduziert sich das Körpergewicht bei Bei-
behaltung der üblichen Kost. Walking ist risikofreier als Jog-

ging und vermutlich für fast jedermann problemlos durchführbar.

Jogging (Dauerlauf, bei der der Trainierende nicht außer Atem kommt und sich noch gut unterhalten kann): Es läßt sich – vor oder 2 Stunden nach dem Essen – allein oder in einer Gruppe unter Leitung eines erfahrenen Trainers, durchführen. Wichtig sind bequeme, fest sitzende Schuhe und Joggen auf Naturboden, nicht Asphalt. Beim Training, das regelmäßig 3 mal pro Woche durchgeführt und langsam auf 30–40 Minuten Dauer gesteigert werden sollte, erhöht sich die Pulszahl auf ca. 130 Schläge pro Minute.

Stärkung des Immunsystems über den Darm

Auf der riesigen Fläche unseres Darmzottennetzes befinden sich viele Immunzellen, die den Kampf gegen die heutigen Umweltgifte aufnehmen. Es wird fast pausenlos überladen mit der täglichen Nahrungsmenge und unverträglich chemischen Substanzen aus einer verseuchten Umwelt.

Wichtig ist, zu Beginn jeder immunstärkenden Diät die eigenen Nahrungsmittelallergien und -unverträglichkeit zu ermitteln. Laut Statistik enthüllen leider nur 32 % der üblichen ärztlichen Tests die Allergien. Nachfolgender *Allergietest* ermöglicht das Herausfinden der allermeisten eigenen Allergien:

Essen Sie für 3 Wochen ausschließlich Gemüse (vor allem Wurzeln), Salate; an Vollkornprodukten nur Amaranth, Hirse, Vollkornreis und Knäckebrot (hefefrei); biologisch angebautes Obst (rote, kleine Äpfel, Aprikosen, Kirschen), weißen Meeresfisch, Forelle, Hammel- und Entenfleisch, Sesamsamen, Oliven-, Sonnenblumenöl, Meersalz, Sojasauce, wenig Zitronensaft, frische Gartenkräuter. Trinken Sie nur immer eine Sorte Mineralwasser oder eine einzige Sorte Kräutertee. (Keine säuernden

Tees, wie z. B. Hagebutte). Falls Sie von einer Allergie gegen eines der oben erwähnten Nahrungsmittel wissen, lassen Sie es weg.

Nach diesen 3 Wochen prüfen Sie sofort nach jeder Mahlzeit mit *allergieverdächtigen Nahrungsmitteln* Ihren eigenen Puls. (Die Fingerkuppen der rechten Zeige- und Mittelfinger werden unter den Daumenansatz der linken Hand gesetzt. Ermitteln Sie einige Male Ihren normalen Puls in der Ruhe, also nicht direkt nach körperlicher Anstrengung.) Wenn Ihr Puls um mehr als 10 Schläge erhöht ist, dann liegt eine Allergie oder Nahrungsmittelunverträglichkeit vor. Pro Mahlzeit sollte daher bewußt *nur eine* der verdächtigen Substanzen eingebaut werden.

Allergieverdächtige Nahrungsmittel sind u.a.: alle Milchprodukte (eingeschränkt: Sauerrahmbutter, biologischer Joghurt, Schafs- und Ziegenkäse), Südfruchtgetränke und Südfrüchte (Orangen und Pampelmusen, die mit allen weißen Innenhäuten gegessen werden, verträgt man oft problemlos), Zucker- und Süßungsmittel (auch Honig und Ahornsirup), Hefen und Hefeprodukte (Ersatz: hefefreies Sauerteigbrot oder Knäckebrot), Trockenfrüchte (getrocknete Aprikosen usw.), Weißmehl und dessen Produkte, Tomaten, Kartoffeln, Nüsse, Samen, Schweinefleisch, Alkohol, Konserven, Bohnenkaffee, koffeinfreier Kaffee, Mate-, Schwarztee, Schokolade und getrocknete Gewürzkräuter.

Weitere Möglichkeiten zur Ermittlung von Allergien sind u.a. die Rotationsdiät (d.h.: Jedes allergieverdächtige oder -auslösende Nahrungsmittel darf jeweils nur alle 5 Tage gegessen werden) und der Nahrungsmittelweglaßtest (mehr dazu im Buch »Chakren- und Auradiagnose«).

Durch einen pH-Test des Morgenurins (siehe im Kapitel VI, Nr. 15, Übersäuerung) und anschließende pH-Sanierung regenerieren Sie die Immunzellen Ihres Darmes. Meist verschwindet dann auch die Übersäuerung und mit ihr eine Reihe von Allergien. Normalerweise benötigen Sie hierzu ein immunsystemstärkendes Programm (siehe vorherige Seiten), eine vorbeugende Antikrebsdiät (siehe Kapitel VIII) und für neun Monate entweder Basica oder Bullrichs Vitaltabletten oder Rebasit oder Natriumbikarbonat (1 Teel. davon täglich in 1/4 l lauwarmem Wasser). Nach dieser Zeit schlägt jede sonstige biologische Behandlung und Medizin wesentlich besser an.

Folgende Pflanzen – als Küchenkräuter, ätherische Öle usw. – zeigten bisher weltweit *starke antibiotische und auch immunstärkende Eigenschaften:* Basilikum, Cajeput, Cascarilla-Rinde, Dill, Eukalyptus, Fenchel, Gewürznelke, Ingwer (als Pulver/oder frische Wurzel messerspitzenweise den Gerichten zusetzen, in Labortests hat er sich von allen Pflanzen als wirkungsvollster pflanzlicher antibiotischer Schutz erwiesen), Joghurt (biologischer, reduziert nachweisbar Salmonelleninfektionen), Kamille, Kapuzinerkresse (Blätter, Samen, Stengel), Knoblauch (feingehackt, ansteigende Mengen *unzerkaut* während des Essens hinunterspülen), Koriander, Kresse (Gartenkresse), Kümmel, Lavendel, Lorbeerblätter, Majoran, Meerrettich (aus Biolläden), Muskatnuß, Myrrhe (z. B. als Myrrhentinktur Hetterich), Oregano, Pfefferminze, Rosmarin, Safran, Salbei, Sandelholz, Senfkörner, Spitzwegerich, Thymian, Wacholderbeeren (nicht mehr als zwei täglich essen!), Ylang-Ylang, Zimt und Zwiebeln. Nach Berichten waren 1630 während der Pestepidemie in Toulouse diejenigen Menschen völlig geschützt, die sich mit einem Pflanzenessig (Essig mit Ganzkräuterauszügen aus Lavendel, Rosmarin, Salbei und Thymian) den Körper eingerieben hatten.

Bei Banalinfekten ißt man besser anstelle von Antibiotika über einige Tage täglich 20 g rohe Gartenkresseblätter (oder Kapuzinerkresse), Meerrettich, Ingwer und Knoblauch (über Stunden frische Stücke ständig im Mund lassen!). Ein bewährtes pflanzliches antibiotisches Mittel ist das rein biologische Medikament Angocin (Repha).

Leichte antibiotische Eigenschaften besitzen: Äpfel (frische, ausgereifte), Apfelsaft (ungezuckert), Erdbeeren, Feigen (frische und getrocknete), Himbeeren, Heidelbeeren, Orangen (ausgereifte), Pfirsiche, Pflaumen, Preiselbeeren und rote Trauben (frische, ungespritzte).

U.a. sind weiterhin folgende Pflanzen zur Immunstärkung wichtig: Alant, Echinacea, Eibisch, Eisenkraut, Eleutherokokkus, Erdrauch, Ginseng, Linden- und Holunderblüten (zur Schweißerzeugung wird von den letzten beiden zu gleichen Teilen ein Tee gemischt, ein knapper Teel. wird mit 1/4 l kochendem Wasser überbrüht und 15 Minuten ziehen gelassen), Lungenteemischung (sie wurde früher gegen Lungentuberkulose eingesetzt, die kieselsäurehaltigen Pflanzen Hohlzahn, Vogelknöterich und Zinnkraut werden hierzu 7–10 Minuten gekocht), Lymphozil (für Kinder); Lymphozil forte (für Erwachsene), Mistel (Tee: 1 Teel. Blätter mit 3 Tassen kalten Wassers nachts für 5–10 Stunden einweichen, abseihen und vor dem Trinken auf Körpertemperatur erwärmen), Mistel (als Injektion), Neytymun (Vitorgan), Propolis, Prosplen, Thymian und Weinrebe.

Auch sind zur *Immunstärkung* besonders Vitamin A (Retinol, killerzellenaktivierend), Vitamine B6 und C (besonders gegen Virusinfektionen), D, E, Magnesium, Selen und Zink (stärkt die Thymusdrüse) geeignet (siehe auch Vitamine und Mineralstoffe im Kapitel XIV).

Schwere Immunschäden werden immer wieder durch Amalgamplomben, unvollständig ausgeleitetes Amalgam, tote und wurzelbehandelte Zähne und Zahnzysten verursacht.

Eine nicht zu unterschätzende Belastung für das Immunsystem sind Erdstrahlen, Elektrosmog und Radioaktivität (siehe auch Kapitel IX). Im Unsichtbaren bilden sie graue, grauschwarze und dunkelbraune Nebelfelder, welche die vitalen Energiefelder (siehe Kapitel II) von Mensch und Tier stark belasten.

Erledigt das Schwierige, solange es noch leicht ist.
Erledigt das Große, solange es noch klein ist.

Laotse, 6. Jh. v. Chr.

IV. Die typischen seelisch-geistigen Verhaltensmuster des Krebskranken

Weltweite Forschungen und wissenschaftliche Beobachtungen an Tausenden von Krebspatienten führten zu der Erkenntnis, daß es eine typische Krebspersönlichkeit – auch schon bei Kindern – mit bestimmten Verhaltensweisen gibt. Menschen mit diesen Charakterzügen sind in gewissem Maße krebsgefährdet. Zusätzlich zu den vielfältigen, krebserregenden Umwelt- und Genußgiften und einer angeborenen Disposition wird die Lebenskraft – als Grundlage unseres Abwehr- oder Immunsystems – durch folgende seelische und geistige Faktoren und charakteristische Verhaltensweisen der Krebspersönlichkeit stark beeinträchtigt:

1. Es besteht eine große Einsamkeit, ein schmerzhaftes Gefühl der totalen Verlassenheit, auch oft schon in früher Kindheit. In einem frühen Lebensalter kann der Verlust eines Elternteiles oder ein anderes einschneidendes Trennungserlebnis eingetreten sein.

2. Es wird eine bedrückende oder ausweglose Lebenssituation durchlitten, die sich über einen langen Zeitraum hinzieht. Sie vermittelt Gefühle der Sinnlosigkeit und des Ohnmächtigseins. Weiterhin sind oft mangelnde Vorstellungskraft, fehlende Energie und Wille dafür verantwortlich, daß eine Situation oder Lebenslage nicht geändert wird. Auffallend ist

das Unvermögen, Entscheidungen zu fällen und Schwierigkeiten aktiv und rasch anzupacken.

3. Häufig sind Wendigkeit und benötigte Flexibilität unge-
wohnten Situationen und Umständen gegenüber nicht genügend ausgeprägt.

4. Langdauernde Unzufriedenheit mit sich selbst, mit der Familie, mit Freunden und dem Beruf sind ein wichtiger Faktor.

5. Probleme, Frustration, Ärger und Enttäuschungen werden
»in sich hineingefressen«, eigene Gefühle und Ängste verdrängt. Oft ist die oder der Betreffende ärgerlich auf sich
selbst.

6. Die Krebskrankheit wird begünstigt durch Mangel an
Durchsetzungskraft, Selbstvertrauen, Selbstbewußtsein,
Mut, Zuversicht und durch das Vorhandensein von Ver-
zweiflung, Hoffnungslosigkeit, Dauerstreß, emotionellen
Schocks, Schwarzseherei und zeitweise auftretenden De-
pressionen.

7. Typisch ist die anständige, hilfsbereite, rücksichtsvolle und
duldsame Person, die versucht, immer »die Ruhe« oder »den
lieben Frieden« aufrechtzuerhalten. Daher schiebt sie sich
häufig selbst alle Schuld zu.

8. Auffallend ist auch die übermäßige Anpassung an Gesetze
und Regeln des Arbeitsplatzes, an die Gemeinschaft oder
auch an das öffentliche Leben.

9. Obwohl für einen Krebsgefährdeten die Zugehörigkeit zu
seiner Kirche oder religiösen Gemeinschaft ganz wesentlich
ist, fehlt ihm immer wieder die echte, tiefe, religiöse Bindung. Häufig leidet er unter seiner inneren Leere. Oft werden daher Krebskandidaten vom Gefühl und Glauben be-
herrscht, daß der Mensch »Zufällen« oder dem »Schicksal«
wehrlos ausgeliefert sei.

10. Da er selten vergißt oder vergibt, trägt er lange Jahre seinen

Groll mit sich herum und nimmt ihn oftmals mit ins Grab. Diese negative Energie wirkt als Zeitbombe und selbstzerstörend. Außerdem bedauert sich die Krebspersönlichkeit gerne selbst.

11. Nach einer längeren Phase der Einsamkeit zieht das Zerbrechen einer starken, befriedigenden menschlichen Bindung oder einer Liebesbeziehung (der Verlust einer Bezugsperson) mit anschließender tiefer Enttäuschung das unüberwindbare Gefühl der völligen eigenen Nutzlosigkeit und Daseinsleere nach sich. Ein unfreiwilliger Ausschluß aus einer liebgewonnenen Gemeinschaft kann ebenso wirken. In der Folge bricht oft eine Krebskrankheit ein halbes Jahr bis etwa zwei Jahre später aus. Ein schwerer seelischer Schock kann Krebs noch früher auslösen.

12. Angst vor Enttäuschung, Schuldgefühle und/oder auch mangelndes Selbstvertrauen hindern die Krebspersönlichkeit daran, den Kontakt zum anderen aufzunehmen. Zwischen sich und dem Nächsten werden oft unsichtbare Barrieren errichtet. Häufig bleiben so Beziehungen zu Mitmenschen oberflächlich, ohne echte Kommunikation.

13. Die eigene Persönlichkeit, ihre Impulse, Emotionen und individuellen tiefempfundenen Bedürfnisse und Interessen werden über einen langen Zeitraum unterdrückt und einer Pflicht oder einem Zwang untergeordnet. Die Sexualität ist oft gehemmt und zurückhaltend.

14. Am Arbeitsplatz bewährt sich der Krebsgefährdete oft als aufopfernder, zuverlässiger, exakter und auch exzessiver Arbeiter, der weitgehend zum Perfektionismus neigt. Auffallend ist das Fehlen kreativer Erholungspausen, echter Interessensgebiete und Hobbys, für die er sich begeistert. Oft weiß er in seiner Freizeit nichts mit sich anzufangen.

15. Er ist taub für Warnungen bezüglich seiner eigenen Gesundheit oder Lebensführung und nimmt auf seinen Körper we-

nig Rücksicht. Er erzwingt körperliche Leistungen, wenn er eigentlich Ruhe nötig hätte. Oft beurteilt er sich und seine Lebensumstände nicht realistisch genug.

Eine Krebskrankheit bei Kindern wird genauso wie bei Erwachsenen vom Karma (schicksalsbestimmende Ursache, deren Grund in früheren Existenzen gelegt wurde) bestimmt. Zum Abtragen dieses Karmas finden z. B. körperliche oder seelische Verletzungen oder Abtreibungsversuche der Mutter während der Schwangerschaft statt. Schicksalsmäßig kann das Kleinkind unverständigen Eltern unterstehen, »zufällig« Wasseradern, Elektrosmog oder Radioaktivität ausgeliefert sein und noch dazu mit allopathischer, schädigender Medizin vollgestopft werden. Die für die Krebspersönlichkeit typischen Verhaltensmuster wirken auf die unsichtbare, energetische Struktur des Menschen (über den Gefühls-, und Denkkörper auf den Vitalitätskörper, siehe Kapitel II) ein und schwächen hierdurch Immun-, Hormon- und Nervensystem.

Das Lebenswerk von Dr. Med. R. G. Hamer bestätigt die oben angeführte Wirkung der Psyche als Hauptauslöser für die Krebskrankheit. Ohne Hilfe eines Institutes leistete Dr. Hamer (siehe Literaturverzeichnis am Buchende) echte, neue gründliche und eigene Krebs-Forschungsarbeit. Begonnen wurde diese durch eigene Krebskrankheit aus voller Gesundheit heraus, verursacht durch den frühen, tragischen Tod seines Sohnes. Dr. Hamer, als Urheber der »Eisernen Regel des Krebses«, beobachtete an 10.000 Fällen, daß Krebsentstehung infolge eines gravierenden, hochakuten-dramatischen Konflikterlebnisschockes ausgelöst wird, der gleichzeitig Psyche, Gehirn (an diesem röntgenonologisch als »Hamerscher Herd« nachweisbar) und ein Körperorgan befällt. Der Konfliktinhalt bestimmt Lage und Verlauf des Hamerschen Gehirnherdes und auch des krebsbefallenen Organes.

Zur Überwindung eines Schockes bieten sich neben der Psychotherapie viele Behandlungsmöglichkeiten der Naturheilkunde an. Sollte der Leser bei sich oder Mitmenschen ähnliche oder verwandte Charakterzüge wie die obigen »typischen seelisch-geistigen Verhaltensmuster des Krebskranken« entdecken, dann werden Eigen- oder Fremdhilfe (durch einen Freund, Therapeuten oder Therapiegruppe) nötig.

Die Antworten auf folgende Fragen sind dabei aufschlußreich und überdenkenswert:

– Welches Verhältnis besteht zum eigenen Körper?
– Werden Krankheitssignale übergangen?
– Müßten beispielsweise nicht eigentlich schädigende Gewohnheiten (wie Rauchen) besser aufgegeben werden?
– Bestehen chronische Übermüdung und Erholungsbedürftigkeit?
– Stören Unwohlsein oder häufig vorhandene Schmerzen irgendwo im Körper?
– Wäre ein Fastentag regelmäßig einmal pro Woche nicht hilfreich?
– Welche Grundhaltung wird eigenen seelischen Problemen gegenüber eingenommen?
– Besteht bei Mißerfolgen das notwendige Beharrungsvermögen?
– Besteht eine positive, geduldige Einstellung zur eigenen Person und Selbstvertrauen?
– Lernen Sie, Ängste anzunehmen und zu überwinden?
– Herrscht ein erfreuliches, menschliches Klima in Familie, Partnerschaft und am Arbeitsplatz?
– Besitzen sie Humor, und haben Sie täglich »etwas zum Lachen«?
– Sind starke Gefühle vorhanden, wie Angst, Eifersucht, Haß oder ein belastender Schuldkomplex?

- Werden Schwierigkeiten mit Mitmenschen gelassen und friedlich gelöst?
- Anerkennen Sie die guten Eigenschaften der anderen?
- Mußte unbewußt (oder auch ungewollt) längere Zeit im Leben eine bestimmte (gehaßte) Rolle gespielt werden?
- Bilden vergangener Kummer und/oder Schocks noch immer einen unsichtbaren seelischen »Krebsherd«?
- Kann durch Ihre Krankheit irgendeiner unliebsamen Situation oder einer gehaßten Tätigkeit ausgewichen werden?
- Kommt Ihnen das Leiden gelegen, um die Bürde der Entscheidung auf unbestimmte Zeit hinauszuschieben?
- Ist Ihre »Unpäßlichkeit« eine willkommene Entschuldigung für bestimmte Eigenschaften (wie z. B. Launenhaftigkeit)?
- Können Sie mit Ihrer Krankheit Zwang und Macht ausüben und Ihre Umgebung bewußt (oder unbewußt) zu Ihren willkommenen Diensten zwingen?
- Wurde die Lebenszeit sinnvoll für Wesentliches eingesetzt?
- Konnten private und berufliche Ziele erreicht werden?
- Hatten Kreativität und schöpferisches Tun genügend Raum im eigenen Leben?
- Hatten Sie Zeit für Dinge, die Sie »schon immer« tun wollten?
- Ermöglicht Ihnen Ihr Kranksein die Gelegenheit, andere mit (eigenen) Schuldgefühlen und eigenem Versagen zu belasten?
- Betrachten Sie Ihre Krankheit als Entwicklungschance?
- Machen Sie sich für erlittenes Unrecht letztlich selbst oder andere oder Gott verantwortlich?

Falls der Leser an die Reinkarnation (eine Folge von Erdenleben, die der Wiedergutmachung, Bewußtseinserweiterung und spirituellen Entwicklung dienen) glaubt, dann weiß er, daß gegenwärtige Zustände irgendwann ursprünglich durch eigenes Verhalten ausgelöst wurden. Er fühlt sich in einem sinnvollen

Dasein geborgen, dem er nicht wehrlos ausgesetzt ist, sondern welches er u.a. durch Aktivität und Verzicht auf beispielsweise schädigende Angewohnheiten verbessern kann.

Jede Veränderung, die im Charakter angestrebt wird, benötigt Ehrlichkeit und Vertrauen in sich selbst, den Mut und Willen zur eigenen Lebensgestaltung, Selbstverantwortung und das Wissen um das geistige Ziel. Im Grunde sind wir allein Schöpfer unseres Glückes oder Unglückes. Taten, Gedanken und auch eigene Vorstellungskräfte können beim bereits an Krebs Erkrankten lebensrettend sein.

Durch Simonton und Creighton (siehe Literaturverzeichnis) wurde speziell für Krebskranke ein positives Visualisationsverfahren (Verfahren der bildlichen Vorstellung) geschaffen. Dieses ermöglicht dem Kranken, bewußter zu werden und seinen Lebenswillen zu aktivieren. Die Übungen helfen, Streß, Ängste, Hilf- und Hoffnungslosigkeit zu reduzieren. Unkonstruktive Einstellungen werden oft in positivere Lebenserwartung umgewandelt.

Bei den Visualisationsübungen wird beispielsweise der Sieg der weißen Blutkörperchen über bereits geschwächte Krebszellen bildhaft vorgestellt und damit die Heilung gefördert. Auch wird die bildhafte Rückschau auf das eigene Leben visualisiert. Zusätzlich zu einer Eigen- und Fremdanalyse ist die regelmäßige Deutung von eigenen Traumbildern ein Wegweiser zu seelisch-geistigem Wachstum (siehe E. Grasse: »Traum, Tod und Transzendenz«).

Sie wissen nun, welche Auffälligkeiten in der Persönlichkeit zu Krebs führen können. Bitte formulieren Sie für sich selbst die Ihnen wichtigen, persönlich zugeschnittenen Verbesserungsstrategien – am besten auf einem Blatt Papier –, oder sprechen Sie diese auf Kassette, wie beispielsweise: »In Zukunft sorge ich für vernünftige Erholungspausen und plane in meinen Wochenablauf regelmäßig Zeit für kreative Tätigkeiten ein!«

Wenn du nicht bereit bist, dein Leben zu ändern, kann
dir nicht geholfen werden.

Hippokrates, 460 – 377 v. Chr.

V. Krebsfrühwarnzeichen und -gefahren

Trotz der vielen, unten aufgezählten belastenden Frühwarnzei-
chen und -gefahren ist ein genaues, persönliches Krebsrisiko
nur schwer einzuschätzen. Die seelische Verfassung (siehe
Kapitel IV), Elektrosmog und sonstige Strahlung (siehe Kapitel
IX), wurzelbehandelte und -tote Zähne und u.a. der Bewegungsmangel (siehe Kapitel III) sind neben Umweltgiften die auslö-
senden Ursachen für Immunsystem- und Krebserkrankungen.
In unserem Körper entstehen und vergehen – durch ein starkes,
abwehrbereites Immunsystem – ständig neue Krebszellen. Erst
beim Überwiegen zu vieler individueller Negativfaktoren
kommt es zur Erkrankung.
In folgendem alphabetischem Verzeichnis sind Frühwarnzei-
chen und -gefahren aufgeführt:

Abführmitteleinnahme: Bei diesen stehen die anthrachinon-
haltigen Pflanzen wie Aloe- und Sennesblätter, wenn mehr als
drei Monate eingenommen, unter krebsauslösendem Verdacht.
Abgaskonzentration: In 1,20 Meter Höhe (das ist die Kopfhöhe
von Kindern!) lassen sich dreimal so viele Kohlenwasserstoffe messen wie in einer Höhe von 4,50 Meter (der Behör-
denmeßhöhe).
Abneigungen: gegen Essen/Geruch von Bohnenkaffee, Scho-

kolade, Wurst/Fleisch (letzteres nicht aus ethischen Gründen).

Aflatoxine: Sie können im Schimmel von Brot, Fleisch, Kastanien, Milchprodukten, Nüssen, Gewürzen und Getreide vorhanden sein.

Alkoholkonsum: Siehe Kapitel VI.

Alterszunahme: Ab 40, ab 55 und wiederum ab 70 ist das Risiko erhöht.

Amalgamplomben: Sie senken den Zinkspiegel im Blut und schädigen u.a. das Immunsystem.

Antibabypille: Siehe Hormonmittel.

Antibiotikakuren: Sie schwächen die Vitalstoffaufnahme aus dem Darm, was sich schädigend auf das Immunsystem auswirken kann.

Appetit: Verdächtig ist der Appetit überwiegend auf saure Getränke bzw. Nahrung, aber auch der Appetitmangel.

Atmung: Flache Atmung und übelriechende Ausatmungsluft.

Auge: Nachtblindheit. Sehwinkeleinschränkung kann ein Aderhautmelanoblastom anzeigen.

Auto- (Benzolbelastung) und **Industrieabgase.**

Bauch-, Oberbauch- und/oder **unklare Magenleiden.**

Berufsrisiko: Siehe Chemikalienbelastung.

Bewegung/Sport: Weniger als 30 Minuten pro Tag.

Blinddarmoperation: Auch zuvor jahrelange Reizungen.

Blutbild: Anämie, verminderte weiße Blutkörperchen, Abweichungen vom weißen Blutbild, Störungen des Eiweiß- und Eisenstoffwechsels, Blutgruppe A.

Bluthochdruck: Er wurde oft als Begleiterscheinung von Krebs beobachtet.

Blutzuckerschwankungen: Sie verursachen Energieabfälle u.a.m.

Brustknoten: Bei 20 % aller Brustknoten liegt Krebs vor.

Chemikalien- und Metallbelastung: z. B. Acrylnitril, Aluminium, 4-Aminobiphenyl, Anilinfarben, Arsen, Asbest, Auramin, Benzol, Benzidin, Beryllium, Blei, Cadmium, Chlormethylether, Chloropren, Chromat, Dioxin, Holzstaub, Isopropylalkohol, Kupfer, Mineralfaserdämmstoffe, Naphtalin, Nickel (Tabakrauch), Nitrate, PCB, Quecksilber, Radon, Ruß, Toluol, Senfgas, Schwefeldioxid, Teer, Tetrachlorkohlenstoff, Vinylchlorid. Siehe auch Textilindustrie.

Cholesterinspiegel: Erhöhter.

Colitis ulcerosa (Schleimige, blutige Durchfälle).

Depressionen.

Diabetes: Länger als 5 Jahre bestehender.

Drogeneinnahme.

Eierstockentzündungen: Wiederholte.

Elektrosmogbelastung: Siehe Kapitel IX.

Energiemangel: Auffallende Ermüdbarkeit und Kraftlosigkeit.

Erholung und/oder **Schlaf:** Fehlend.

Familienbelastung: Bei direkten Vorfahren und naher Verwandtschaft auch: deren kurze Lebensdauer.

Fettstoffwechselerkrankungen: Sind oft Begleitleiden (zum Krebs).

Fieber: Wurde zeitlebens mit chemischen, fiebersenkenden Medikamenten bekämpft bzw. unterdrückt.

Fieberbläschen (Herpes an Lippen).

Fieber/fieberhafte Infekte: Die seit 10 Jahren **fehlen.**

Fieberlose Krankheiten/Infekte: Anfälligkeit für diese.

Fieberschübe: Öfter sich wiederholende (Aids kann vorliegen).

Finger/Fußnägel: Bröckelnd, brüchig, eingerissen, glanzlos, hart, Längs-/Querrillen aufweisend, schnellsplitternd, weich.

Fortpflanzungsfähigkeit: Fehlende.

Frieren: Häufiges und wiederkehrende kalte Körperstellen.

Fußknöchel: Schwache oder/und oft verstauchte.

Gallensteine und/oder öfter **-koliken.**

Gefäße: Bläuliche, gestaute (z. B. auf den Nasenflügeln).

Gelbsucht (Hepatitis B): Wenn familiär belastet oder eigene.

Geopathie: (Z. B. Wasserader, Verwerfung) Siehe Kapitel IX.

Geschlechtskrankheit: Durchgemachte.

Geschlechtsverkehr: Vor dem 16. Lebensjahr generell und/oder häufig wechselnde Sexualpartner.

Gesichts- und Körperhaut: Blaß, blutarm, fahl, durchsichtig.

Gewichtsverlust: Auffallender, unerklärlicher, mit/ohne eingefallene Schläfen und abgemagerten Hals.

Gicht: Oft Begleiterscheinung beim Krebs (man sollte purinhaltige Nahrung wie Innereien, Fleisch und Alkohol usw. stark reduzieren).

Gürtelrose (Herpes Zoster).

Haarausfall: Auch: Haare brüchig, glanz- und leblos. Weiterhin: einzelne, dunkle, dicke Haare im Schläfenbereich.

Harnwegsinfekte: Sich (ab dem 40. Lebensjahr) wiederholende.

Haut: 1. Austrocknung und/oder Einrisse an Fingern, Fersen, Händen, Mundwinkeln, Zehen. 2. **Falten** im Gesicht und am Körper nehmen auffallend zu. 3. **Blaue Flecken** tauchen (ohne Verletzung) auf. 4. **Geschwürsränder** bluten oder wuchern. 5. **Knötchen** oder körnchenähnliche Flecken der inneren Lippenseiten oder des weiblichen Genitales zeigen sich. 6. Es sind mehr als insgesamt 30 **Leberflecken** am Körper vorhanden. (Ab dem 50. Lebensjahr besteht nachweisbar bei Menschen mit Leberflecken/gutartigen Pigmentmalen ein 20mal höheres Hautkrebsrisiko. Bei leichten Sonnenbränden erhöht sich die Gesamt-Leberfleckenzahl um bis zu 75 %.) 7. Die **Narbenbildung** ist gestört oder verzögert. Auch: Narben nach schwerer Verbrennung. 8. Talgdrüsen sind auffallend oft verstopft. 9. **Pigmentflecken**, vor allem solche, die ständig gereizt werden (z. B. der Fußsohlen). 10. **Pilzerkrankungen,** beispielsweise des Darmes, der Fingernägel, der Haut, des Mundes oder der Scheide liegen vor. (Auch: Soorerkrankungen). 11. **Pusteln**, auch eitrige, können sich nach einer Infektion mit Aidsviren zusammen ausbreiten. 12. **Schuppen** haben sich vermehrt und lassen sich an Gesäß/Bauch besonders leicht abreiben. Die Nasenflügel weisen schuppige Ringe auf. 13. **Übergänge** von der äußeren Haut zur Schleimhaut (z. B. am Genitale, Mund oder Nase) sind weißlich verfärbt. 14. **Rötungen** (z. B. der Lippeninnenseiten oder des weiblichen Genitales) fallen auf. 15. **Verhärtungen** der Haut (Verhornungen, Schwielen) treten meist am Darmausgang, Mund, Nasenflügeln und im Naseninnern auf. 16. **Weiche Warzen** und/oder **harte Warten** (z. B. an den Geschlechtsteilen). 17. **Verzögerte Wundheilung** (oder nicht heilende Hautstellen) sind vorhanden.

Hoden: Der bis zum 6. Lebensjahr im Leistenkanal zurückblieb und dann durch Operation korrigiert wurde.

Hormondrüsen: Abweichende oder gestörte Funktionen der Hypophyse, Schilddrüse, Nebennieren usw.

Hormonmittel: Forschungen ergaben, daß Antibabypillen u.a. starke Periodenblutungen und gutartige Lebertumore hervorrufen **können** und ein Brustkrebs- und Leberkrebs**risiko** sind. Nach der Einnahme von DES (Diethylstilbestrol) wurde Gebärmutterkrebs beobachtet. Die Antibabypille verbraucht Vitamin B6, C und Folsäure. Eine 14jährige amerikanische Studie an 120 000 Krankenschwestern zeigte 1995, daß nach über 5jähriger Einnahme von Östrogen ein 32% höheres Brustkrebsrisiko und bei Östrogen-/Gestagen-Substitution ein 41% höheres Brustkrebsrisiko ab der Wechseljahrszeit entstanden war, wobei die 60- bis 64jährigen eine Risikoerhöhung um 71% aufwiesen.

Husten: Chronischer.

Hypoglycämie: Siehe Blutzuckerschwankungen.

Infekte, häufige/schwere: Immundefizit bedeutet Krebsrisiko.

Kauen: Mangel an diesem (weniger als 30mal pro Nahrungsbissen).

Kiefernhöhlen- und/oder **Stirnhöhlenentzündungen:** Häufige.

Kinderkrankheiten: Mangel an diesen (mit Fieber/Ausschlägen einhergehenden), auch: durch Schutzimpfung unterdrückte.

Knoten (80 % aller Brustknoten sind harmlos): Auch Knoten unter der Haut (Fettgeschwülste).

Körpertemperatur: Meist niedrige.

Krampfaderentzündung (oder Thrombose): Chronische/wiederkehrende.

Krebs: Eigener (irgendeiner Art), der früher stattfand.

Leistenhoden: Siehe Hoden.

Lymphknoten (tastbare, harte): Einseitig am Hals (Lymphogranulomatose?) oder im Leistenbereich. Zu Beginn von Aids schwellen zusätzlich zu den tastbaren, vergrößerten Leistenlymphknoten noch mindestens 2 weitere (über 1 cm große) am Hals/Nacken an.

Magen: Sich wiederholende Schleimhautentzündungen oder Geschwüre oder Säuremangel. Fehlen von Magensäure und/oder Billroth-II-OP.

Mandeln: Chronische oder lang anhaltende Entzündungen, oder: operierte Mandeln.

Metallvergiftung: Siehe Chemikalien- und Metallbelastung.

Mineralstoffmangel: Siehe Kapitel VIII und XIV.

Mundgeschmack: Schlechter, unangenehmer.

Muskelschlaffheit und/oder **-degeneration**.

Myom: Auch ein sonstiger gutartiger Tumor irgendwo im Körper. Das Risiko ist erhöht, wenn das Myom länger als 10 Jahre besteht.

Nahrung: Je nach angeborener Konstitution, seelischer Verfassung und Strahlung (siehe Kapitel IX) sind Ernährungsfehler risikoreich.

Nervosität, Unruhe.

Nierenerkrankungen, wiederkehrende: Sind oft Begleiterscheinungen.

Nikotin: Siehe Zigaretten.

Partnerwechsel: Häufiger Wechsel von Sexualpartnern.

Perniziöse Anämie.

Polypen: Z. B. in Blase, Dickdarm, Magen, Nase, auch: Fisteln.

Prostataentzündung und **-vergrößerung.**

Puls: Langsamer als 72 pro Minute, auch: stark erhöhter Bluthochdruck und starke Blutdruckerniedrigung.

Radikale, freie: Täglich muß sich jede Körperzelle bis zu 10 000mal gegen die freien Radikale (instabile Moleküle, denen ein Elektron fehlt, welches sie anderen Zellen zu entreißen versuchen) verteidigen. Alkohol, Luftverschmutzung, giftige Metalle usw. fördern die Entstehung der freien Radikale. Provitamin A, Vitamin C, E und Selen bilden einen Schutz gegen dieselben.

Radioaktivität: Siehe Kapitel VII unter »Miso«.

Röntgenstrahlung: Siehe Kapitel IX.

Schwangerschaft: Sowohl keine als auch über 5 Schwangerschaften. (Auch: Geburt des 1. Kindes nach dem 32. Lebensjahr.)

Schweißausbrüche: Ohne körperliche Anstrengung. Oder: wenn bei körperlicher Anstrengung überhaupt nicht geschwitzt werden kann.

Sitzberuf: Risiko des Dickdarmkrebses.

Smog: Lungenkrebs tritt in Industriegebieten durch die Smogsubstanzen (u. a. Stickstoffoxid, Peroxyacetylnitrat) gehäuft auf.

Solarien: Laut amerikanischen Forschungen steigern viele Bestrahlungsgeräte in Solarien genauso das Hauptkrebsrisiko wie häufige und zu lange Sonnenbäder (siehe Kapitel IX).

Sonnenbestrahlung: Siehe Kapitel IX.

Stillzeit: Keine oder eine zu kurze. Das Risiko senkt sich, wenn das Baby 6, besser 9 Monate ausreichend gestillt wurde.

Textilindustrie: Insektizide (Baumwollpflanzen-Anbau), Konservierungsstoffe (Fungizide, Lindan, Pentachlorphenol usw.), 8000 Färbemittel (25 % davon sind Azo-Farben, die u.a. Allergien, Hautausschläge und evtl. Blasenkrebs auslösen) und ca. 6000 Textilhilfsstoffe (zur Veredelung, wie Ammoniak, Formaldehyd, chlorierte Kohlenwasserstoffe und Phosphorsäureester). Im Jahresdurchschnitt werden ca. 23 kg Bekleidung gekauft (Kleidung vor Tragen 3mal waschmaschinenwaschen!). Siehe auch Chemikalien- und Metallbelastung.

Tuberkulose, auch **Fleckfieber, Malaria** und **Typhus:** Früher durchgemachte Erkrankungen.

Übergewicht: Über 13 % des Normalgewichts bei Frauen und über 20 % bei Männern ist das Risiko bereits erhöht, jedoch über 40 % sehr stark (siehe Kapitel VI, Nr. 14).

Umweltgifte: Siehe Chemikalien- und Metallbelastung, auch: Textilindustrie, Elektrosmog usw.

Unterschenkelinnenseiten: Mit druckschmerzhaften Schwellungen, auch: Ulcus cruris (offenes Bein).

Virusinfektion: Bisher sind 100 verschiedene Sorten von krebsauslösenden Viren bekannt und nachweisbar geworden. So werden T-Zellen-Lymphom und T-Zellen-Leukämie direkt durch Viren verursacht. Der stärkste, bisher bekannte Antivirenschutz ist ca. 3 mal pro Woche kleinste Mengen von Ingwerpulver oder -wurzel.

Zähne: Wurzelbehandelte und/oder tote oder eitrige. Amalgamfüllungen senken den Blutzinkspiegel und erhöhen das Krebsrisiko.

Zahnfleischbluten: Auch Bluten beim Zähneputzen.

Zahnprothese: Auch Plomben, die schlecht sitzen oder/und Mundschleimhautreizung durch verletzte Zähne, auch: Zahnsteinbildung.

Zigarettenkonsum: Risiko steigt mit (täglicher) Zigarettenanzahl und erhöht sich durch Einatmen von Asbeststaub. Jeder 7. Raucher stirbt an Lungenkrebs. Vorbeugung: Täglich 2 Möhren und Grünkost (frische). Nach dem Aufhören vom Rauchen sinkt nach 5 Jahren das Lungenkrebsrisiko auf die Hälfte. Erforscht wurde, daß Filterzigaretten ein um 10–50 % reduziertes Lungenkrebsrisiko ergaben.

Zunge: Starke Rötung.

Zysten: Z. B. der Eierstöcke, Nieren, Schilddrüse.

Anschließend an dieses Verzeichnis folgt eine Aufstellung der echten *Krebswarnzeichen*, zuvor noch eine Zusammenfassung aus dem vorherigen Text über die 15 *häufigsten Krebsfrühwarnzeichen*.

Die 15 häufigsten Krebsfrühwarnzeichen

1. Im Mund wunde Hautstellen und/oder weiße Flecken.
2. Eine starke Zungenrötung, die öfters auftritt.
3. Trockene, hornige, aufgesprungene Haut, auch an Mundwinkeln, Lippen und/oder Fersen.
4. Verhornungen innerhalb der Nasenöffnungen.
5. Sonstige, ungewöhnliche Hautveränderungen an Mund, Nase oder Darmausgang (z. B. auch warzenähnliche Hauterscheinungen irgendwo am Körper).
6. Auffallende Zunahme der Hautfalten in letzter Zeit.
7. Schnellblutendes Zahnfleisch und/oder blaue Flecken am Körper ohne bewußte Verletzungen.

8. Verzögerte Wundheilung bei kleinen Wunden.
9. Haare ausfallend, dünn, leblos, trocken.
10. Bröckelnde, leicht eingerissene, weiche Finger- und/oder Fußnägel mit/ohne auffallende Längs- oder Querrillen.
11. Wasseransammlungen an Beininnenseiten des Unterschenkels (Innenknöchelnähe).
12. Geringe Vitalität und/oder Körpertemperatur.
13. Abneigung gegen Bohnenkaffee, Fleisch, Schokolade.
14. Geschwollene Drüsen in Achselhöhle, Hals, Leistengegend und Nacken.
15. Häufig erlittene Schocks und schwere Enttäuschungen.

Echte Krebswarnzeichen

Während die Erkrankungen im vorhergehenden Verzeichnis: »Krebsfrühwarnzeichen und -gefahren« meist im Vorfeld einer möglichen Tumorerkrankung liegen, zeigen nachfolgende Symptome – unter Umständen – schon einen drohenden (sich im Anfangsstadium befindenden) Tumor an. Hier sind genauere ärztliche Untersuchungen notwendig.
Zu den echten Krebswarnzeichen gehören:

– Blässe, anhaltende Müdigkeit, Leistungsknick.
– Ungewollter, auffallender Gewichtsverlust (von über 5 kg innerhalb von 10 Wochen), evtl. eingefallene Schläfen.
– Warzen, Knötchen (über und unter der Haut), Hautpolypen, flache oder gestielte Hautverdickungen, flache Verhornungen. Leber-, Alterflecken und sonstige braune Hautflecken bilden sich neu, jucken, bluten, verändern Farbe und Größe. Sie zeigen evtl. Schuppen, schuppige Knotenbildung oder rötlich-bräunliche Höfe oder Hautstellen. Bei weiblichen Personen kann sich die Brustwarze verändern (z. B. rötet sie sich

oder schuppt). Normalgefärbte Hautstellen werden braun oder verdicken sich warzenähnlich. Es treten gehäuft Hautpigmentierungen oder Hautveränderungen (z. B. Rötungen oder Nässung) auf. Hautstellen können sich vorwölben, vergrößern, schmerzen, bluten oder zerfallen. Auch feste, glasige Knötchen (Basaliome) bilden sich. Muttermale färben sich plötzlich schwarz. Jedes chronische Geschwür, das trotz aller Maßnahmen nicht heilt, ist hautkrebsverdächtig.

– Das maligne Melanom. Hautfleck, der sich durch Asymmetrie, unscharfe Ränder, verschiedene Färbungen und eine Größe von über 5 mm auszeichnet.

– Polypen, die im Enddarm auftreten. Zur Ermittlung des Dickdarmkrebses verkaufen Apotheken Testbriefchen (wie den Haemocculttest). Durch diesen werden schon geringe Blutspuren im Stuhlgang ermittelt.

– Auffallender Wechsel des gewohnten Verdauungsablaufes, der länger als zwei Wochen dauert (z. B. wird plötzlich aus langjährig geregeltem Stuhl Verstopfung, oder die Blasenentleerungen zeigen ungewöhnliche Krankheitszeichen). Auch kann Schleim im Stuhl mit immer wieder auftretenden Durchfällen wechseln.

– Oberbauchschmerzen, die über drei Wochen anhalten.

– Unerklärliche Dauerschmerzen irgendwo im Körper, wobei die Körperhaut über dieser Stelle normal temperiert ist.

– Ein ungewohntes Druck- oder Vergrößerungsgefühl im Bauch.

– Vermehrte Gasbildung, die zu Darmschmerzen, Bauchdruck oder -krämpfen führt. Der Stuhl ist schwarz (Teerstuhl) und/oder bleistiftförmig. Es besteht öfters Stuhldrang.

– Häufigere, geringe Wasserentleerungen (bei Männern) mit dem Gefühl, daß die Blase nicht vollständig leer wird.

– Kreuz- oder Ischiasschmerzen können Prostatakrebs anzeigen.

- Punktförmige Hautblutungen.
- Ungewöhnliche Ausscheidungen aus Körperöffnungen, wie schmerzhafte (oder auch schmerzlose) Blut- oder Eiterabsonderungen (z. B. im Urin mit gleichzeitigen Entleerungsstörungen).
- Blutiger/fleischfarbener Scheidenausfluß oder außergewöhnliche Blutungen, die aus dem Darm (speziell die hellen) oder der Gebärmutter oder dem Mund usw. auftreten. Auch: Erneut auftretende Blutungen zwischen Perioden oder nach dem Wechsel.
- Erkrankungen wie Eierstockkrebs, der anfangs ohne Beschwerden verläuft, jedoch sind die sich vergrößernden Eierstöcke tastbar. Es folgen Gewichtsverlust, Appetitminderung, Bauchvergrößerung und -schmerzen.
- Heiserkeit und Schluckbeschwerden, die länger als drei Wochen bestehen.
- Für den Lungenkrebs kann ein seit über drei Wochen (auch kürzer) bestehender Reiz-, Krampf- oder asthmaähnlicher Husten und schon geringer schleimiger Auswurf hinweisend sein. Hinzu kommen evtl. Gewichtsabnahme, Appetitlosigkeit, rätselhafte Rücken-, Brust- oder Schulterschmerzen, rötlicher oder brauner (blutiger) Auswurf, Fieber oder auch andauernde Atemnot.
- Kopfschmerzen, die regelmäßig aus dem Schlaf aufwecken und langsam schlimmer werden. Auch Gleichgewichtsstörungen, Schwindel, Veränderung des Sehfeldes (z. B. Doppelbilder), epileptische Anfälle und morgendliches Erbrechen können hinzukommen.
- Schmerzen in Oberarm- oder Oberschenkelknochen können Knochenkrebs (mit evtl. noch anderen Beschwerden zusammen) anzeigen.
- Veränderungen an den Halsseiten (oberhalb der Schlüsselbeine) in Achseln, Leistenbeugen und an sonstigen Stellen

(wie der weiblichen Brust, Hoden, Armen). Es zeigen sich dort vergrößerte, schmerzlose oder schmerzhafte Schwellungen, Lymphdrüsen, Knotenbildungen, Verdickungen, Fettansammlungen oder auch blutergußähnliche Veränderungen.

- Vergrößerung eines Hodens (oder dieser zeigt eine veränderte höckrige und druckempfindliche Oberfläche anstelle der normalerweise glatten).
- Grippeerkrankungen, die einen Monat überschreiten, schwere Infekte mit Fieber, sich wiederholende Fieberschübe, Blutungen der Haut oder Nase, Entzündungen im Mund und der Mandeln. Sie sollten baldmöglichst abgeklärt werden.
- Unerklärliche Schmerzen des unteren Rückens, deren Ursache nicht offensichtlich ist.
- Häufiges und langdauerndes Ausgesetztsein von Strahlungen (Elektrosmog, Röntgen, Solarien, Sonne).

Bei Kindern können sich – die verschiedenen Formen der – Leukämien u.a. durch Appetitmangel, -losigkeit, Bauchdruck (oder Völlegefühl im Bauch), Fieber, Gelenk- und Knochenschmerzen, Lethargie (oder Nervosität), Müdigkeit, Kopfweh und Nachtschweißneigung ankündigen. Außerdem können Blässe, öftere Blutungen (z. B. aus der Nase), punktförmige Blutungen der Haut (Petechien), Lymphdrüsenvergrößerung dazukommen. Es treten meist nur einige der obenerwähnten möglichen Krankheitszeichen bei einem an Leukämie erkrankten Kind auf.

Am Buchende finden Sie einige wichtige Adressen, u.a. auch Krebs-Frühdiagnosetests, die über Naturheilpraxen durchgeführt werden können. Nach dem folgenden »Schema der Selbstuntersuchung« (S. 66) sollten Frauen einmal pro Monat, am besten nach der Periode, ihre Brust auf verdächtige Veränderungen überprüfen.

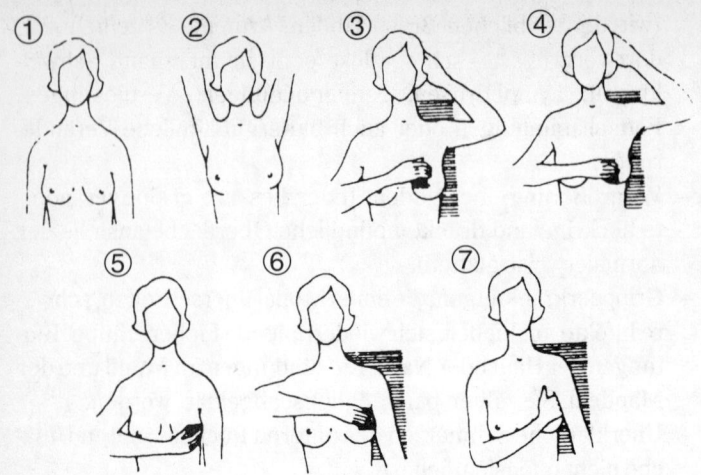

Herausgeber: Krebsverband Baden-Württemberg/Aktionsprogramm der Landesregierung

Sie stellen sich am besten vor den Spiegel und lassen die Arme hängen ①. Die beiden Brüste sowie die Brustwarzen sollen gleich aussehen; achten Sie besonders auf neu aufgetretene Unterschiede. Auch Vertiefungen und Grübchen in der Haut sind verdächtig. Wenn Sie die Arme über den Kopf heben ②, sollten sich die Brüste gleichmäßig mitheben. Das nachfolgende Abtasten der Brüste können Sie entweder im Stehen oder Liegen durchführen ③–⑥. Sie gehen am besten so vor, daß Sie die Hand der gleichen Seite unter die Brust legen und dann mit den aneinander liegenden Fingern der anderen Hand die gesamte Brust abtasten. Besonders im oben und außen liegenden Quadranten der Brust treten über 40 Prozent der Krebse auf.

Zum Schluß sollten Sie jeweils mit der gegenüberliegenden Hand die Achselhöhlen nach geschwollenen Lymphknoten absuchen⑦.

Beachten Sie zusätzlich die Angaben über Untersuchungsmethoden des Brustkrebses am Ende des IX. Kapitels.

> Unsere Krankheiten von heute sind die Fehler unserer
> Lebensführung von gestern.
>
> *Chinesische Weisheit*

VI. Krebsrisiken und Krebsvorbeugung – auf einen Blick

Alterszunahme: Ab 40 Jahren leicht, ab 55 und 70 stark erhöht (Ursachen: u.a. Verdauungssäfte- und Ernährungsmängel).

Arzneimittel-Vergiftungen: Chlorambucil, Cyclophosphamid, Melphalan, Phenacetin, Thiotepa usw.

Berufsrisiko: Z. B. Kontakte mit Asbest, Benzol, Nickel usw.

Elektrosmog: Siehe Kapitel IX.

Ernährung und **Stoffwechsel:** Diese Risiken sind auf den nächsten Seiten unter den folgenden Stichworten beschrieben: 1. Alkohol, 2. Ballaststoffe, 3. Cholesterin, 4. Fast food, 5. Fette, 6. Geräuchertes/Gepökeltes, 7. Jod, 8. Kochsalz, 9. Koffein, 10. Kohlsorten, 11. Milchsäure, 12. Nikotin, 13. Schimmelpilze, 14. Übergewicht, 15. Übersäuerung, 16. Verdauungssäfte (mangelnde), 17. Verstopfung, 18. Vitamine, Mineralstoffe und Spurenelemente, 19. Zusatz- und Umweltschadstoffe, 20. Yin-Yang-Diät (Makrobiotik).

Familienanamnese: D.h. Krebs bei Vorfahren/nahen Verwandten.

Geopathische Störzonen: Siehe Kapitel IX.

Herde: Z. B. wurzelbehandelte oder -tote Zähne.

Immunsystem, geschwächtes: Siehe Kapitel III.

Krebsfrühwarnzeichen und **-gefahren** und **Krebswarnzeichen:** Siehe Kapitel V.

Psychisches Verhalten (typisches): Siehe Kapitel IV.
Sexualverhalten: Sexualverkehr vor dem 16. Lebensjahr.
Strahlung: Siehe Kapitel IX.
Streß: Auch Schocks. Siehe Kapitel IV und anfangs Kapitel III.
Training, körperliches (mangelndes): Siehe Kapitel III.

Ernährung und Stoffwechsel

Bisher gibt es noch keine wissenschaftlich abgesicherte Anti-Krebs-Ernährungsweise. Ernährungsexperten stellen übereinstimmend fest, daß eine Fehlernährung mit 35 % an allen krebs-auslösenden Ursachen beteiligt ist. Dieses Buch will einen Beitrag leisten gegen Krebs und Umweltgifte.

In den USA leben die Sekten der Mormonen und Adventisten ohne Alkohol, Koffein und Nikotin, zudem sind Adventisten Vegetarier. Gesichert ist, daß alle Krebsleiden bei ihnen wesentlich seltener auftreten als bei der übrigen amerikanischen Bevölkerung.

Nachfolgender Text berichtet über *20 Ernährungs- und Stoffwechselprobleme*, die in der Vorbeugung gegen Krebs am wichtigsten sind (Übersicht siehe auf vorheriger Seite unter »Ernährung und Stoffwechsel«):

1. Alkohol: U.a. begünstigt er oder löst er Krebsarten des Mund-Rachen-Raumes, der Bauchspeicheldrüse, Lungen und Nieren aus. Beim täglichen Genuß von 3 Gläsern Bier oder Schnaps oder Wein tritt bereits ein Mangel an den Vitaminen A, B1, 6, 12 und den Mineralstoffen Calcium, Magnesium, Zink und Eisen auf. Nach wissenschaftlichen Tests genügt bei Frauen die überraschend geringe Menge von nur 30 g Alkohol täglich, um den Östrogenspiegel um 32 % zu senken und damit eindeutig das Brustkrebsrisiko zu erhöhen. (Der krebserregende Nitrosamingehalt des Bieres wurde durch verbesserte Herstellungsmethoden stark gesenkt).

Durch nachfolgenden Test des Max-Planck-Institutes für Psychiatrie, München, kann ermittelt werden, ob eine Alkoholgefährdung vorliegt:

Alkoholtest

1. Leiden Sie in letzter Zeit häufiger an Zittern der Hände?
2. Leiden Sie in der letzten Zeit häufiger an einem Würgegefühl (Brechreiz), besonders morgens?
3. Werden Zittern und morgendlicher Brechreiz besser, wenn Sie etwas Alkohol trinken?
4. Leiden Sie in der letzten Zeit an starker Nervosität?
5. Haben Sie in Zeiten erhöhten Alkoholkonsums weniger gegessen?
6. Hatten Sie in der letzten Zeit öfter Schlafstörungen oder Alpträume?
7. Fühlen Sie sich ohne Alkohol gespannt und unruhig?
8. Haben Sie nach den ersten Gläsern ein unwiderstehliches Verlangen weiterzutrinken?
9. Leiden Sie an Gedächtnislücken oder -ausfällen nach starkem Trinken?
10. Vertragen Sie zur Zeit weniger Alkohol als früher?
11. Haben Sie nach dem Trinken schon einmal Gewissensbisse (Schuldgefühle) empfunden?
12. Haben Sie ein Trinksystem versucht (z. B. nicht vor bestimmten Zeiten zu trinken)?
13. Bringt Ihr Beruf Alkoholtrinken mit sich?
14. Hat man Ihnen an einer Arbeitsstelle schon einmal Vorhaltungen wegen Ihres Alkoholtrinkens gemacht?
15. Sind Sie weniger tüchtig, seitdem Sie trinken?

16. Trinken Sie gerne und regelmäßig ein Gläschen Alkohol, wenn Sie alleine sind?
17. Haben Sie einen Kreis von Freunden und Bekannten, in dem viel getrunken wird?
18. Fühlen Sie sich sicherer, selbstbewußter, wenn sie Alkohol getrunken haben?
19. Haben Sie zu Hause oder im Betrieb einen kleinen versteckten Vorrat mit alkoholischen Getränken?
20. Trinken Sie Alkohol, um Streßsituationen besser bewältigen zu können oder um Ärger und Sorgen zu vergessen?
21. Sind Sie oder/und Ihre Familie schon einmal wegen Ihres Trinkens in finanzielle Schwierigkeiten geraten?
22. Sind Sie schon einmal wegen Fahrens unter Alkoholeinfluß mit der Polizei in Konflikt gekommen?

Auswertung des Testes:
Jede mit Ja beantwortete Frage erhält einen Punkt, die Fragen, 3, 7, 8, 14 erhalten 4 Punkte. Bei einer Gesamtpunktzahl von 6 und mehr liegt eine Alkoholgefährdung vor.

2. Ballaststoffe: Fehlen Ballaststoffe wie Vollkorn und Gemüse, ergibt sich ein deutlich höheres Krebsrisiko. Zur Vorbeugung werden täglich 35 – 45 g Ballaststoffe empfohlen, wobei die Hälfte aus Vollkorn und die andere Hälfte aus Gemüse/Obst bestehen sollte. Ballaststoffe binden u.a. Cholesterin und Giftstoffe und reduzieren die Verweildauer der Nahrung im Verdauungstrakt. Ihre Pentosen senken das Dickdarmkrebsrisiko. In je 100 g nachfolgender Nahrungsmittel beträgt der Ballaststoffanteil (in Gramm): Kleie 44, Bohnen (getrocknete) und Erbsen (aus der Schote) 24, Knäckebrot 15, Linsen und Aprikosen (getrocknete) 12, Weizen und Roggen (auch als Vollkornmehl) 9–12, Vollkornbrot 5, Vollkornreis, Grün- und Rosenkohl, frische Erbsen, Himbeeren 4, grüne/weiße Bohnen, Fenchel,

Sellerie, Möhren 3, rote Bete, Rettich (weißer), Zwiebeln, Erdbeeren, Pfirsiche, Weißkohl, Lauch, Spinat 2, Obst (Apfel, Orange, frische Aprikose) 2 und Salate (Blatt-, Feldsalat, Chicorée, Endivie) 1,5.

3. Cholesterin: Je 100 g Nahrungsmittel enthalten folgende Cholesterinmengen in mg: Hirn 3000, Leber 350, Eidotter 220, Schlagsahne 102, Edamer, Tilsiter, Gouda und andere Hartkäsesorten um 100, Wurstwaren um 90, Geflügel, Fleisch, Weichkäse (25 % F. i.Tr.) um 75. Forscher fanden, daß Ballaststoffe (siehe zuvor Punkt 2) Gesamtcholesterin um 17 % und Triglyzeride um 15 % senken. Folgende Nahrungsmittel senken Cholesterin: Äpfel (Pektingehalt) Hafer, Karotten, Knoblauch (rohen Knoblauch, feingehackt, in kleinen ansteigenden Mengen *unzerkaut* während des Essens hinunterschlucken), Lauch, Leinöl, Weizenkleie, Zitrusfrüchte (mit allen weißen, biotinhaltigen Innenhäuten essen!) und Zwiebeln.

4. Fast food: Cheeseburger, Hamburger und viele Sandwiches enthalten zu wenig Vitamine, Mineralstoffe (besonders Calcium), Ballaststoffe (Gehalt von letzteren ist in Salaten gering) und zu hohe Mengen an Eiweiß, Fett und Natrium. Ein Durchschnitts-Hamburger weist einen Fettgehalt von 38–58 % und Natriumgehalt von 1400–1900 mg auf. Häufige Fast-food-Mahlzeiten stellen ein Risiko für Herz-Kreislauf- und Krebserkrankungen dar.

5. Fette: Zur Krebsvorsorge werden z. Z. in Europa für Erwachsene täglich 50 g, in den USA 30 g Fett aus überwiegend kalt geschlagenen, *nichterhitzten* Pflanzenölen empfohlen, wobei heute durchschnittlich in Deutschland 140 g Fett gegessen werden. Verschiedene großangelegte, vergleichende Studien zeigten, daß Brust-, Prostata-, Nieren- und Dickdarmkrebs durch einen zu hohen Fettanteil in der Nahrung (z. B. von fettem Fleisch, Fisch, Käse und sonstigen Milchprodukten) und von besonders fettem, erhitztem Masttierfleisch – welches bei älteren Menschen über 48 Stunden im Dickdarm verweilt – verursacht/begünstigt werden. Statistiken stellten Dickdarmtumorerkrankungen parallel zum Fleischverbrauch der einzelnen Länder fest, wobei sich in Neuseeland mit täglich 300 g Fleischverbrauch pro Person die meisten Dickdarmkrebsleiden nachweisen lassen. Tierische Fette in Milchprodukten fördern hormonabhängige Krebsarten wie Brust- und Prostatakrebs. In Ländern, in denen viel Olivenöl verbraucht wird, ist kein Brustkrebsanstieg bekannt geworden.

Umweltchemikalien sammeln sich in tierischem Fett (fettem Fleisch, Wurst, fettem Fisch, Molkereiprodukten). Je weniger von dieser fetten Nahrung gegessen wird, desto weniger Schadstoffe werden aufgenommen.

Folgende Fettmengen (in Gramm) sind in 100 g Nahrungsmitteln enthalten:

Gemüse und Obst ca. 1, Hülsenfrüchte, Sojabohnen, Vollkorngetreide 1–3, (Ausnahme: Hafer und Weizenkleie ca. 6), Krabben, rohes Fischfilet (Seelachs, Hecht, Forelle), Wild, Joghurt 3–5, Salzhering 7, Hering (auch Matjeshering), Fischkonserven, Masttierfleisch (außer Puter und weißem Hühnerfleisch ca. 5–7), alle Käsesorten ca. 20–30, Wurst 30–45, Mandeln 54, Hasel-, Walnüsse 63.

Ca. 10 g Fett sind enthalten in je 1 Eßl. Maiskeim-, Sonnenblumen-, Weizenkeimöl (sie enthalten bis 65 % der wertvollen hochungesättigten Fettsäuren), in 30–50 g Käse (Edamer, Emmentaler, Gouda, Tilsiter), in 50 g Wurst (1–3 Scheiben), in 1/3 Tafel Milchschokolade, in 20 g gerösteten Erdnüssen und in einem knapp gestrichenen Eßl. Butter. Siehe auch oben, Punkt 3, und im Kapitel X unter »Cholesterin«.

6. *Geräuchertes/Gepökeltes:* In geräucherter und gepökelter Nahrung (Fleisch, Fisch, einigen Käsesorten) entstehen Nitrosamine. Beim Grillen über Holzkohlenfeuer bilden sich auf der Fleischoberfläche krebsfördernde Substanzen (heterozyklische Amine, Benzpyrene). Vitamin A (z. B. in Möhren, Spinat) reduziert die Auswirkungen der Benzpyrene.

7. *Jod:* Die empfohlene Tagesmenge zur Krebsvorbeugung beträgt bei Kindern bis ca. 4 Jahren 70 mg. 100 g folgender Nahrungsmittel enthalten folgende Jodmenge (in mg): Apfel 1,6, Ei 9,7, Feldsalat 62, Haferflocken 4, Grünkohl 12, Joghurt (3,5 %) 3,7, Vollkornreis 2,2, Weißkohl 5,2 und Zwiebel 2. Sehr viel höher liegt der Jodgehalt bei Meeresfrüchten, Fischen und Algen. Jodmangel verursacht nachgewiesenerweise Schilddrüsen- und Brustkrebs. Zum Einschmelzen von Fett benötigt die Schilddrüse Jod und Tyrosin (in Käse, Nüssen, Samen, magerem Fett).

8. *Kochsalz:* Der Tagesmindestbedarf an Natrium beträgt 0,1–3 g und ist abhängig vom Alter und der abgesonderten Schweißmenge. Säuglinge bis zu 12 Monaten brauchen 0,1 bis 0,3 g, Kinder und Jugendliche von 1–18 Jahren 1–2 g und Erwachsene, Schwangere und Stillende 2–3 g.
Ernährungsexperten empfehlen heutzutage für Erwachsene 3–5 g Salz, für ältere Menschen noch etwas mehr, wobei Meersalz natriumärmer als Kochsalz ist und zusätzlich noch durchschnittlich 0,5–7 % wertvolle Mineralstoffe enthält.
Bei den folgenden Mineralwässern beträgt der Natriumgehalt weniger als 20 mg/kg (die Aufzählung erfolgt in der Reihenfolge des niedrigen Natriumgehaltes): Bad Brückenauer-Wernarzer Wasser, Vittel, Adelholzener Primus-Heilquelle, Volvic, Rietenauer Kneippquelle, Rietenauer Heiligenthalquelle, St. Linus Heilquelle, Pechbrunn (Bayern), Staatl. Bad Meinberger, Wil-

dunger Reinhardsquelle, Apollo-Quelle, Biberacher »Stilles Wasser« u.a.m.

Je 100 g der nachfolgenden Nahrungsmittel enthalten die folgende Kochsalzmenge (in Gramm): gesalzener Hering 5,9, geräucherter Schinken 2,5, Oliven und Salzstangen je ca. 2,0, gekochter Schinken, Corned Beef, Hartkäse, Wurst je ca. 0,8, Kartoffelchips 0,5, 1 Brotscheibe (40 g) 0,4–0,7. Salziger Fisch kann vor dem Essen für einige Stunden zur Salzentfernung in Buttermilch eingelegt werden. Sina-Salz (von Nordmark) ist ein natriumarmer Kochsalzersatz, welcher bei krankhafter Wasseransammlung im Körper, Bluthochdruck usw. verwendet wird.

Kochsalz läßt sich teils ergänzen oder ersetzen durch gebräunte Zwiebeln und scharf schmeckende Gewürze (Bohnenkraut, Chilies, Knoblauch, Ingwer, Selleriegrün, Schnittlauch usw.) und würzig schmeckende Kräuter oder Wurzeln (z. B. Basilikum, Dill, Fenchel, Kardamon, Kümmel, Liebstöckel, Majoran, Meerrettich, Wacholder usw.).

9. Koffein: Koffeinhaltige Nahrungsmittel (Bohnenkaffee, Colagetränke, Schokolade usw. auch Thein im Schwarztee) werden mit Bauchspeicheldrüsen- und Brustkrebs in Verbindung gebracht. Der Genuß von täglich mehr als 3 Tassen Bohnenkaffee erhöht den Cholesterinspiegel und das Harnwegkrebsrisiko. Außerdem belegen wissenschaftliche Forschungen, daß Koffein und/oder noch unerforschte Substanzen des Kaffees die DNS (Desoxyribonukleinsäure = Träger der Vererbungsmerkmale) beschädigt, Früh- und Fehlgeburten auslöst und zu Mißbildungen am ungeborenen Kind führt.

10. Kohlsorten: Eine der Kohlsorten sollte 2mal pro Woche in kleiner Menge zur Krebsvorbeugung gegessen werden, wobei Rosenkohl (gekocht und als Rohkost) die meisten Antikrebsschutzstoffe enthält. Nachgewiesen wurde, daß die im Kohl enthaltenen Flavoproteide, Indole und Protease-Inhibitoren die Bildung/Ausbreitung von Dickdarmtumoren einschränken. Indole sind auch im Rettich und in weißen Rüben enthalten.

11. Milchsäure: Z. B. in Sauerkraut und sonstigem milchsauer-vergorenem Gemüse (Sauermilchprodukten) und handelsüblichem Joghurt mit Biogarde-Kulturen. Besonders die Acidophylus-Kulturen in biologischem Joghurt haben eine umstimmende, positive und kräftigende Wirkung auf die Darmflora und einen entzündungs-, wachstumshemmenden und keimtötenden Effekt auf im Darm vorhandene Staphylokokken, Streptokokken und Proteuskeime.

12. Nikotin: Experten des In- und Auslandes stellten übereinstimmend fest, daß Nikotin Mängel an Vitamin- und Mineralstoffen hervorruft, ein Risiko für Herz-Kreislauf-Erkrankungen darstellt und mit 30 %(!) an allen krebsauslösenden Ursachen beteiligt ist. Tabakrauch enthält viele krebserregende Substanzen, wie Arsen, Benz(a)anthrozen, Benzpyren, Dibenzo(c)carbazol, Dimethylnitrosamin, Methylbenzo(a)pyren, Methylfluoranthen, ß-Naphthylamin, Teer. Mütter, die während der Schwangerschaft rauchen, senken u.a. das Geburtsgewicht des Babys. Auch wurden bei Kindern von Raucherinnen u.a. wesentlich mehr Bronchial-, Nebenhöhlen- und Mittelohrleiden nachgewiesen als bei Kindern von Nichtraucherinnen. Außerdem resorbieren Raucher mehr Gifte (wie Cadmium) als Nichtraucher.

Forscher fanden auch, daß »passives« Rauchen (d.h. dem Zigarettenrauch über längere Zeit ausgesetzt sein), Lungen, Mund und Gebärmutterhalskrebs begünstigt. Sie ermittelten bei 16–20 % aller Lungenkrebserkrankungen, daß passives Einatmen von Zigarettenrauch schon während der Kindheit die Krebskrankheit ursächlich ausgelöst hatte. Bei Rauchern, deren Bronchialschleimhaut bereits Krebsvorstufen aufwies, konnten wohl Besserungen durch Vitamin-A-reiche Nahrung (Möhren, Kürbis, Spinat, Rosenkohl usw.) erreicht werden, jedoch nicht durch Vitamintabletten.

Neben der Hilfe durch das Antiraucherprogramm der Naturheilpraxen sollte sich der Raucher sein automatisches, reflexartiges Anzünden von Zigaretten erschweren, indem er Rauchutensilien außer Reichweite verbirgt. Auch das morgendliche und abendliche regelmäßige Riechen an alter Zigarettenasche und -stummeln (beide zusammen in eine Flasche getan und mit Wasser aufgefüllt) hat manchen Raucher entwöhnt, denn er ist sich dann bewußt, daß eine ähnliche, ekelhaft riechende Flüssigkeit – in verdünnter Form – in seinem Körper entsteht.

13. Schimmelpilze: Aflatoxin, ein vom Schimmelpilz gebildetes Gift, kann Leberkrebs verursachen. Heutzutage wird fast jede dritte Allergie durch eine Sorte der vielen Schimmelpilze ausgelöst, die z. B. chronischen Husten und psychische Leiden (Angst, Antriebslosigkeit, Depressionen, Hyperaktivität, Nervosität, Vergeßlichkeit u.a.m.) hervorrufen. Die Verschlimmerung des Allgemeinbefindens und das Auftreten von Beschwerden durch feuchtes Wetter ist u.a. ein Hinweis auf Pilzbefall.

Schimmelpilze befinden sich in feuchten Wohnungen, Badezimmern (lüften!), Kellerräumen, Klimaanlagen, Blumentöpfen und – sichtbar oder unsichtbar – auf bzw. in Nahrungsmitteln (Brot, Käse, Gemüse, Obst, Nüssen usw.). Laut Untersuchungen des Bundesgesundheitsamtes sind Cayennepfeffer, Gewürzpaprika, Muskatnüsse, Paranüsse und Pistazien relativ häufig von Aflatoxinen belastet. Vorbeugend empfiehlt sich, alle Nüsse (vor allem auch Walnüsse) ca. eine Stunde lang vor dem Essen in einer Wasser-Salz-Lösung einzuweichen (1 große Messerspitze Meersalz auf 1/8 l Wasser), in Abständen durchzurühren und anschließend gründlich zu spülen. Pilzbefall des Körpers ist ein Zeichen von Übersäuerung (siehe auch Punkt 15 im Kapitel X).

14. Übergewicht: Es begünstigt besonders Brust- und Dickdarmkrebs. Traurige Tatsache ist, daß 3/4 aller Krebspatienten übergewichtig sind.

Um die oberste (noch gesunde) Gewichtsgrenze zu erhalten, werden von der Körpergröße 100 abgezogen: z. B. 170 cm Größe minus 100 = 70 kg. Gesünder ist, bis 10 kg weniger zu wiegen.

Gewichtszunahme erfolgt meistens durch jeden Mehrverbrauch an Fett, Süßigkeiten und leeren Kohlehydraten (Weißmehl, Gebäck). Nach wissenschaftlichen Untersuchungen ist in Deutschland das Krebsrisiko bei übergewichtigen Frauen um 13 %, bei Männern um 20 % gegenüber Normgewichtigen erhöht.

Der Kalorienverbrauch beträgt pro Stunde bei: Laufen (schnelles) oder »Auf-der-Stelle-Laufen« 900, Treppe-Auf-und-Absteigen 800, Radfahren (21 km/h) 660, Gymnastik oder Joggen um 600, Wandern 400, Gehen (6 km/h) 300, Gehen (4 km/h) 200, Hausarbeit 180, Schreibmaschinenschreiben 50 und Fernsehen 25. (Eine Tafel Schokolade läßt sich nur durch 1,5 Stunden Radfahren, ein Stück Sahnetorte nur durch eine volle Stunde Jogging abarbeiten!)

Zur bleibenden Gewichtsreduktion sind täglich reduzierte Salzgaben (4 g Meersalz) erlaubt, 30 g Fett (je 10 g sind in einem leicht gehäuften Eßl. Butter, 1 Eßl. Pflanzenöl und (zusätzlich 1 g Salz) in 40 g Hartkäse oder 50 g Wurst (1–3 Scheiben). Abends empfiehlt sich ein frühes Abendessen, das aus Suppen mit Wurzelgemüse und 1–2 Eßl. Vollkorngetreide als Einlage besteht. Alle Getränke, ca. 30 Minuten vor einer Mahlzeit getrunken, reduzieren Appetit und Übergewicht. Langsames Abnehmen und – vor allem – konstantes Halten des Gewichtes war nach unserer Beobachtung in der verwirrenden Vielfalt der

Schlankheitsdiäten bisher nur durch Kombination der Yin-Yang-Diät mit der Hayschen Trennkost möglich (vgl. Walb, J. und I.: »Die Haysche Trennkost«). Siehe auch Rezepte in Kapitel VIII dieses Buches, die beide Diätformen berücksichtigen. *Am kalorienärmsten sind folgende Nahrungsmittel:* Brennesselblätter, Chicorée, Endivie, Feldsalat, Grapefruitsaft, Kopfsalat, Löwenzahnblätter, Mangold, Spargel, Spinat, Zitronensaft. *Mehr Kalorien enthalten:* Blumenkohl, Lauch, Kürbis, Kohlrabi, Möhren, Rosenkohl, Sellerie, Stangenbohnen, Wirsing, Zwiebeln. An frischem Obst ist folgendes am kalorienärmsten: Apfelsinen, Aprikosen, Äpfel, Melonen, Brom-, Heidel-, Him-, Johannis-, Preisel- und Stachelbeeren. Halb so viele Kalorien wie Fleisch, Käse und Weißbrot enthalten gewisse Fische (Dorsch, Flunder, Heilbutt, Krabben, Seezunge, Schellfisch, Scholle) und mageres Hühnerfleisch.

15. Übersäuerung: Eine Übersäuerung unseres Bindegewebes und der bindegewebigen Grundsubstanz liegt bei vielen Krankheiten vor, u.a. bei Leiden der Haut, Sinnesorgane, des Verdauungs-, Urogenital-Traktes, Herzens, der Gefäße, des Hormon- und des Immunsystems, aber auch bei Allergien, Pilzkrankheiten, Rheuma, Diabetes und Krebs. Die Lehre vom Gleichgewicht des Säure-Basen-Haushaltes, von dem auch Immunsystem und Enzymaktivität abhängen, geht auf den schwedischen Wissenschaftler Ragnar Berg zurück, der nach komplizierten Versuchen fand, daß der Stoffwechsel eines gesunden Menschen nur zu 20 % aus Säuren und zu 80 % aus Basen bestehen sollte. An diesem gesunden Gleichgewicht sind der Darm (mit der entsprechenden Nahrung), die Haut, Lunge, Nieren und das Nervensystem beteiligt, Streß macht sauer!). Das Erreichen des optimalen Gleichgewichtes wird durch Essen/Trinken von 20 % sauren und 80 % basischen (alkalischen) Nahrungsmitteln angestrebt.

Starken Basenüberschuß haben: alle Gemüse (auch die milchsauer vergorenen (außer: Rhabarber, Spinat, Tomaten), Salate, Wildkräuter, rohes (ausgereiftes!) Obst (außer Erdbeeren, Zitronen), Buchweizen (ist ein Knöterichgewächs, kein Getreide), Kartoffeln, Pflanzenöle, Butter, Meeresalgen, Sesamsamen, Mandeln, Kräutertees (außer Hagebuttentee und exotischen Früchtesorten).

Schwachen Basenüberschuß haben: Vollkorngetreide (Hirse, Hafer, Dinkel, Reis, Gerste), Hülsenfrüchte (auch Sojabohnen), Keimlinge von Getreide und Hülsenfrüchten, Preiselbeeren und Bienenhonig.

Durchschnittlichen Säureüberschuß haben: Roggen, Meeresfisch, Eier, Milch, Joghurt (auch biologischer), Hartkäsesorten, Vollkornbrot und Essig (Obstessig).

Starken Säureüberschuß haben: Fleisch, das übliche, käufliche (nicht ausgereifte!) Obst, biologischer oder sonstiger Joghurt mit Zusätzen (von Früchten usw.), Alkohol, Zitrusfruchtgetränke, Cola-Getränke, Bohnenkaffee, Schwarztee, alle Süßungsmittel, Süßstoffe, Zucker, Weißmehl und dessen Produkte.

Unser Körper verbraucht zur Verwertung von weißem und braunem Zucker Vitamine des Vitamin-B-Komplexes. Zucker schädigt außerdem Leber, Bauchspeicheldrüse, Nieren, Gelenke und Knochen. Er verursacht Karies, Übersäuerung und Übergewicht. In Deutschland wurden 1924 pro Kopf und Jahr 15 kg Zucker verbraucht, 1980 waren es bereits 40 kg. Nach englischen Forschungen steigen außerdem die Brustkrebserkrankungen parallel zum Zuckerverbrauch an. Weißer und brauner Zucker verursacht eine Verminderung der Vitamine B1, B2 und der Mineralstoffe Calcium, Magnesium und Chrom. Da weißer Zucker sehr ähnlich wie Alkohol wirkt, löst er auch Immun- und Leberschäden, Diabetes, Zahnkaries und Übersäuerungskrankheiten (wie Allergien und Rheuma) aus. Zucker sorgt weiterhin für Fettsucht, Nervosität, innere Unruhe,

Übermotorik, Vitalitätsverlust und Konzentrationsmangel und fördert u.a. das Wachstum der Krebszellen. Der Krebsarzt Dr. Issels forderte beim Krebskranken die Diabetikerkost, d. h. konstante Senkung des Blutzuckerspiegels unter 100 mg %.

Meßbar ist der Urin-pH-Wert mit dem pH-Indikatorpapier Neutralit aus der Apotheke. Der als gesund anzustrebende pH-Wert für Morgenurin liegt zwischen 6,7 und 7,4. Werte von 0 bis 7,4 sind sauer, von 7,4 bis 14 alkalisch.

Alkalisierend wirken u.a. Gemüsebrühe von nicht zu lange (15 bis 20 Minuten) gekochtem Wurzelgemüse, welches immer mitgegessen werden sollte, und Mineralstoffe wie Calcium, Magnesium, Kalium, Zink und Germanium. Über Wochen oder Monate normalisiert sich der Wert des Morgenurins z. B. durch Bullrichsalz täglich 5 g in warmer Flüssigkeit vorzugsweise nachmittags einnehmen oder Bullrichs Vitaltabletten, Basica, Rebasit bzw. ähnliche Präparate.

16. Verdauungssäfte (mangelnde): Die gestörte Darmresorption von Nahrungsbestandteilen kann durch die Darmschleimhaut (Malabsorptionssyndrom) oder durch fehlerhafte Verdauungssäfte (Maldigestion) hervorgerufen werden. Am Verdauungsvorgang sind die Magensäure, die Enzyme von Bauchspeicheldrüse und Dünndarm, die Gallensäuren und die Leber beteiligt. Genügend intensive Verdauungssäfte bilden sich nur bei einem Mahlzeitenabstand von 4 1/2 Stunden. Ein biologischer Behandler sollte – neben einer zuckerfreien, gesunden Vollwertkost – die individuellen Ursachen mangelnder Verdauungssäfte behandeln, d.h. persönliche Schwachstellen therapieren. Es ist einleuchtend, daß selbst bei optimaler gesunder Ernährung, die Aufnahme der Vitalstoffe nicht garantiert ist, wenn ein Mangel an Verdauungssäften besteht.

17. Verstopfung: Bei der habituellen Verstopfung (z. B. durch verlangsamte Stuhlpassage, sitzende Tätigkeit, unregelmäßige Lebensgewohnheiten und Depressionen) oder spastischen Verstopfung (der »Schafskot« entsteht oft durch nervliche Einflüsse) ist es nicht ratsam, drastische pflanzliche Abführmittel langzeitig einzunehmen. Diese enthalten oft Anthrachinone (z. B. in Aloe, Faulbaumrinde, Rhabarber und Sennesblättern und -früchten). Durch Tierversuche gerieten die Anthrachinone in den Verdacht, krebsfördernd zu sein.

Nebenwirkungsfreie, bewährte Methoden, die schon vielen Menschen halfen, sind – außer vermehrter regelmäßiger körperlicher Bewegung – wahlweise zum Ausprobieren:

– Weglassen von Alkohol, Bohnen, allen Zuckerarten, Weißmehl und -produkten
– vor dem Frühstück 1–2 Gläser Mineralwasser oder 1 Eßl. Zitronensaft auf ein warmes Glas Mineralwasser oder Bittertees oder verdünnten Apfelsaft trinken
– täglich 15–25 g Weizenkleie oder 250 g Weizenschrotbrot
– rohes, frisch geschrotetes (bis 4 Stunden eingeweichtes) Vollkorngetreide essen
– zu jeder Mahlzeit 1–3 Eßl. biologischen Joghurt
– morgens nüchtern 1–3 Eßl. unerhitztes Oliven- oder Sonnenblumenöl nehmen oder 3mal täglich vor dem Essen 1 Eßl. Öl
– regelmäßig 1–2 säuerliche, geriebene Äpfel vor dem Essen
– regelmäßig 1–3 Eßl. rohe geriebene rote Bete vor dem Essen, zusammen mit doppelter Menge rohem Apfel zerrieben
– 2mal täglich 1–3 Eßl. rohes Sauerkraut vor dem Essen
– 1–2 Eßl. ungeschroteten Leinsamen mit 1 Tasse kochendem Wasser oder Tee überbrühen und 15 Min. ziehen lassen, warm essen bzw. trinken
– Indische Flohsamenschalen (Mucofalk Apfel oder Mucofalk Orange).

Da eingeweichte Backpflaumen und Feigen krankmachende Darmpilze fördern, werden sie von uns nicht empfohlen. Zur Beschleunigung der Darmpassage empfiehlt sich u.a. Bauchschnellen (nach Ausatmen den Bauch mehrmals vor- und zurückschnellen), Bauchmassage (morgens liegend die Beine aufstellen und von rechts aufwärts und links abwärts kreisförmig massieren), das Auf-der-Stelle-Laufen und Radfahren.

18. Vitamine, Mineralstoffe und Spurenelemente: Ausgewogene Ernährung berücksichtigt alle Vitalstoffe. Zu den ersten Zeichen einer Vitalmangelnahrung gehören oft trockene Haut, lebloses, dünnes Haar, Nachlassen der Sehkraft u.a.m.

Neben den verschiedenen Krebsentstehungstheorien (z. B. der Gärung der Krebszelle von Prof. Warburg/Prof. Zabel; der Übersäuerung der Krebszelle nach Prof. Kuhl/Dr. Walb; des krebsfördernden Harnsäuremilieus von Dr. Bircher-Benner; der veränderten Cholesterin- und Lipoidphosphor- und Zuckerwerte nach Dr. Leupold und des unausgewogenen Natrium-Kalium-Gleichgewichtes von Dr. Gerson) ermittelten Labortests einen typischen Verlust an Vitalstoffen im Blut Krebskranker. In diesem sind durchschnittlich 15–20 % weniger Vitamine A, E und C vorhanden als im Blut Krebsfreier (zur Krebsvorbeugung beträgt der tägliche Bedarf an Vitamin A ca. 15 000 I.E., 100 bis 400 mg Vitamin E und 300 mg Vitamin C oder mehr) und außerdem ein Defizit an Vitamin B1 (Verlust meist durch Weißmehl und Zucker ausgelöst), B2, B6 (hierdurch Verminderung von krebsbekämpfenden Antikörpern), Pantothensäure und Vitamin D. Experten führen die um die Hälfte reduzierten Darmkrebserkrankungen der sonnenreichen amerikanischen Südstaaten – im Gegensatz zu den sonnenarmen Nordstaaten – auf das Vitamin D zurück, das in unserer Haut durch Sonnenbestrahlung gebildet wird. Wenn Vitaminpräparate eingenommen werden, empfehlen sich hefefreie Multivitamine.

Weiterhin zeigen Spektralanalysen bei Krebserkrankungen oft einen typischen Mangel an Caesium, Chrom, Eisen, Folsäure, Germanium, Jod, Kalium, Kobald, Magnesium, Mangan, Molybdän, Rubidium, Selen , Schwefel und Zink. Kapitel X ermöglicht Ihnen, anhand des »Ganzheitlichen Selbsthilfeprogramms für Körper, Seele und Geist« durch Nachschlagen Ihrer persönlichen, aktuellen Krankheitszeichen und -symptome Ihren persönlichen Vitalstoffmangel genau zu ermitteln.

Genaue Listen über Vitamine, Mineralstoffe und Spurenelemente finden Sie im Kapitel XIV, einige Rezepte zur Vitalitätssteigerung und Krebsvorbeugung in Kapitel VIII. Die Anti-Krebs-Nahrungsmittel und -Getränke sind in Kapitel VII aufgelistet.

Zur Krebsvorbeugung sind generell täglich zu empfehlen: Grüne, gelbe oder orangefarbene, rohe, frische und gekochte Gemüse, schwefelhaltige Gemüse (wie Knoblauch, Zwiebeln, Porree), Obst, Vollkornprodukte und Kleie.

Zweimal pro Woche sollten gegessen werden: Sojabohnen, Kichererbsen, Vollkornreis, Weizenkleie und -keime. Diese enthalten Eisen, Folsäure, Lecithin und Magnesium. In Meeresfisch, gemahlenem und rohem Vollkorngetreide und Hartkäse befinden sich Selen und Zink. Anzuraten sind weiterhin eine der Kohlsorten, Meeresalgen (auch in Pulver- oder Tablettenform) und biologischer Joghurt (ohne Zusatz von Geliermitteln, Zucker, Süßstoffen oder Früchten).

Wir möchten betonen, daß bewußtes und mäßiges Essen das Krebsrisiko reduziert. Gefördert werden bösartige Krankheiten durch: Konserven, schwermetallvergiftete Innereien (z. B. Nieren, Leber), erhitztes tierisches Öl oder Fett, gegrilltes, geräuchertes, gepökeltes und nitrathaltiges Fleisch (z. B. Räucherspeck, Schinken, Wurst), zu heiße oder zu kalte Getränke und Speisen, *alle* Zucker- und Süßstoffarten (auch braunen Zucker), Weißmehl und -produkte, jegliche verschimmelte Nahrung und durch Solanin (in grünen Kartoffeln).

19. Zusatz- und Umweltschadstoffe: Jährlich sammeln sich große Mengen der Treibhausgase Methan, FCKW, Distickstoffoxid u.a.m., dazu 26 Millionen Tonnen Kohlendioxid (aus Fabrikschloten und Autoauspuffen) in der oberen Atmosphäre. Sie verhindern die Wärmeabgabe in den Weltraum, wodurch der Treibhauseffekt entsteht. FCKW zerstört die schützende Ozonschicht, wodurch die gefährliche UV-B-Strahlung schädigend auf das Ozeanplankton auftrifft. Klimawissenschaftler stellten in den vergangenen ca. 100 Jahren eine globale Temperaturerhöhung des Weltklimas von 0,5 Grad fest und sagen bis 2100 eine weitere von 3 Grad voraus.

Nachweisbar hat sich durch den Treibhauseffekt der Vitaminbedarf an A, C und E erhöht (nähere Angaben zu den Vitaminen siehe in Kapitel XIV).

Weiterhin ist die Umweltbelastung an Arbeitsplätzen (z. B. durch chemische Dämpfe und Rauch) bekannt. Häuser und Wohnungen sind u.a. oft durch chlorierte Kohlenwasserstoffe, Holzschutzmittel und PCB (polychlorierte Biphenyle) belastet. Durch Industrie, Flug- und Autoverkehr, Benzpyrene, Kernkraftwerke, Atombombenversuche und Pestizide (Pflanzenschutz- und Düngemittel) zirkulieren täglich viele Hunderte von neuen Giftstoffen in unserer direkten Umwelt und Nahrung. Von den Pestiziden (Bakterizide, Fungizide, Herbizide und Insektizide), die schon in der ganzen Welt in der Muttermilch sind, erzeugen Arsenverbindungen und Tetrachlorkohlenstoff beim Menschen und Aldrin und DDT bei Mäusen eindeutig Krebs.

Von verschiedenen Pestiziden wurde erforscht, daß sie im Körper wie Östrogene wirken. Eine Versuchsserie an 14 000 amerikanischen Frauen zeigte, daß Frauen mit höherer DDE-Konzentration im Brustgewebe öfters an Brustkrebs erkrankten. DDE ist ein östrogenwirksames Abbauprodukt des DDT. DDE wurde vor Jahren verboten, befindet sich aber immer noch in der Umwelt. Da Regen, Wind und Grundwasser die Pestizide in die

Erde und rund um den Globus verteilen, gibt es keine »rein biologisch angebauten Pflanzen« mehr, die frei von Pestiziden sind.

Durch die Düngung befinden sich Nitrate in Milchprodukten, im Salat und Gemüse. Säuglinge werden durch diese stärker belastet als Erwachsene. Auch in 90 % aller Fleisch- und Wurstwaren werden (neben sonstigen Aroma- und Hormonstoffen) als Farb- und Konservierungsmittel die Nitrate künstlich zugesetzt. Durch Mundbakterien verwandeln sie sich in Nitrit und im Magen in krebserregende Nitrosamine.

In den USA wurde errechnet, daß jeder Mensch jährlich 1–2 Pfund Umweltchemikalien mit Nahrung, Luft und Wasser in sich aufnimmt. Es wäre fahrlässig, ein optimales Vorbeugungsprogramm – wie z. B. in diesem Buch beschrieben – nicht zu befolgen. Bisher ist das Ausweichen auf biologische, nichtschädigende Umweltprodukte nicht immer erfolgreich. Immer wieder kommen traurigen Tatsachen an die Öffentlichkeit, z. B. können auch Biolacke Nervengifte und krebsverdächtige Substanzen enthalten. Schwermetallvergiftungen zeigen sich u.a. durch Gedächtnis- und Konzentrationsschwäche. Japanische Wissenschaftler stellten fest, daß durch Meeresalgen (als getrocknete Pflanze, Tabletten oder Pulver) ein Großteil der Metalle ausgeleitet werden kann. Meeresalgen sollten bis mittags genommen werden, weil sie evtl. durch den Jodgehalt für Schlafstörungen sorgen können. Quecksilberbelastung entsteht durch Thun- und anderen Salzwasserfisch und Amalgamzahnfüllungen, Bleivergiftung durch Wohnen an vielbefahrenen Straßen und Flughäfen und Aluminiumvergiftung durch Kochen in Aluminium-Kochgeschirr und rezeptfreie Anti-Magensäure-Medikamente.

Sehr wichtig ist es, sich selbst immer wieder über die Zusatzstoffe in Nahrungsmitteln usw. zu informieren. Verbraucherzentralen jeder Stadt führen Listen mit E-Nummern. Alle E-Nummern der fabrikmäßig hergestellten Nahrung, die mit 1 beginnen, enthalten Farbstoffe, auch allergieauslösende, Nummern mit einer 2 enthalten Konservierungsstoffe, mit einer 3 Antioxidanzien und mit einer 4 Geliermittel. Emulgatoren können bei Kindern Konzentrationsstörungen auslösen. Fluorverbindungen im Anti-Rachitis-Schutz der Kinder, in Teflon-Pfannenbeschichtung und Zahnpasten sind heiß umstritten. Die Gegner von Fluor halten seine Giftigkeit für bewiesen. Am gesündesten sind Edelstahlpfannen und Glaskeramik (Corning) oder kochplattenfestes Jenaer Glas.

20. Yin-Yang-Diät (Makrobiotik)

Für einen denkenden Menschen ist es bemerkenswert, daß Tiere und sogenannte Wilde in einer relativ gesunden Umwelt in der Vergangenheit, nicht immer in der Gegenwart, relativ gesund und vor allem von den degenerativen Krankheiten zum großen Teil verschont sind. Die Lösung dieses Rätsels fanden wir vor vielen Jahren in der Lehre der Makrobiotik nach Ohsawa. Der Japaner Georges Ohsawa (1893–1966) gründete die makrobiotische Ernährungslehre und -weise, nachdem er sich ausschließlich mit dieser Ernährungsform von Lungentuberkulose geheilt hatte, als ihn die offizielle Schulmedizin aufgab. Nach der Ansicht Ohsawas beruht das ganze Leben auf dem harmonischen Zusammenspiel der beiden Kräfte Yin und Yang. Yin ist die Energie, die sich z. B. mehr als Ruhe, Kälte, Dunkelheit, Ausdehnung, kühle Farben usw. und im Extremfall als Schwäche äußert. Yang äußert sich mehr als Bewegung, Wärme, Licht, Zusammenziehung, warme Farben usw., im Extremfall als Aggression. Erst das richtige Verhältnis dieser beiden Kräfte z. B. im Menschen oder Tier bedeutet Harmonie und Gesundheit. Tiere und »Wilde«, die noch instinktsicher sind, nehmen Nahrung auf, die im Sinne von Yin und Yang ausgewogen ist, und bleiben damit weitgehend gesund ohne kostspieligen Medizinbetrieb. Es ist das Verdienst Ohsawas, die Nahrungsmittel gemäß ihrer Yin- und Yangwertigkeit neu eingeteilt zu haben (siehe Liste).

Da die meisten Menschen heute durch ihre Nahrung und Getränke »yinnisiert« sind, ist eine mehr oder weniger yangbetonte Kost zu empfehlen. Anhand der Liste können Sie leicht jene Nahrungsmittel auswählen, die yangbetont sind.
Dazu noch einige wichtige makrobiotische Regeln:

- Essen Sie nur Nahrungsmittel, die in Ihrer klimatischen Zone gewachsen sind. Früchte oder Gemüse aus tropischen Gebieten sind meist sehr Yin.
- Trinken Sie nur so viel, daß Sie als Mann 3–4mal urinieren müssen; als Frau 4–5mal. Grund: Flüssigkeit ist sehr Yin.
- Essen Sie nur so viel, wie Ihr Körper wirklich braucht. Buddhistische Mönche, die nur einmal am Tag essen dürfen, wurden früher, als ihre Nahrung gut ausgewogen und vollwertig war, sehr alt.
- Verwenden Sie Gemüse und Obst sowie Getreide möglichst aus biologischem Anbau. Es gibt auch einen makrobiotischen Landbau.
- Vermeiden Sie Zucker in jeder Form, da dieser extrem Yin ist.
- Vermeiden Sie Nachtschattengewächse (Tomaten, Kartoffeln usw.), da diese sehr yinbetont sind.
- Vermeiden Sie Gemüse, die schnell wachsen (Yin): Pilze, Spargel, Gurken.
- Vermeiden Sie Südfrüchte (yinbetont): Zitrusfrüchte, Bananen, Ananas, Kiwis usw.
- Vermeiden Sie scharfe ausländische Gewürze: (yinbetont): Curry, Pfeffer, Paprika, Senf usw.
- Vermeiden Sie Fleisch von Säugetieren und tierische Fette.

- Essen Sie in kleinen Mengen (10 %) Fisch, yangbetonte Käse, befruchtete Eier, Joghurt.
- Essen Sie in begrenzter Menge Erdbeeren, kleine rote Äpfel, Himbeeren, Heidelbeeren (keine Konserven, nicht gesüßt).
- Grundnahrung: 70–80 % Getreide als Brei, Teigwaren, Suppen, Pfannkuchen, hefefreies Brot (Knäckebrot). Besonders zu empfehlen: Buchweizen, Hafer, Hirse, Gerste, Dinkel, Grünkern, auch kleine Mengen Naturreis u. Mais, Roggen. Wegen der allgemein rasch angestiegenen Pilzerkrankungen, vor allem des Darmes, ist es heute allerdings ratsam, die 70–80 % Vollkorngetreide zugunsten von Wurzelgemüse zu reduzieren.
- Verwenden Sie yangbetontes Gemüse, wie in der Liste aufgeführt.
- Verwenden Sie ungechlortes Quell- oder zusatzfreies Mineralwasser.
- Verwenden Sie 4 g graues Meersalz täglich.
- Verwenden Sie Sesamöl, Olivenöl, Distelöl und/oder Sonnenblumenöl, am besten nicht erhitzt, weil sonst Vitamin E zerstört wird.
- Als Eiweißquelle, besonders für Vegetarier: rote Sojabohnen (Azukibohnen), Miso (Sojapaste), Shoyu (Sojasoße, siehe auch Miso und Sojabohnen im Kapitel VII).
- Als Gewürz Gomasio (Mischung aus gerösteten Sesamsamen und Meersalz). Von dieser Tradition sollte allerdings nach westlichen Erkenntnissen Abstand genommen werden, da gerösteter Sesamsamen bis 80 % seines Vitamin-E-Gehaltes verliert.
- Jeden Bissen 30–50mal kauen.
- Gewisse Lebensmittel (rote Bete, biologischer Joghurt und biotinhaltige Zitrusfrüchte) sollten der Makrobiotik zugesetzt werden.

Weitere Informationen, besonders Rezepte, erfahren Sie aus den Büchern von Michio und Aveline Kushi (siehe Literaturverzeichnis). Informieren Sie sich. Es lohnt sich. Sie werden gesünder und sparen noch Geld dabei.

Moderne, weltweite Ernährungsversuche bei jugendlichen Kriminellen und Straffälligen geben der zucker- und milchfreien Makrobiotik recht. So brachte beispielsweise bei Experimenten allein das Absetzen von Zucker einen knappen 50%igen Rückgang von Straftaten. Auch durch völliges Weglassen von Vollmilch gingen Aggressivität und Straftaten schlagartig und eindeutig zurück (siehe Schauss, A. im Literaturverzeichnis am Buchende).

Speisenskala von Yang bis Yin

Yang	Yin
mäßig Δ	mäßig ∇
stark ΔΔ	stark ∇∇
sehr stark ΔΔΔ	sehr stark ∇∇∇

Fleisch/Geflügel

Fasan** ΔΔΔ	Eier* ΔΔ
Truthahn** ΔΔ	Ente ΔΔ
Rebhuhn** ΔΔ	Taube Δ
Huhn** ∇	Hase ∇∇
Pferd ∇∇	Rindfleisch ∇∇
Schweinefleisch ∇∇	Frösche ∇∇
Schnecken ∇∇	

  * nur befruchtete Eier
** muß mit natürlichem Vollkorn ernährt worden sein

Fisch

Kaviar ΔΔ

Sardinen ΔΔ

Krabben ΔΔ

Scholle Δ

Hummer ∇

(Mies-)Muschel ∇

Aal ∇

Austern ∇

Rotbarsch ΔΔ

Hering ΔΔ

Lachs Δ

Forelle ∇

Heilbut ∇

Karpfen ∇

Tintenfisch ∇

Muscheln ∇

Gemüse

Klettenwurzel ΔΔ

Wasserkresse ΔΔ

Mohrrüben ΔΔ

Petersilie Δ

Rettich Δ

Grünkohl Δ

Kopfsalat Δ

Weißkohl ∇

rote Rüben ∇

Rotkohl ∇∇

Knoblauch ∇∇

Bambussprossen ∇∇∇

Spinat ∇∇∇

Gurken ∇∇∇

Kartoffeln ∇∇∇

Tomaten ∇∇∇

Löwenzahnwurzel ΔΔ

Huflattich ΔΔ

Kürbis ΔΔ

Zwiebeln Δ

Steckrüben Δ

Endivien Δ

Löwenzahnblätter Δ

Linsen ∇

Sellerie ∇∇

Erbsen ∇∇

Pilze ∇∇∇

Artischocken ∇∇∇

Spargel ∇∇∇

Bohnen (außer Azuki) ∇∇∇

Süßkartoffeln (Bataten) ∇∇∇

Auberginen ∇∇∇

Getreide

Buchweizen ΔΔ

Reis Δ

Roggen Δ

Gerste Δ

Hirse Δ

Vollkornweizen Δ

Hafer Δ

Mais Δ

Milchprodukte

Ziegenkäse ΔΔ

Holländer ΔΔ

Gruyère ∇

Milch ∇∇

Butter ∇∇∇

süßer Rahm ∇∇∇

Joghurt ∇∇∇

Ziegenmilch ΔΔ

Roquefort Δ

Cambembert ∇

Margarine ∇∇∇

Sahnekäse ∇∇∇

saurer Rahm ∇∇∇

Früchte

Äpfel ΔΔ

Kastanien Δ

Oliven ∇

Haselnüsse ∇∇

Erdnüsse ∇∇

Birnen ∇∇∇

Orangen ∇∇∇

Bananen ∇∇∇

Mango ∇∇∇

Ananas ∇∇∇

Erdbeeren Δ

Kirschen Δ

Pfirsiche ∇∇

Cashew ∇∇

Mandeln ∇∇

Melonen ∇∇∇

Feigen ∇∇∇

Grapefruit ∇∇∇

Papaya ∇∇∇

Limonen ∇∇∇

Verschiedenes

schwarzes Sesamöl Δ

weißes Sesamöl Δ

Olivenöl Δ

Safranöl ∇∇

Margarine ∇∇∇

Molasse ∇∇∇

Maisöl ∇

Sonnenblumenöl ∇

Erdnußöl ∇∇

Kokosöl ∇∇

Schmalz ∇∇∇

Honig ∇∇∇

Getränke

Ginsengtee ΔΔΔ

Chicoréekaffee Δ

Beifußtee Δ

Mu-Tee ΔΔ

Bancha (gewöhnl. jap. Tee, ungefärbt) Δ

Mentholtee ∇	Thymiantee ∇
Wasser (Brunnenwasser) ∇	Sodawasser ∇
Mineralwasser ∇	Bier ∇∇
Wein ∇∇∇	Sekt ∇∇∇
alle gesüßten Getränke ∇∇∇	Obstsaft ∇∇∇
Kaffee ∇∇∇	Tee (gefärbt) ∇∇∇

Der Mensch gräbt sich sein Grab mit den Zähnen.

Chinesische Weisheit

VII. Liste wichtiger, wissenschaftlich getesteter krebsbehindernder Nahrungsmittel und Getränke

(Die Rezepte des Kapitels VIII bestehen fast ausschließlich aus den hier aufgelisteten Nahrungsmitteln und Getränken.)

Algen: Besonders japanische Forschungen ermittelten krebshemmende und antiradioaktive Eigenschaften vieler Meeresalgen (siehe auch Miso und Kapitel X unter «Strahlenschäden»). Auch wird die niedrige Brustkrebsrate der Japanerinnen, die nur ein Sechstel im Vergleich zu Amerikanerinnen beträgt, auf den regelmäßigen Verzehr von Meeresalgen (die ca. 15 % mehr Mineralstoffe enthalten als Landgemüse) in Japan zurückgeführt.

Antibiotisch wirkende Pflanzen: Siehe Ende von Kap. III.

Apfel: Frisch geerntete Äpfel enthalten Chlorogensäure, die im Tierversuch die Krebsrate senkte.

Aprikosen: Der Kern enthält den krebsbekämpfenden Stoff Laetril. Schon 1934 beschrieb der Nobelpreisträger G.S. Whipple die blutverbessernden (hämoglobinregenerierenden) Eigenschaften der Frucht. Weiterhin hindert der Wirkstoff Genistein, eine Vorstufe zu pflanzlichen Farbstoffen, das Krebswachstum.

Bete, rote: Deutschen Forschungen zufolge konnte die positive Aktivierung der Zellatmung bei den Krebszellen durch Rote-Bete-Saft (der u.a. Allantoin, Betanin und Farnesol zur Krebsabwehr enthält) nachgewiesen werden. (Als Rohkostsalat hat sich ein Drittel rohe rote Bete mit zwei Drittel rohem Apfel – beides gerieben – auch ohne Salatsoße – als besonders wohlschmeckend, immunsystemstärkend und verdauungsfördernd bewährt.) Beim häufigen Essen von rote Bete sind bei russischen Kriegsgefangenen keine Seuchen (wie Grippen, Ruhr usw.) aufgetreten.

Blütenpollen: Nach Forschungen von Wissenschaftlern enthalten diese viele krebshemmende Stoffe, Vitamine, Enzyme, Mineralstoffe u.a.m. Blütenpollen sind beim Imker oder im Handel erhältlich. Allergiker vertragen sie nicht immer problemlos. Siehe Propolis.

Blumenkohl: In Laborversuchen hat sich der indolhaltige Blumenkohl besonders gegen Magen- und Dickdarmkrebs als krebsvorbeugend ausgezeichnet.

Bohnen: Siehe Hülsenfrüchte, Sojabohnen.

Brokkoli: In den USA wurde festgestellt, daß Brokkoli vorbeugend besonders gegen Lungenkrebs wirkt. Auch erforschte man, daß Menschen, die nie eine der Kohlarten (wie z. B. Brokkoli) oder diese nur selten aßen, fast die doppelte Anzahl von Dickdarmkrebs aufwiesen wie Versuchspersonen, die Brokkoli häufig aßen. Brokkoli enthält auch das Coenzym Q 10 (siehe dort).

Brombeeren: Ähnlich wie in Heidelbeeren wirkt in ihm das krebsvorbeugende Anthozyan.

Buchweizen: Wie auch in anderen Samen sind in ihm die tumorsenkenden Proteasehemmer wirksam.

Chinakohl: Siehe Kohl, Brokkoli.

Coenzym Q 10: Die höchste Konzentration dieses vitalitätssteigernden und verjüngenden Coenzyms findet sich im Ei, Fisch, Huhn, Lamm-, Hammel- und Rindfleisch (Muskeln, Herz, Leber). Geringere Mengen enthalten Brokkoli, Maisöl, Makrele, Sardine, Sesam, Sojaöl und Spinat. Ältere Menschen nehmen infolge mangelnder Leberarbeit und Verdauungssäfte davon weniger auf. Das Coenzym Q 10 ist auch in Tablettenform im Handel erhältlich. Es besteht jedoch die Gefahr, daß es in dieser Form eine pilzfördernde Wirkung im Körper erzeugt.

Dinkel: Siehe Getreide.

Erdnüsse: In ihnen wirken die krebsvorbeugenden Isoflavone. Siehe Hülsenfrüchte.

Feigen: Japanische Forscher isolierten aus Feigen Benzaldehydderivate, welche sich als wirksame Antikrebsstoffe erwiesen. Jedoch ist auch zu bedenken, daß süße Feigen – wie jedes andere Trockenobst – sich ungünstig auf den Blutzuckerspiegel auswirkt. Frische Feigen wären vorzuziehen.

Erbsen: Die in Erbsen vorhandenen Proteasehemmer bekämpfen vorbeugend die Krebsentstehung und auch die Aktion verschiedener Viren. Siehe Hülsenfrüchte, Sojabohnen.

Erdbeeren: Biologisch gezogene Erdbeeren wirkten – in Versuchen – eindeutig der Krebsentstehung entgegen.

Fisch/Fischöl: Englische Forscher untersuchten, warum bei Eskimos selten Krebs auftritt. Sie fanden, daß die EPS (Eicosapentaensäure) – eine mehrfach ungesättigte Fettsäure, die vor allem in fettreichem Fisch (in Makrelen, Sardinen) vorhanden ist – stark ausgeprägte tumorhemmende Wirkung besitzt. Im Tierversuch verringerten Fischöle und Meeresfisch das Krebsrisiko durch Hemmung der Prostaglandinproduktion (d.h. von Hormonen, die krebsausbreitend wirken). Weiterhin enthalten vor allem Sardinen, Hering und Thunfisch den Antikrebswirkstoff Selen. Nebenbei erwähnt, wiesen den Höchstgehalt an herz- und gefäßschützenden Omega-3-Fettsäuren Makrelen, Heringe, Blaufisch, Dorsch, Seeforellen, Sardinen, Thunfisch auf. Leinöl (z. B. als Lino-Feban Leinölkapseln) enthält zehnmal so viele Omega-3-Fettsäuren wie Fischöl und fünfmal so viele wie Weizenkeimöl. Siehe Getreide.

Gerste: Siehe Getreide.

Getreide: Nach Forschungen der Universität Wisconsin enthalten Vollkorngetreide und Nüsse (ebenso wie alle Samen) Proteasehemmer, die eine Schutzwirkung gegen Krebs entfalten. Der Krebswirkstoff Selen befindet sich nur im unerhitzten, rohen Vollkorngetreide und außerdem in magerem Fisch, Sardinen, Hering, Thunfisch, Knoblauch, Zwiebeln, Linsen, Meeresalgen.

Grapefruit: Siehe Pampelmuse.

Grünkohl: Forscher in Singapur und anderswo ermittelten, daß – im Vergleich zu anderen grünen Gemüsen – der Grünkohl den höchsten Anteil der krebsbekämpfenden Karotine enthält. Etwa 50 g (biologisch gezogener!) Grünkohl täglich – teils roh und teils gekocht – beugt besonders dem Lungenkrebs vor. Siehe auch Kohl.

Hafer: Siehe Getreide.

Heidelbeeren: Nach deutschen Forschungen aktiviert u.a. der Farbstoff Myrtillidin aus ungesüßtem Heidelbeersaft die Krebszellatmung positiv. Er wirkt etwas schwächer als der Rote-Bete-Saft. Weitere Versuche bewiesen, daß naturbelassener Heidelbeersaft Viren und Bakterien unschädlich macht. Siehe Bete, rote.

Hirse: Siehe Getreide, Kieselsäure.

Honig: Deutsche Forscher entdeckten krebshemmende Stoffe (Cholin und Acetylcholin) in nicht hitzebehandeltem Honig.

Hülsenfrüchte: Linsen, Erbsen, alle Sorten getrockneter Bohnen, Sojabohnen und Kichererbsen enthalten Enzyme, die sogenannten Proteasehemmer, die eine eindeutige Schutzwirkung gegen bösartige Leiden entfalten. Linsen zeichnen sich zusätzlich durch ihren Selengehalt aus. Auch wurde der Antikrebsstoff Lignane in Hülsenfrüchten entdeckt, der vor allem gegen Dickdarm- und Brustkrebs schützt. Ein weiterer krebshemmender Wirkstoff in Hülsenfrüchten ist das Genistein (eine Vorstufe pflanzlicher Farbstoffe), das vor allem Brust- und Prostatakrebswachstum reduzieren hilft. Die in Hülsenfrüchten enthaltenen Isoflavone behindern Enzyme von Krebsgenen. Amerikanische Ernährungswissenschaftler der Universität von Kalifornien schlossen aus vielen Tests an Versuchspersonen auf die offensichtlich tumorhemmenden Eigenschaften der Hülsenfrüchte. Aßen Testpersonen *regelmäßig* (z. B. 2mal pro Woche) kleine Mengen irgendeiner Sorte von Bohnen, so wurde hierdurch nicht nur der Dickdarmkrebs gehemmt, sondern es senkte sich auch der Cholesterinspiegel und der erhöhte Blutdruck. Um Völlegefühl und Blähungen beim Verzehr von Bohnen zu reduzieren oder zu beseitigen, weicht man diese 12 bis 16 Stunden mit einigen Tropfen Obstessig oder Zitronensaft in Wasser ein und kocht für 20 Minuten Bohnenkraut mit. Weiterhin ißt man sie ausschließlich mit Gemüsen, Salaten und Buchweizen zusammen in einer Mahlzeit. Siehe auch Sojabohnen.

Ingwer: Japaner bewiesen die krebshemmenden Qualitäten des pulverisierten, konservierten oder frischgemahlenen Ingwers im Tierversuch. Von Ingwer kann man täglich bis 2 Messerspitzen Gewürzpulver in warmem Tee oder in Speisen (z. B. Gemüse, Suppen) verwenden, von der frischgemahlenen Ingwerwurzel etwas mehr. Auch bewiesen Forschungen, daß schon kleine Mengen von Ingwer gegen Viren und Bakterien wirksamer sind als Knoblauch.

Joghurt: Überwiegend amerikanische, deutsche und französische Forschungen stellten fest, daß die rechtsdrehende Milchsäure in zusatzfreiem Geliermittel das menschliche Abwehrsystem gegen Infektionen stärkt, krankmachende Bakterienstämme unwirksam macht und eindeutig Antikrebseigenschaften aufweist. Bei wissenschaftlichen Tests hat sich am weitaus wirkungsvollsten ein Joghurt mit Acidophiluskulturen (z. B. Joghurt mit Biogardekulturen) erwiesen, aus dem sieben natürliche Antibiotika isoliert wurden. Während und nach jeder Antibiotikabehandlung sollte – unbedingt neben weiteren biologischen Maßnahmen – mit jeder Mahlzeit ein halber Becher biologischer Joghurt gegessen werden, damit sich die Darmflora schneller erholt. Radioaktive Strahlenschäden wurden nach japanischen Forschungen über biologischen Strahlenschutz durch regelmäßiges Essen von biologischem Joghurt und Meeresalgen vermindert und auch verhindert.

Vorschlag zur Joghurtbereitung: Abends einen Liter Milch 5 Minuten lang kochen, abkühlen lassen, 3 Eßl. biologischen Joghurt mit Holzlöffel in die noch lauwarme Milch einrühren, abdecken und über Nacht an einen gleichmäßig warmen Ort stellen (z. B. in den ausgeschalteten Backofen).

Karotten: Karotin (in Brokkoli, Grünkohl, Karotten, Kürbis) wirkt immunsystemkräftigend und heilend auf Vorkrebsstadien. Karotten bewiesen in umfangreichen, weltweiten Studien auffallende Schutzfaktoren gegen bösartige Leiden. In Versuchen verminderte beispielsweise eine täglich zusätzlich gegessene Karotte von 60 Gramm das Lungenkrebsrisiko um 50 %. In den USA würde der tägliche Zusatz einer einzigen Möhre pro Person jährlich 15 000 bis 20 000 Lungenkrebstote vermeiden. Japanische Forscher stellten bei 265 000 (über 40 Jahre alten) Versuchspersonen fest, daß eindeutig und überzeugend jene an Krebs erkrankten, die nur wenig und selten betakarotinreiches, gelbes bis dunkelgrünes Gemüse aßen, wobei 75 Gramm Karotten oder 60 Gramm Spinat etwa den Tagesbedarf an Karotin decken. Möhren sollten teils roh, teils nicht zu weich gekocht (hierbei löst sich mehr Karotin als bei den rohen Möhren) mit dem Gemüsewasser zusammen, gegessen werden. Siehe Spinat.

Kichererbsen: Siehe Hülsenfrüchte, Sojabohnen.

Kieselsäure: Deutsche Forscher fanden, daß Kieselsäure Lymphozyten und Mastzellen aktiviert und Krebszellgifte bindet. Kieselsäure ist im Knoblauch, in Zwiebeln, Schnittlauch, Zinnkraut und Hirse enthalten. Anzuraten sind täglich 1–2 Eßl. *rohe* Hirse, die zuvor 12 bis 24 Stunden eingeweicht wurde.

Kirschen: Ihre Antikrebsstoffe wirken ähnlich, wenn auch nicht so stark wie die der roten Bete und der Brom-, Heidel-, Holunder- und Preiselbeeren.

Knoblauch: Forscher ermittelten weltweit, daß von allen ihnen bekannten mikrobenbekämpfenden Substanzen das Allizin, das nur in frischem, *rohem* Knoblauch vorhanden ist, das breiteste Spektrum eines echten Antibiotikums besitzt. Roher Knoblauch bekämpft Bakterien, Viren, Pilze und andere Parasiten. Kochen zerstört das Allizin. Weiterhin bewiesen internationale Forschungen die krebsvorbeugende Wirksamkeit des rohen, frischen Knoblauchs, der u.a. z. B. Selen und Schwefel enthält. Chinesen fanden durch großangelegte Vergleichsstudien, daß Magenkrebs zwölfmal so häufig bei Menschen auftrat, die keinen Knoblauch aßen. Weiterhin enthält Knoblauch Schwefel, der nicht nur den Cholesterinspiegel senkt, sondern auch krebserregende Substanzen an der Ausbreitung hindert. Vorschlag zur Einnahme: *Roher* Knoblauch läßt sich *unzerkaut* in ansteigenden Mengen *feingehackt* während des Essens mit etwas Flüssigkeit hinunterspülen. Außerdem wirkt es sich günstig aus, ihn während einer Salat- oder Gemüsemahlzeit auf die oben angeführte Art zu verzehren. Siehe auch Ingwer, Kieselsäure.

Kohl: Forscher in Griechenland und anderen Ländern stellten ein achtmal höheres Krebsrisiko bei Menschen fest, die nur ausnahmsweise einmal Kohl aßen. Wurde irgendeine der Kohlarten nur einmal wöchentlich roh (z. B. als Rosenkohl-, Weißkraut- oder Sauerkrautsalat) gegessen, dann sank das

Dickdarmkrebsrisiko um 66 %. Kohl in gekochter Form hatte keine so hohe Erfolgsquote. Die in allen Kohlarten enthaltenen Indole haben u.a. eine brustkrebshemmende Wirkung, indem sie Östrogene zerstören. Weiterhin wiesen deutsche Forscher im Sauerkraut die rechtsdrehende Milchsäure nach, die sonst auch in biologischem Joghurt vorhanden ist. Siehe Blumenkohl, Brokkoli, Grünkohl, Joghurt, Rosenkohl.

Krabben: Die in ihnen enthaltenen Omega-3-Fettsäuren schützen gegen Krebs, Herz-, Gefäß-, Haut-, Bronchialleiden und Allergien.

Hinweis: Konservierte Krabben aus Gefäßen vor weiterer Verarbeitung unbedingt in einem Sieb gründlich und kalt durchspülen, damit ein Teil der Konservierungsmittel reduziert wird.

Kräutertee: Siehe Tee.

Kürbis: Nach Forschungen des amerikanischen nationalen Krebsinstitutes beugen Kürbisse, Karotten und die dunkelgelbe Süßkartoffel dem Lungenkrebs bei Rauchern, Passivrauchern und Nichtrauchern am wirksamsten vor. Etwa 100 g orangefarbener Kürbis täglich senkt das Lungenkrebsrisiko um die Hälfte. Siehe Karotten.

Lakritze: Die in diesem enthaltenen Triterpenoide verzögern Krebszellteilung und -aussaat.

Lauch: Siehe Zwiebeln.

Lecithin: Dieses ist in der Sojabohne und im Weizen vorhanden und bildet nach deutschen Forschungen Gammaglobuline (Abwehrstoffe). Wegen weiterer krebshemmender Substanzen siehe Getreide und Sojabohnen.

Leinsamen: Wirksame, in ihm vorhandene Substanzen sind die Lignane, welche Prostaglandine (das sind hormonähnliche Substanzen, die für die Krebszellenaussaat sorgen) behindern. Ratsam ist es, nicht den geschroteten Leinsamen zu verwenden, da sich in ihm nach kurzer Zeit Eiweißzerfallsprodukte bilden können, sondern den ganzkörnigen zu benutzen. Siehe (das Ende von) Fisch/Fischöl.

Linsen: Siehe Hülsenfrüchte.

Maisöl: Es enthält hohe Mengen des vitalisierenden und verjüngenden Coenzyms Q 10, siehe dort.

Makrele: Wie beim Maisöl angegeben, siehe Coenzym Q 10.

Meeresalgen: Siehe Algen.

Meerrettich: Er ist in seinem Aufbau dem Knoblauch verwandt und enthält zur Krebsabwehr Allyl-Iso-Thiocyanat.

Melone, gelbe: Das in der Honigmelone nachgewiesene Betakarotin zeigte in Versuchen krebsschützende Eigenschaften. Von anderen Melonenarten sind bisher keine krebshemmenden Substanzen bekannt geworden.

Miso: Japanische fermentierte, stark salzhaltige Sojabohnenpaste verschiedener Sorten, die in Asien- und Bioläden gekauft werden kann. Nach japanischen Versuchen verringerte Miso durch seinen Gehalt an Vitamin B12, Eiweiß und Jod nicht nur Magenkrebs um 30 %, sondern durch Zybicolin auch die Auswirkungen der Radioaktivität. Siehe – bezüglich Vorbeugung und Hilfe gegen Radioaktivität – Kapitel X unter dem Stichwort »Strahlenschäden«.

Möhren: Siehe Karotten.

Nüsse: In den Proteasehemmern und Polyphenolen in Hasel-, Wal-, Erd-, Para-, Cashewnüssen, Mandeln und Pinienkernen fanden Forscher Antikrebseigenschaften. Nüsse enthalten bis 80 % Fett, daher bei Übergewicht reduzieren. Alle Erdnüsse und Erdnußprodukte können von Schimmelpilzen, die das krebserregende Aflatoxin bilden, befallen sein. Frische, ungeknackte Nüsse und Erdnüsse (nur in der Schale) sind vorzuziehen. Samen (wie Sesamsamen, Kürbis-, Sonnenblumenkerne) enthalten u.a. den Krebshemmstoff Amygdalin. In Nüssen/Samen werden Keimungsvorgänge und Enzyme aktiviert (die auch nachweisbar leicht antiradioaktiv wirken), wenn sie nach gründlichem Waschen für 6–10 Stunden mit zimmerwarmem Mineralwasser bedeckt und dann erst gegessen werden.

Olivenöl: Großangelegte Studien zeigten, daß die besonders im kaltgepreßten, nichterhitzten Olivenöl enthaltenen Antioxidanzien u.a. gegen Herzinfarkt, Schlaganfall und Krebs schützen und das Leben eindeutig verlängern. So läßt sich in Ländern, in denen viel Olivenöl verwendet wird, weniger Brust-, Magen- und Darmkrebs nachweisen. Weiterhin bildet das in der Haifischleber vorkommende Squalen auch im Olivenöl einen wichtigen krebsabwehrenden Faktor. Die Schutzfunktion des Öls entwickelt sich bei täglichen 2–3 Eßl. *nichterwärmten* Öls, das z. B. für Salate verwendet wird. Nach (besser vor) Herzinfarkten und Schlaganfällen sollte Olivenöl mindestens für ein halbes Jahr der Nahrung beigefügt werden.

Orangen: Internationale Studien bewiesen, daß frische, ausgereifte Orangen – nicht die künstlich nachgereiften oder der handelsübliche Saft – einen wirkungsvollen Krebsschutz darstellen. Das Vitamin C der Orange bekämpft besonders die gefährlichen Nitrosamine erfolgreich. In der weichen, weißen Innenhaut und den weißen Zwischenhäutchen sind mehr Vitamin-C-haltige Substanzen enthalten als im Saft der Orange. Die tägliche praktische Erfahrung zeigt, daß Allergiker und Rheumatiker, die häufig Zitrusfrüchte nicht vertragen, ca. alle 2–3 Tage eine Orange essen können, wenn sie die Frucht ganz dünn abschälen und alle weißen Häute mitessen. Siehe Pampelmusen.

Pampelmusen: Siehe Orangen. Die Grapefruit wird am besten ganz dünn abgeschält, mit dem Messer zerteilt und vollständig gegessen (nicht ausgepreßt). Sie kann so besonders von Menschen, die zur Übersäuerung neigen, bestens vertragen werden.

Petersilie: Sie zeichnet sich besonders durch Polyacetylen aus, welches krebsfördernde Substanzen hemmt (z. B. Benzopyren und Prostaglandine).

Pfirsiche: In diesen wirkt sich das Genistein krebshindernd aus.

Pflaumen: Sie enthalten Genistein wie die Pfirsiche.

Porree: Siehe Zwiebeln.

Propolis: Im Bienenkitt, der von Allergikern meist wesentlich besser vertragen wird als Blütenpollen, wurde eine ganze Reihe tumorhemmender Substanzen nachgewiesen. Siehe Blütenpollen.

Reis: Der Vollkornreis enthält wie andere Getreidearten viele tumorbekämpfende Proteasehemmer. Siehe Getreide.

Rosenkohl: Weltweite Studien an Versuchspersonen und Tieren zeigten, daß mehr krebsabwehrende Faktoren im *rohen* als gekochten Rosenkohl enthalten sind. Man entdeckte im Rosenkohl mehr Karotinoide, Glucosinolate, Indole und Dithiolthione als im Blumenkohl, in Brokkoli, im Rübenkraut, im Weißkohl oder im Spinat. Roher Rosenkohl entschärfte beispielsweise die Krebsgifte Benzopyrin und Aflatoxin. Als besonders wirksam erwies sich Rosenkohl gegen Dickdarm- und Magenkrebs. Langzeitstudien zeigten bei Daueressern keinerlei Nebenwirkungen auf die Schilddrüse.

Roher Rosenkohl läßt sich genauso einfach wie roher Weißkohlsalat zubereiten. Man schneidet ihn mindestens 30 Minuten vor dem Essen ganz fein und bedeckt ihn mit einer Salatsauce aus Olivenöl, Zitrone, Meersalz und eventuell biologischem Joghurt. Hierdurch wird er weich und wohlschmeckend. Siehe Kohl.

Samen: Siehe Nüsse.

Sauerkraut und **-saft:** Seine Milchsäure und Enzyme wirken vorbeugend gegen Krebs und Radioaktivität (2–3 Eßl. täglich sind empfehlenswert). Siehe Kohl, Miso und Rosenkohl.

Schnittlauch: Siehe Kieselsäure.

Sellerie: Er enthält – ähnlich wie Kohl – tumorbekämpfende Substanzen. Siehe Kohl.

Senfkraut: Es ist indolhaltig. Siehe Kohl.

Sesamsamen: Er zeichnet sich durch Vitamin B1, B2, E, Lecithin und eine hohe Konzentration von wertvollen Mineralstoffen (wie z. B. Calcium, Magnesium, Eisen und Kalium) aus. Auch Coenzym Q 10 ist in ihm vorhanden. Siehe Coenzym Q 10, Nüsse.

Sojabohnen: Diese enthalten Proteasehemmer, welche die an der Krebsausbreitung beteiligten Enzyme vernichten, und Coenzym Q 10. Am gesundheitlich wertvollsten haben sich in Asien die kaum erbsengroßen, braunroten, nierenförmigen Azuki-(oder Aduki-)bohnen bewährt. Sie sollten nicht mit den größeren Kidney-Beans verwechselt werden. Azukibohnen werden bis zu 24 Stunden mit einigen Tropfen Zitronensaft oder Obstessig eingeweicht und dann in 75 Minuten gar gekocht. Abgekühlt halten sie im Kühlschrank bis zu drei Tage und können Gemüsen und Suppen zugesetzt werden. Siehe auch Coenzym Q 10, Bohnen, Lecithin, Miso.

Spinat: Frischer, roher, nicht gelagerter Spinat enthält in 100 Gramm 36 Milligramm tumorbekämpfende Karotinoide und u.a. auch Coenzym Q 10. In der gleichen Menge roher Karotten sind nur 14 Milligramm. Auch das im Spinat enthaltene Chlorophyll ist ein krebsfeindlicher Wirkstoff. Großangelegte Forschungen zeigten, daß sich durch den Verzehr von täglich 100 Gramm Spinat der Lungenkrebs um 50 % senken ließ. Spinat sollte teils roh (wie Salat), teils gekocht gegessen werden. Siehe Karotten.

Steckrüben: Alle Steckrübenarten (z. B. die gelbe und die purpurrote Art) enthalten in der *rohen* Knolle und besonders in den *rohen* Blättern in hohem Maße krebshemmende Stoffe (Glukosinolate). In den ungekochten Blättern finden sich außerdem noch erhebliche Mengen von Karotinoiden, Beta-karotin und Chlorophyll, die gegen bösartige Krankheiten wirksam sind. Steckrüben sollten teils roh gegessen werden. Ihre Blätter lassen sich zusammen mit Karotten als Frischsaft verwenden, wobei 1 Eßl. ausgepreßter Saft mit 7–10 Eßl. Mineralwasser verdünnt wird.

Süßkartoffeln: Das dunkelgelbe Gemüse wirkt ganz ähnlich krebsvorbeugend wie Karotten und Kürbis. Siehe dort.

Tee: Von den Kräutertees sind folgende als tumorabwehrend teils durch wissenschaftliche Experimente, teils durch die alte Volksheilkunde bekannt geworden (einige der hier aufgeführten Pflanzen werden ausschließlich homöopathisch eingenommen):

Alraune (Mandragora offic.): D3, 3 x tägl. 7 Tropfen in Wasser.

Ampfer (Rumex crispus): D1, 3 x tägl. 7 Tr. in Wasser.

Arnika (Arnica montana): Als Tee werden 1/2–1 Teel. getrocknete Blüten mit 1/4 l Wasser aufgebrüht und 15 Min. ziehen gelassen. Weiterhin ist Arnika in der Homöopathie ab D2, als Tinktur, Spiritus und Salbe gebräuchlich. In der Arnikapflanze hemmen u.a. die Stoffe Cholin und Bernsteinsäure den Krebszellstoffwechsel.

Beinwell (Symphytum offic.): Die kleingeschnittene Wurzel wird verwendet. Zubereitung siehe Eichenrinde. Die Blätter des Beinwells dürfen nicht gegessen werden, denn sie enthalten giftige Alkaloide und führen zu starken Vergiftungszuständen.

Brennessel (Urtica dioica): Für den Tee werden Blätter und Kraut verwendet. Zubereitung siehe Heidelbeere.

Brombeere (Rubus fruticosus): Die Blätter werden wie bei der Heidelbeere als Tee zubereitet.

Brunelle, Gemeine (Brunella vulgaris): Zubereitung siehe Heidelbeere.

Eichenrinde (Cortex querci): 1–2 Teel. der zerkleinerten Rinde

werden bis zu 10 Stunden mit ca. 1/4 l kaltem Wasser angesetzt, dann ca. 5–10 Minuten im selben Wasser gekocht. Sie
sollten 10–15 Minuten ziehen. Pro Tag 2–3 Tassen trinken (in
einer Thermosflasche warmhalten!).

Eisenkraut (Verbena offic.): Das Kraut wird verwendet. Zubereitung siehe Heidelbeere.

Engelwurz (Angelika archangelica): Zubereitung siehe Eichenrinde.

Entenfuß, Maiapfel (Podophyllum pelt.): D4, 3 x tägl. 7 Tr. in
Wasser.

Enzian (Rad. Gentianae): Die zerschnittene Wurzel wird verwendet. Zubereitung siehe Eichenrinde.

Gartenraute (Ruta graveolens): D3, 3 x tägl. 7 Tr. in Wasser.

Heidelbeere (Vaccinium myrtillus): 1/2–2 Teel. Blätter mit ca.
1/4 l kochendem Wasser übergießen, 10 Min. ziehen lassen.

Herbstzeitlose (Colchicum autumnale): D4, 3 x tägl. 7 Tr. in
Wasser.

Immergrün (Vinca minor): Kraut, wie bei der Heidelbeere zubereiten.

Johanniskraut (Hypericum perfol.): Zubereitung siehe Heidelbeere.

Kermesbeere (Phytolacca decandra oder americana): D3, 3 x tägl.
7 Tr. in Wasser.

Klee, roter (Trifolium pratense): 1–4 Blütenköpfchen als Tee (für
2 Tassen) zubereiten, siehe Heidelbeere.

Königskerze: Siehe Wollkraut.

Lebensbaum (Thuja): D4, 3 x tägl. 7 Tr. in Wasser.

Löwenzahn (Taraxacum offic.): Die Blätter lassen sich als Saft,
Zusatz zu Salaten und ebenso wie die Wurzel als Tee zubereiten. Tee aus der Wurzel siehe Eichenrinde.

Melisse (Melissa offic.): Die Blätter (siehe Heidelbeere) nehmen.

Mistel (Viscum album): 1 Teel. der Blätter mit 3 Tassen kaltem

Wasser 5–10 Stunden einweichen, absieben und vor dem Trinken auf Körpertemperatur erwärmen.

Nachtschatten, bittersüßer (Solanum dulcamara): Zubereitung der Blätter mit frischen Schößlingen siehe Eichenrinde.

Osterluzei (Aristolochia clematis): D10, 3 x tägl. 7 Tr. in Wasser.

Pestwurz (Petasites offic. oder hybridus): Blätter wie bei der Heidelbeere und Wurzelstock wie bei der Eichenrinde zubereiten.

Pfingstwurz (Paeonia offic.): D 2, 3 x tägl. 7 Tr. in Wasser.

Ringelblume (Calendula offic.): Die Blüten werden als Tee wie bei der Heidelbeere zubereitet.

Rosmarin (Rosmarinus offic.): 1 gehäufter Teel. der Blätter mit 1/4 l kaltem Wasser übergießen, langsam bis kurz vor die Kochgrenze erhitzen, 10 Minuten ziehen lassen und abseihen. Rosmarintee sollte bis mittags getrunken werden, da er munter macht. In Rosmarin wurden Chinone nachgewiesen, die eindeutig krebshemmende Eigenschaften besitzen.

Salbei (Salvia offic.): 1–2 Teel. der Blätter werden mit 1/4 l Wasser zum Kochen gebracht, dann 10 Min. stehengelassen und abgeseiht.

Schöllkraut (Chelidonium majus): D4, 3 x tägl. 7 Tr. in Wasser.

Schwedenkräuter: Sie sind in der Apotheke als Fertigpräparate vorrätig, können dort auch als »Jakobuskräuter« gekauft und selbst angesetzt werden.

Stiefmütterchen (Acker- bzw. Feldstiefmütterchen, Viola tricoloris): 1–2 Teel. des blühenden Krautes werden abends mit 1/4 l Wasser angesetzt und morgens erwärmt oder bis zum Kochen gebracht.

Storchenschnabel (rotblühender, Ruprechtskraut, Geranium robertianum): Das Kraut wird verwendet. Zubereitung siehe Mistel.

Vogelknöterich (Polygonum aviculare): Das Kraut wird wie beim Stiefmütterchen verwendet (morgens zum Kochen bringen).

Wanzenkraut (Nordamerikanische Schlangenwurzel, Cimicifuga racemosa): D3, 3 x tägl. 7 Tr. in Wasser.

Wollkraut (Königskerze, Verbascum thapsiforme oder phlomoides): Die Blüten werden wie bei der Heidelbeere oder Mistel zubereitet. Empfehlenswert ist der Königskerzenblütentee in Kombination mit der homöopathischen Einnahme von Pfingstrose.

Zinnkraut (Schachtelhalm, Equisetum arvense): Das Kraut des Schachtelhalmes wird wie Eichenrindentee zubereitet.

Bei der Anwendung aller hier angeführten Teesorten bewährten sich einzelne Kräutertees im ca. 6wöchigen Wechsel und auch Teemischungen verschiedener, oben angegebener Pflanzen. Schwächere Teezubereitungen schienen günstigere gesundheitliche Wirkungen zu zeigen als starke.

Tee, grüner: Der japanische (oder asiatische, nichtfermentierte, grüne Tee, Camellia sinensis) hat sich – schon als schwacher Teeaufguß – nach großangelegten japanischen Tierstudien wirkungsvoll durch die Polyphenole zur Cholesterin-, Diabetes-, Krebshemmung, Kariesprophylaxe und Kreislaufstabilisierung bewährt. Belegt ist, daß Frauen, die täglich über 10 Tassen grünen Tee trinken, 6,5 und Männer 4,5 Jahre – im Vergleich zu Nichttrinkern dieses Tees – älter werden. Eventuelle Begleiterscheinungen nach kurzem oder langem Teekonsum können (reduzierte) Eisenresorption aus der Nahrung, starke Nervosität, Verstopfung und Zahnverfärbungen sein. Bei empfindlichen Menschen hat ein schwacher Teeaufguß (höchstens sieben Teeblätter auf eine große Tasse mit 10 Minuten Ziehen) oder ein starker Teeaufguß mit nur 30 Sekunden Zubereitungszeit eine noch deutlicher energiesteigernde Wirkung.

Tomaten: Sie enthalten das Karotinoid Lykopin und erwiesen sich in Tests als krebsschützend, besonders im Bereich des Lungenkrebses. In der praktischen Heilkunde haben sich jedoch die krebshemmenden Eigenschaften von Karotten, Spinat und Kohlarten erfolgreicher bewährt, wahrscheinlich weil in letzteren wesentlich mehr Mineralstoffe enthalten sind als in Tomaten. Allergiker, Rheumatiker und Hautleidende testen Tomaten am besten im Allergietest aus. (Allergietest: Siehe im Kapitel III unter »Stärkung des Immunsystems über den Darm«.)

Vollkorngetreide: Siehe Getreide.

Walnüsse: Diese enthalten Lignane. Siehe Leinsamen.

Wein: Rotwein enthält – im Vergleich zu allen anderen Weinsorten – die höchsten Mengen von krebshemmenden Gallinsäuren und von Oeniden. Diese Liste bietet Ihnen jedoch die Möglichkeit, auf ein alkoholfreies Nahrungsmittel auszuweichen, das ebenso wirksam gegen Krebs ist. Die bekannten Folgen des Alkoholismus sind u.a. Gicht, Leberzirrhose, Dickdarm- und Lungenkrebs sowie der Persönlichkeitszerfall. Menschen, die zu Migräne neigen, sollten Rotwein im Allergietest selbst austesten. (Allergietest: Siehe Kapitel III unter »Stärkung des Immunsystems über den Darm«.) Siehe unter Tomaten und Weintrauben.

Weintrauben: Kanadischen Forschungen zufolge sind in Weintrauben und in rotem, ungesüßtem chemiefreiem Traubensaft Polyphenole enthalten, die sich im Tierversuch als krebsvorbeugend erwiesen. Zur Krebsabwehr helfen besonders die sauren Trauben. Diabetiker sollten Traubensaft vorsichtig dosieren. Siehe Wein.

Weizen: Siehe Getreide.

Wirsing: Siehe Kohl.

Zitronen: Deutsche Forschungen wiesen im Saft der Zitronen und in den ungespritzten Schalen krebsfeindliche – und das Leben verlängernde – Antioxidantien nach. Ausländische Studien fanden in den weißen Zwischenhäuten und der Innenhaut einen auffallend hohen Gehalt von Vitamin C und

Biotin. Ein Glas Mineralwasser oder Apfelsaft mit zwei Eßl. Zitronensaft (frisch ausgepreßt) mischen und vor dem Frühstück trinken. Zur Verwendung der weißen Häute siehe Orangen und Pampelmusen.

Zitrusfrüchte: Die in ihnen vorhandenen Terpene senken nicht nur den Cholesterinspiegel, sondern wirken – durch Vermehrung von wichtigen Enzymen – krebshemmend. Siehe einzelne Zitrusfrüchte.

Zwiebeln: Verschiedene, langangelegte Studien fanden, daß rohe gelbe (auch weiße, jedoch nicht die roten) Zwiebeln durch einen Schwefelstoff, das Propylsulfid, krebsabwehrende Stoffe besitzen. Zur erfolgreichen Cholesterinsenkung ißt man über mindestens 2 Monate täglich 1/2 mittelgroße Zwiebel roh. Zur Herz- und Blutverbesserung beträgt das tägliche Minimum an Zwiebel (egal ob roh oder gekocht) 30 Gramm.

Wir leben nicht, um zu essen, sondern wir essen, um zu leben.

Sokrates, 470–399 v.Chr.

VIII. Allgemeine Hinweise zur krebsvorbeugenden Nahrung

Die Vorbeugung gegen chronische Krankheiten geschieht durch bewußtes Immuntraining (siehe Kapitel III) und veränderte Lebensweise mit den Schwerpunkten Ernährung, Bewegung und Psyche. Zuerst sollte mit Süchten aufgeräumt werden. Praktisch wird so vorgegangen, daß ein zeitlich begrenztes Ziel gesetzt wird, z. B.: Innerhalb von 2 Monaten reduziere ich meinen Schokoladenkonsum auf 1 Tafel pro Woche, meinen Bohnenkaffeekonsum auf 1 Tasse täglich. (Man kann auch unter Bohnenkaffee prozentual ansteigend Ersatzkaffee aus Gerste, Zichorie und Roggen mischen.)

Folgende Hinweise zur krebsvorbeugenden Nahrung sind wichtig:

– Es sollten *selten Konservennahrung und Fertiggerichte* gegessen werden, denn in diesen besteht eine Vitaminreduktion von 5–50 % und außerdem ein hoher Kochsalzgehalt.
– *Tiefkühlkost* wird anfangs blanchiert (mit heißem Wasser übergossen). Bei dreimonatiger Lagerzeit werden knapp 30 %, bei sechsmonatiger Lagerzeit bis 56 % an Vitaminen zerstört.
– Alle fast ausnahmslos im Ausland hergestellten Nahrungsmittel (außer in Griechenland, Irland und Portugal) können mit radioaktiven Gammastrahlen aus einer Kobalt-60-Quelle

konserviert sein (z. B. sogar Eipulver aus Holland und Knoblauchpulver aus Korea)!

- *Importierte Waren* sind stets mit mehr Konservierungsmitteln belastet, um ihre Haltbarkeit zu erhöhen. Daher ist es am besten, möglichst der Jahreszeit gemäß inländische Produkte aus biologischem Anbau zu essen. Zu starke Düngung führt oft zu einer Nitratbelastung, von der Säuglinge stärker betroffen werden als Erwachsene.

- Die Verbraucherzentralen jeder Stadt (siehe Telefonbücher) sind über *gentechnisch konservierte Nahrungsmittel* auf dem laufenden. In der Schweiz werden bereits Käse mit gentechnisch hergestelltem Labenzym zur Reife gebracht, in den USA bereits 40 % des erzeugten Hartkäses. In Dänemark sind u.a. Fruchtsäfte und Konditorwaren gentechnisch behandelt.

- Generell befähigt eine *knappe, fettarme Ernährung* den Körper, mehr Gifte auszuscheiden. Der Beweis wird durch kalorienreduzierte Ernährung während des zweiten Weltkrieges in Dänemark und Schweden geliefert, bei der Alkohol, Bohnenkaffee, Fleisch, Eier, Fett, Zigaretten und Zucker stark reduziert waren. Rapide gingen Arterienverkalkung, chronische Herzleiden und andere Krankheiten zurück. Die Todesrate sank eindrucksvoll, um nach dem Krieg mit der üblichen Zivilisationskost wieder rasch anzusteigen.

- Der *Vitamin- und Mineralstoffbedarf* sollte möglichst aus naturbelassener, biologisch angebauter Nahrung gedeckt werden. Wenn Krankheiten bestehen, ist ein hefefreies Multivitaminpräparat angezeigt, dazu meist 1–2 Knoblauchkapseln (besser sind kleine Mengen frischgehackten Knoblauchs, der *unzerkaut* während der Mahlzeit mit Wasser hinuntergespült wird) und Leinölkapseln.

- Die »Deutsche Gesellschaft für Ernährung« empfiehlt Erwachsenen bei leichter, körperlicher Tätigkeit und 70 kg

Körpergewicht *tägliche 2200 Kalorien*, in denen 50–70 g Fett, 4 g Salz und 35–45 g Ballaststoffe enthalten sind. (1 g Fett = 9 Kalorien, 1 g Eiweiß oder Kohlenhydrate = 4 Kalorien.) *Tägliche 2000 Kalorien* erreicht man durch: 150 g Vollkorngetreide (oder: 50–100 g Hülsenfrüchte), 700 g Gemüse/Salate, 150 g Obst, 150 g biologischen Joghurt, ca. 35 g Oliven- oder Sonnenblumenöl (= 3–4 EßI.) und 15 g Butter (ca. 2 gestrichene EßI.).

– *Empfehlenswerte Nahrungsmittel* werden in diesen Hinweisen in der Reihenfolge ihrer Wichtigkeit und im Sinne der makrobiotischen Yin-Yang-Diät aufgezählt.

– *Vollkorngetreide*: Buchweizen, Hafer, Gerste, Roggen, Vollreis, Hirse und Mais. An *Broten* werden hefefreie wie Knäkkebrotsorten (siehe auch Brotrezepte im nachfolgenden Text) und reine, hefefreie Sauerteigbrote befürwortet. Experten meinen, daß u. a. auch Hefe für den sehr häufigen Befall des Darmes mit Hefepilzen verantwortlich ist. Backferment als Treibmittel besteht aus Honig (hefepilzfördernd), Hülsenfrüchten und Vollkorngetreide und ist daher – strenggenommen – nicht zu empfehlen. *Weißmehl, Weißmehlprodukte und weißer Reis* sind durch Mahlprozesse zu 75 % ihrer Vitalstoffe beraubt. Weißer Reis hat beispielsweise 2/3 der B-Vitamine und besonders 6/7 des Vitamins B1 verloren. Weiterhin werden beim Mahlprozeß von Vollkorngetreide bis zu 80 % aller Mineralstoffe zerstört! Am gesündesten ist also das volle Getreidekorn, entweder nach vorherigem bis 24stündigem Einweichen roh als Müsli oder gekocht als Getreidebrei (siehe auch Kapitel VIII).

– Gekauftes *Gemüse und Obst* ist zum schnellen Verbrauch bestimmt. Für dieses ist eine kühle, trockene und dunkle Lagerung in biologischen braunen Papiertüten am besten.

– Zum (teilweisen) *Entfernen von Umweltgiften* wird vor dem Verzehr Obst und Gemüse unzerkleinert mit einer Messerspitze Meersalz oder Biosmon in eine Porzellanschüssel mit Wasser gelegt, dann gut durchgespült. (Siehe Kapitel II »Ratschläge einer Hellseherin für bessere Vitalität«.)

– Der *optimale Vitamingehalt* in Gemüse und Obst hängt von seiner Zerkleinerung ab. (Geschnittenes Gemüse nie wässern!) Geschnittener Salat verliert bis 80 % seines Vitamin-C-Gehaltes in einer Minute. Je feiner Gemüse/Obst zerschnitten wird, desto höher ist sein Vitalstoffverlust.

– Weiterhin können *Verluste durch Kochen* entstehen, wobei beispielsweise ein Teil des gesunden Schwefels aus Zwiebelgewächsen und Kohl und ca. 1/3 der Pantothensäure vernichtet werden. Kochen in Dampfkochtöpfen zerstört leider nachweisbar Vitamine. An Kochgeschirr werden kochplattenfeste Jenaer Glasgefäße oder Corning-Glas-Porzellankochtöpfe empfohlen und unbeschichtete Stahlpfannen (beschichtete enthalten giftige Fluoride). Durch Dünsten (mit wenig Wasser) gehen ca. 14 %, durch Dämpfen 21 % und durch Kochen 50 % an Vitamin B1 verloren. Gemüsewasser, in das fast alle Vitalstoffe beim Kochprozeß eingehen, muß unbedingt mitverwendet werden.

– *Salzen oder Würzen* mit salzhaltiger Sojasauce empfiehlt sich *nach dem Kochen.*

– *Aufwärmen von Gemüsen* erzeugt in diesen mehr krebsbildende Nitrosamine.

– Folgendes (frische!) *Obst* ist am gesündesten: Heidelbeeren, Aprikosen, Kirschen, Äpfel (rote, kleine enthalten die meisten Vitalstoffe), Erd-, Him-, Stachel-, Brombeere, Pampelmuse, Orange (Zitrusfrüchte sollten unbedingt mit allen weißen biotinhaltigen Innenhäuten als Frucht und nicht als Saft gegessen werden).

– Zum *Keimen und Sprossen* von Getreidekörnern und Hülsenfrüchten, von denen täglich 3 Eßl. gegessen werden sollten, werden diese in einem mit Mullappen verschlossenen Marmeladenglas mit etwa dreimal soviel Wasser bedeckt und durchschnittlich für 7–8 Stunden bei ca. 20 °C dunkelgestellt. Sie sollten sonnen- und zugluftgeschützt stehen. Hülsenfrüchte (Kichererbsen, Linsen, Sojabohnen), Roggen und Weizen benötigen ca. 12 Stunden Quellzeit. Anschließend wird das Keimwasser getrunken oder für Suppen verwendet. Die tropfnassen Keimlinge läßt man bei ca. 20 °C hell und zugluftfrei stehen und spült sie täglich (für 2–4 Tage) 2–3mal handwarm durch, wobei dann die Keimlänge von 9–19 mm den höchsten Gehalt (um 400 % Zunahme) an Vitaminen anzeigt. Generell ist es gesünder, alle Sojabohnen nur zu kochen und nicht zu keimen, denn rohe Sojabohnen enthalten stoffwechselbelastende Stoffe.

– Bei der *Eiweißversorgung* sind alle 8 essentiellen Aminosäuren, die wir mit der Nahrung zu uns nehmen müssen, ausschließlich in Fisch, Fleisch und Sojabohnen. Von diesen sind die roten Azuki- oder Adukibohnen die wertvollsten (siehe im Kapitel VII unter »Sojabohnen«), weil sie doppelt soviel Eiweiß enthalten wie Fleisch. Übrigens werden viele Vitamin- und Mineralstoffpräparate aus Sojabohnen hergestellt. Den üblichen Bohnen, Erbsen, Kichererbsen, Linsen und fast allen Getreiden fehlt u.a. hauptsächlich die Aminosäure Methionin. In allen Vollkorngetreiden, Fleisch, Fisch und Sojabohnen ist die Aminosäure Phenylalanin enthalten, deren Mangel sich z. B. durch Müdigkeit, Konzentrationsmangel, schlechten Schlaf und Depressionen zeigt.

– *Fleisch* sollte wegen der Umweltbelastung nur höchstens einmal pro Woche mit ca. 120 Gramm (am besten Ente, Fasan, Hammel, Rind, Huhn, Pute) gegessen werden. Am gesündesten ist das weiße Fleisch. Alles in Plastikfolie verpackte Fleisch muß wegen der giftigen Plastikbestandteile zuerst gut mit kaltem Wasser abgewaschen werden. Schweinefleisch wird abgelehnt wegen der Sutoxine und der in diesen überwinternden Grippeviren. Vor der Zubereitung wird sichtbares Fett entfernt. Fleischsuppen kann man kaltstellen und die sich absetzenden Fettklumpen von der Suppenoberfläche abschöpfen. Beim Anbraten genügt 1 Teel. Pflanzenöl, welches sich mit dem Pfannenheber in der Pfanne verteilen läßt. Anschließend kann Wasser zugegossen und nach Beendigung des Kochvorganges mit zuckerfreier Sojasauce gewürzt werden. Der Holzofengrill läßt krebsfördernde Benzpyrene entstehen.

– *Magerer Meeresfisch*, am besten von der Pazifik/Atlantikküste (siehe auch im Kapitel VI, Punkt 5), oder Flußforelle sollten 1–2mal pro Woche gegessen werden. Umweltchemikalien sammeln sich im Fett von fettem Fisch, Fleisch und Molkereiprodukten! (Magerer) Fisch enthält weniger Fett als Fleisch und die cholesterinsenkenden Omega-3-Fettsäuren, vollwertiges Eiweiß und die Vitamine A, D, B1, B12, Jod und Selen. Die Fischzubereitung sollte mit wenig Wasser geschehen (z. B. durch Dämpfen), denn Braten zerstört 90 % seines Vitamin-D-Gehaltes, und Kochen zerstört Jod. Man kann beispielsweise Fischfilet auf 15–20 Minuten angekochtes Gemüse legen und dann 10 Minuten weichdämpfen.

– An *Eiern* – am besten weichgekocht – sind 2–4 pro Woche empfehlenswert.

– *Milcheiweiß*: biologischer Joghurt, Dickmilch, Ziegen-, Schafskäse, Kefir, Dickmilch, Roquefort, Schweizerkäse, Camembert werden in kleinen Mengen empfohlen, wobei tierisches Eiweiß in Milchprodukten laut Forschung die hormonabhängigen Krebsarten (der Brust und Prostata) fördern kann. Ein nichtsporttreibender Erwachsener benötigt täglich nur 25–45 g Eiweiß. Folgender Eiweißgehalt in Prozent-Kalorien ist in 100 g eines rohen Nahrungsmittels enthalten: im Ei 7,7, in Fleisch/Fisch (mager) um 18, in Hülsenfrüchten um 22, in Nüssen um 15, in roten Sojabohnen 36, in Vollkorngetreide um 11 (Hafer 12,6, Weizen 11,4 und Gerste/Hirse 10,6) und in biologischem Joghurt 3,7. Wird zu wenig Eiweiß (d.h. essentielle Aminosäuren) aus Fleisch, Fisch oder gekochten Sojabohnen als Stoffwechselhilfe gegessen, dann vermögen Säuren und auch Ballaststoffe lebenswichtige Mineralstoffe und Spurenelemente unwirksam zu machen, so daß letztere mit dem Stuhlgang verlorengehen.

– An *Pflanzenölen* sind Lein-, Oliven-, Sonnenblumen- und Sesamöl am gesündesten.

– Von folgenden *Gewürzen* besitzen die ersten neun bakterienbekämpfende Eigenschaften: Ingwer, Kapuzinerkresseblätter, Knoblauch (roher), Meerrettich, Salbei, Schnittlauch, Thymian, Zwiebeln, Meersalz, Petersilie, Sojasauce, Cayennepfeffer, Chili, Curry, Kardamon und Muskatnuß. Handelsüblicher Essig und Senf (letzterer ist auf Leinölbasis) sind am besten durch Reformhauswaren zu ersetzen.

– *Süßspeisen* fördern krankmachende Darmbakterien. Am gesündesten von allen Süßungsmitteln sind Apfel- und Birnendicksaft, ungezuckertes Apfel- oder Birnenkraut, Gerstenmalz, Rübenkraut, Dattelmark, getrockneter Zuckerrohrsaft und Honig. Von den Süßungsmitteln Aspartam, Acesulfam, Cyclamat, Saccharin und Xylitol ist die krebsauslösende Wirkung teils bewiesen, teils wird sie vermutet. Diese Süßstoffe befinden sich in Desserts, Getränken, gesüßtem Joghurt u.a.m. Die in der Diabetikernahrung enthaltenen Zuckeraustauschstoffe (Fruktose, Isomalt, Maltit, Sorbit, Xylit), die außerdem im Kaugummi, Getränken und sonstigen Süßigkeiten sind, fördern zumindest krankmachende Darmpilze.

– Die *Nahrungsmenge* kann bewußt der Bewegungsintensität angepaßt werden.

– Bei *drei täglichen Mahlzeiten* im Abstand von 4–4 1/2 Stunden bilden sich Magensäure und Verdauungssäfte optimal, was bei 6 täglichen Mahlzeiten unmöglich ist.

- Das 30–50malige *Kauen* jedes Bissens entlastet die Verdauung.
- *Getränke*, die 20 Minuten bis 2 Stunden vor jeder Mahlzeit getrunken werden, reduzieren auffallend Blähungen.
- *Rohkost*, besser Eiweiß wird zu Anfang der Mahlzeit gegessen. Mageren Meeresfisch vor Gemüse und Salaten essen, das gibt mehr Energie als in umgekehrter Folge.

Diät mit Rezeptvorschlägen

Nachfolgende Diät mit Rezeptvorschlägen ist nicht als Zusatzdiät zu Ihrer bereits bestehenden Kost zu werten, sondern wird als alleinige Diät vorgeschlagen. Sie berücksichtigt:

- einen schwachen, empfindlichen Stoffwechsel
- optimale, rationelle, vitalstofferhaltende Küchentechniken
- die Praxiserfahrung zweier erfahrener Heilpraktiker
- den Kampf gegen Umweltgifte, Krebs und Pilzkrankheiten
- die energiebildende und leichtverdauliche Yin-Yang-Diät (wegen der allgemeinen Pilzverseuchung der Bevölkerung sollte allerdings der Anteil des kohlehydrathaltigen Vollkorngetreides hierbei zugunsten des Wurzelgemüses stark verringert werden)
- die Stärkung des Gedächtnisses durch erwiesene »Gedächtnisnahrung« (siehe im nachfolgenden Text)
- die gewichtsreduzierende *Haysche Trennkost* (siehe auch Kapitel VI, Punkt 14), die nachfolgend kurz erläutert wird:
  In 4 1/2–5stündigen Abständen sind zwei alternative Nahrungsmittelkombinationen erlaubt:
  1. *Eiweiß* und/oder saures Obst (Fleisch, Fisch, Eier, Hülsenfrüchte, Sojaprodukte, saure Äpfel, Beeren, Kirschen, Zitrusfrüchte, Nüsse, Samen usw.) werden ausschließlich zusam-

men mit allen Salaten, Gemüsen und neutralen Nahrungsmitteln (Milchprodukte, Butter, Öle, Nüsse, Samen) gegessen.

2. *Kohlehydrate* (Vollkorngetreide, Brot, Kartoffeln, Sirup, Honig, getrocknete Aprikosen, Rosinen usw.) werden ausschließlich mit allen Salaten, Gemüsen und neutralen Nahrungsmitteln zusammen verzehrt. Hülsenfrüchte und Sojabohnen werden in der Originaltrennkost zu den Kohlehydraten gezählt, da sie zu 50 % aus diesen bestehen), Empfindliche Menschen vertragen sie wesentlich besser, wenn sie als Eiweiß (Hülsenfrüchte enthalten ca. 25 % Eiweiß) gewertet werden. Buchweizen, als Knöterichgewächs und Gemüse kann mit 1. und 2. kombiniert werden.

Nach neuester Forschung sind folgende Nahrungsmittel *gedächtnisstärkend und -fördernd:* rote Bete, Brennessel, Brokkoli (roh), Cayennepfeffer, Chili, Curry, Eigelb, Erdnüsse, Fisch, Gehirn, (grünes) Gemüse, Hafer, Heidelbeeren, Herz, Ingwer, Joghurt, Johannisbeeren (schwarze), Cheddarkäse, Kardamon, Kohl, rohe Krabben, Lachs, Löwenzahn, Meerrettich, Meeresalgen (als Pflanze, Pulver, Tablette), Mistel, Möhre, Muskatnuß, Petersilie, Rosenkohl (roh), Sardinen, Sauerkraut, Sojabohnen und -produkte (wie Miso, Tofu, Sojasauce), Spinat, Vollkornreis, Weizenkeime, Wermuttee und Zitrusfrüchte (mit allen weißen Innenhäuten gegessen). Die Aufzählung dieser Nahrungsmittel kann als Einkaufsliste dienen.

Betonen möchten wir nochmals die Verringerung des Risikos der *Radioaktivität* durch regelmäßiges Essen von Meeresalgen und Miso bzw. Sojasauce (siehe Kapitel X unter »Strahlenschäden«).

Nachfolgend lesen Sie *Vorschläge zur biologischen Verbesserung* Ihrer bereits vorliegenden Küchenrezeptbücher:

- In allen Rezepten läßt sich Weizen- durch Dinkelmehl ersetzen.
- Das Andicken von Soßen mit Vollkornreismehl (mit kaltem Wasser und ca. 10 Min. eingeweicht) klumpt am wenigsten.
- Ein Ei kann küchentechnisch (nicht geschmacklich) durch 1 Eßl. Sojamehl (vollfett) und 2 Eßl. Wasser ersetzt werden.
- *Süßungsmittel* (wie Zucker) Ihrer Rezeptbücher sind – je nach Verträglichkeit – mit Gersten-, Reismalz, Apfel- oder Birnensaft, Honig usw. austauschbar. (Vom Ahornsirup lasen wir, daß dieser aus formaldehydverseuchten Ahornstammlöchern fließt.)
- Die *Flüssigkeit* in Rezepten läßt sich durch Wasser oder Sojamilch (= 1 Eßl. Sojamehl, fettarm, in einer Tasse heißem Wasser verrührt) ersetzen.
- Herkömmliches *Backpulver* kann durch phosphat- und weizenfreies (daher allergierisikosenkendes) Weinsteinbackpulver oder auch durch 60 g Weinstein, 50 g Natron und 100 g Reismehl (gemischt im Glas aufbewahrt) ersetzt werden. Die Backrezepte dieses Buches enthalten keinerlei Triebmittel.
- *Salatsauce* (als Mischung von Olivenöl, Zitronensaft und Meersalz) läßt sich in kleiner Flasche verschlossen für drei Tage im Kühlschrank aufbewahren. Ganz wenig Zitronensaft entnimmt man, indem die Zitrone mit einem Zahnstocher angestochen wird.

Folgende *Getränke* (am besten ca. 30 Minuten vor der Mahlzeit getrunken) reduzieren auffallend die Darmgasentwicklung und sind gesund:

- Pro Glas je 1/3 (zuckerfreien) Apfelsaft, abgekühlten Kräutertee und Mineralwasser.
- *Säftemischungen* (mit einem Teil möglichst frisch gepreß-

tem) Saft (z. B. rote Bete, Möhre, Sellerie, Löwenzahn, Brennessel) und sieben Teilen Mineralwasser.
- Saftmischung aus 50 % Apfel- und 50 % Möhrensaft (oder Rote-Bete-Saft)
- *Brennesseltrunk* (stark eisenhaltig): Grob zerkleinerte Brennesselblätter und -stengel über Nacht in Porzellanschüssel mit Mineralwasser bedecken und *morgens* (regt an!) leicht angewärmt trinken.

Kuhmilchersatz:
- *Sojamilch:* 1 Eßl. fettarmes Sojamehl in heißem Wasser verrühren, evtl. Zimt, Vanille, Karob, Honig usw. dazugeben.
- *Getreidetrunk* (aus Hafer, Gerste und Vollkornreis am wohlschmeckendsten): Für 1 Tasse einen Eßl. grob geschrotetes Getreide nachts einweichen, morgens durch feines Sieb oder Baumwolltuch abseihen und mit Zusätzen mischen (z. B. Zitronen-, Apfel-, Orangensaft, Honig, im Mixer zerkleinerte Datteln, Feigen, Kardamon, Muskatnuß, Nelken, Zimt). Zurückbleibender Getreideschrot wird für Suppen verwendet, indem er z. B. in eine fertiggekochte Wurzelgemüsesuppe geschüttet und zum Ausquellen von der Herdplatte genommen wird.
- *Nußmusmilch:* Für eine Tasse wird ein Eßl. Nußmus (eigene Herstellung von Nußmus siehe auf den nächsten Seiten) mit heißer Flüssigkeit und Holzlöffel verrührt. Evtl. Zusätze hinzufügen, wie beim Getreidetrunk angegeben.

Mineralwasser: Das Natrium in diesen ist nicht gleich Kochsalz. Erst wenn Chlorid (Cl) zum Natrium (Na) hinzukommt, entsteht Natriumchlorid (NaCl) = Kochsalz, welches blutdrucksteigernde Wirkung hat. Das in Mineralwässern enthaltene Natriumhydrogencarbonat oder -sulfat hat keine blutdrucksteigernde Wirkung. Empfohlen werden kohlensäurearme oder -freie und nitratarme Mineralwässer, wobei das Nitrat meist aus tiefen Erdgesteinsschichten stammt. Folgende Mineralwässer sind nitratarm: Adelheidquelle, Adelholzener Primusquelle, Bad Brückenauer Mineralbrunnen, Haderheckquelle, Randegger Ottilienquelle (stilles Wasser), Reinhardsquelle und Überkinger. Neben Mineralwasser ist grüner, chinesischer Tee empfehlenswert (siehe Kapitel VII unter »Tee«).

Brotaufstriche (pikant und süß):
– *Gemüsescheibenauflage,* wie Rettich-, Kohlrabi-, Radieschenscheiben.
– *Butteraufstriche:* Zu jeweils 100 g weicher Butter werden z. B. 1. Miso, Ingwerpulver, gehackte Zwiebeln oder Äpfel, 2. doppelt so viele geraspelte Möhren, Ingwer, Zitrone, 3. 1 Eßl. Meerrettich, 4. geröstete Zwiebeln, Petersilie usw. hinzugeben).
– *Vollkorngetreideaufstrich:* 100 g Getreide (z. B. Dinkel, Gerste, Grünkern, Hirse usw.) mit 200 ml Wasser nachts einweichen, kochen und ausquellen lassen. Nach Abkühlung werden z. B. Butter, gehackte Kräuter wie Dill, Majoran, Kresse, Thymian, Knoblauch, Zwiebeln und Gewürze (Curry, Meersalz, Zitronensaft) untergemengt.
– *Hülsenfrüchteaufstrich:* Linsen, Sojabohnen, Kichererbsen, Kastanien usw. werden nachts eingeweicht, weichgekocht, durch ein Sieb gestrichen, abgekühlt und dann wahlweise mit etwas Sesampaste, zerkleinertem Tofu, kleingehackten Zwiebeln, Knoblauch, Petersilie, Schnittlauch, Paprikapulver, Chili, Curry u.a.m. gewürzt.
– *Nußmus:* Schnell und problemlos lassen sich frische Brotaufstriche aus Nüssen (Hasel-, Wal-, Erdnüsse, Mandeln, Sesamsamen usw.) mit den üblichen kleinen, elektrischen Kaffeemühlen – die sich auf Handdruck in Betrieb setzen – fast pulverfein mahlen. Teelöffelweise wird Pflanzenöl (Sonnen-

blumenöl!) unter die zerkleinerte Nußmasse gerührt, bis diese streichfähig ist. Wahlweise Meersalz, Ingwerpulver, Zimt usw. dazufügen! Gesünder sind ungeröstete Nüsse, da durch Rösten Vitamin E zerstört wird. Übrigens lassen sich auch kleine Mengen Vollkorngetreide in diesen elektrischen Kaffeemühlen mahlen.

– *Dattelmus*- und *Obstpüreeaufstrich* aus püriertem (zuvor eingeweichtem) Obst wie Aprikosen, Datteln, auch Feigen usw.

– *Apfelaufstrich:* Geriebener Apfel in weicher Butter mit Nüssen und Rosinen verrühren.

– *Dattel-Sesam-Aufstrich:* Datteln, Sesamsamen, Honig und Vanille im Mixer pürieren.

– *Sojaaufstrich:* Sojavollmehl mit gleicher Menge Carobpulver und Öl mischen, nach und nach einige Eßlöffel Wasser dazugeben, mit Honig abschmecken und im Schraubglas aufbewahren. (Aus dieser Masse lassen sich auch »Pralinen« formen.)

– *Tofuaufstrich:* Abgetropften Tofu zerkleinern (mit Gabel oder im Mixer) und z. B. mit Öl, Zitronensaft, Kräutern, Karob, Zimt, Ingwer, Muskatpulver oder frischem, zerkleinertem Obst (Apfel, Aprikosen) vermischen.

Eigene Herstellung eines biologischen Weichkäses: Biologischen Joghurt 12 Stunden lang in einem (mit ungefärbtem Baumwolltuch ausgeschlagenen) großen Sieb über einem Gefäß abtropfen lassen. (Der Fertigkäse hat 1/3 des ursprünglichen Joghurtvolumens.) Die Molke kann getrunken oder für Suppen verwendet werden. Dieser Weichkäse wird pikant mit frischen Kräutern, Meerrettich, Cayennepfeffer usw. oder süß mit Nüssen, Karob, Landkaffeepulver, Apfelstückchen, Zimt, Vanille usw. gemischt.

Frühstücksvorschläge: Nach unseren Praxiserfahrungen wird

das übliche Frühstück – auch mit Quark, Joghurt und kaltem Müsli – energetisch schlecht vertragen. Es ist meist feucht und schwer und läßt die Magenwände erschlaffen. Hingegen sind die folgenden Frühstücksvorschläge energiebildend: 1. Ca. 15 Minuten vor dem Frühstück wird ein schwacher Bittertee getrunken (z. B. aus Schafgarbe, Wermut, Tausendgüldenkraut, Beifuß, Löwenzahn) und dann Eiweiß (z. B. gekochte Sojabohnen, ein weiches Ei, Sardinen, Makrele, Fleisch, Putenwurst), pikant gewürzt (Cayennepfeffer, Chili, Ingwer, Meersalz, Miso, zuckerfreie Sojasauce), zusammen mit einem Salat (Rettich, Möhre) gegessen. 2. Misotee bzw.-suppe: 1 Teel. Miso mit Holzlöffel in nicht mehr kochendes Wasser rühren, ein Ei hineinschlagen oder gekochte rote Sojabohnen oder Fischreste vom Vortag. 3. Eine im Wasserbad auf Körpertemperatur erwärmte Müsligetreidemischung aus ca. 8 Stunden nachts eingeweichten vollen Gersten- oder Haferkörnern, die mit Sesamsamen, Kürbiskernen, Mandeln und/oder Äpfeln geschmacklich verbessert oder auch mit Sojasauce gewürzt wird. Zu diesen Frühstücksvorschlägen können Äpfel, Aprikosen, Beeren und Zitrusfrüchte (mit allen weißen Innenhäuten) gegessen werden.

Mittagsmahlzeit: (Salate oder Eiweiß vor dem Hauptgang essen!)
Nach der Hayschen Trennkost besteht diese – wie folgt – aus Salaten, Gemüse mit entweder Eiweiß oder Kohlehydraten:

Yang-Salate mit Gewürzvorschlägen (Grundsoße: Oliven- oder Sonnenblumenöl, Meersalz, Zitrone):
Blumenkohl – mit Joghurt, Nüssen, Mandeln, Muskat
Brennessel – den kleingeschnittenen Salat aus jungen Blättern 20 Min. zuvor wässern – mit Joghurt, Zwiebel, Zitrone usw.
Brunnenkresse – mit Zitrone, Apfel, Joghurt, Nüssen

Brokkoli – mit Muskatnuß, Sesamsamen, Sonnenblumenkernen

Chicorée – mit Apfel, Cayennepfeffer, Zwiebeln, Orangen, Mandarinen

Endivien – ähnlich wie Chicorée oder mit Zitrone und Joghurt

Kopfsalat – mit den verschiedensten Saucen

Lauch – mit Muskat, Ysop, Zitrone, Muskat

Löwenzahn (junge Blätter) – mit Äpfeln, Nüssen, Zitronen, Joghurt

Möhren – mit Kresse, Paprika oder Äpfeln, Nüssen, Joghurt

Orangen (weiße Innenhäute belassen) – mit gleichen Teilen Zwiebeln, beides zerschneiden, mischen. Mit Öl, Orangen-, Zitronensaft, evtl. Äpfeln mischen

Rote Bete (roh gerieben) – mit gleicher Menge rohem Apfel oder mit Meerrettich und Äpfeln oder mit rohem, geriebenem Sellerie

Sellerie – mit Äpfeln, Apfelsinen, Nüssen, Joghurt, Estragon

Steckrüben (roh) – mit Möhren, Muskatnuß, Joghurt, Zitrone

Weißkohl – mit säuerlichen Äpfeln, Zwiebeln, Kümmel, Wacholder

Grundrezepte für Salatsoßen:
Süße Soßen: Joghurt, Zitronensaft, Kräuter, Sesamsamen usw.
Pikante Soßen: Sojasauce, Öl, Ingwerpulver, Cayennepfeffer oder: zerkleinerte Zwiebel, Joghurt, Chili, Zitronensaft usw.

Getreidegerichte

Als nicht allergieauslösend gelten bei den Vollkorngetreidearten Amaranth, Buchweizen, Hirse, Mais und Vollkornreis. Alle anderen glutenhaltigen Getreidearten (z. B. Gerste, Dinkel, Weizen) könnten allergieauslösend sein. Beim Mahlprozeß des

Vollkorngetreides werden bis knapp 80 % Mineralstoffe zerstört. Das volle Getreide läßt sich (z. B. für Müslis) nach einer Einweichzeit im Mineralwasser – von bis zu 24 Stunden – gut kauen. Gersten-, Haferkörner und Buchweizen benötigen ca. 2–4 Stunden Einweichzeit. Jedes Vollkorngetreide (ganzkörnig oder geschrotet) muß vor jeglicher Weiterverarbeitung in kaltem Wasser eingeweicht werden, bis es richtig durchgefeuchtet ist, sonst behindern die Phytinsäuren in den Getreiderandschichten die Verwertung der Mineralstoffe im Darm.

Müsli aus gekeimten Dinkel-, Gersten- oder Weizenkörnern: Ca. 3 Eßl. Körner pro Person und Mahlzeit werden abends mit Wasser durchspült, über Nacht in Mineralwasser eingeweicht, welches dann morgens abgegossen wird. Diese Flüssigkeit kann getrunken oder für Suppen verwendet werden. Tagsüber stehen die Körner trocken. Meist ist nach drei Tagen das frischgekeimte Getreide für das Müsli fertig, welches mit biologischem Joghurt, Apfelsaft, Kürbiskernen, Sesamsamen und Äpfeln gegessen werden kann.

Grundrezept für ungekochtes Müsli aus dem ganzen Getreidekorn: Einige Eßl. Gersten- oder Haferkörner werden über Nacht in Mineralwasser (oder ungesüßtem Apfelsaft) zusammen mit unzerkleinerten Kürbiskernen, Sesamsamen, Mandeln und Nüssen eingeweicht. Morgens kleingeschnittenes saures oder neutral schmeckendes Obst hinzufügen. Im Wasserbad auf Körpertemperatur erwärmen! Jedes andere volle Getreidekorn kann nach ca. 24stündigem Einweichen zu diesem Müsli verwendet werden.

Grundrezept für Gemüse-Vollkorngetreidegerichte: Getreidekörner werden im Sieb mit kaltem Wasser durchgewaschen, in doppelt soviel Wasser (Vollkornreis benötigt 2 1/2mal soviel) bis maximal 12 Stunden eingeweicht und in diesem Einweichwasser gekocht. Buchweizen, Hirse, Hafer und Gerste benötigen 15–20 Minuten Kochzeit, Vollkornreis 30 Minuten. Anschließend quillt das Getreide auf der noch warmen Platte ca. 20 Minuten nach. Dem Getreide können zerkleinertes Wurzelgemüse, Meeresalgen und Gewürzkräuter (frische Kräuter werden nach dem Kochprozeß zugefügt) oder geriebene Äpfel, Zimt, Anis, Vanille und immer einige Tropfen Öl hinzugefügt werden. Falls es sich um ein würziges Getreidegericht handelt, wird stets *nach* dem Kochprozeß gesalzen oder mit Sojasauce (salzhaltig) gewürzt. Unseres Wissens sind nur die Reformhauswürzen Cenovis und Frugola (in der Dose!) ohne Hefezusätze.

Getreidegericht oder -suppe: Dieses läßt sich – beim Frühstück nebenbei für mittags – vorbereiten. Hierzu werden einige Eßl. ganzkörniges Getreide (Buchweizen, Gerste, Hafer), welche nachts eingeweicht wurden, morgens mit dem Einweichwasser kurz aufgekocht und dann in eine weithalsige Thermosflasche gefüllt. Mit Miso kann gewürzt werden. Auch können kleingeschnittene und nachts eingeweichte Meeresalgen zugesetzt werden.
Die Kochzeit verkürzt sich bei allen Getreidesorten um die Hälfte, wenn Sie sie nach dem Kochen in einer *Kochkiste* (Kochtopf, mit Deckel verschlossen, in ausgepolsterten Karton oder ins Bett stellen) oder in weithalsiger (innen mit Glas ausgekleideter) *Thermosflasche* für 3–5 Stunden ausquellen lassen, wodurch die Verträglichkeit des Getreides wesentlich steigt.

Grundrezept für Getreide-Gemüsebratlinge: Geschrotetes Getreide, Vollkornmehl (Zerkleinerung durch hand- oder maschinell betriebene Getreidemühlen oder Quetsche) oder auch Getreideflocken werden stets vor weiterer Verarbeitung in kaltem Wasser (bis maximal 4 Stunden) eingeweicht. In handelsüblichen Getreideflocken – leider auch biologischer Hersteller – werden durch Erhitzen auf 80 °C alle lebenswichtigen Enzyme zerstört, deshalb stellt man Getreideflocken möglichst selbst her. Zum Rezept: 130 g geschrotetes Vollkorngetreide wird in 1/4 l Wasser mindestens eine Stunde lang eingeweicht und dann unter ständigem Rühren gekocht, bis ein Kloß entsteht. Ein feinzerriebenes Gemüse wird unter den Teigkloß geknetet, flache Frikadellen werden in frisch hergestelltem Mehl/Flocken von Hafer oder Hirse gewälzt und in wenig Öl ausgebraten. Auch: Gekochtes Getreide mitverwerten oder Bratlinge zu 50 % aus gekochtem Getreide und 50 % Vollkornmehl/-flocken. Letztere zuvor einweichen!

Pfannkuchenrezept mit Soja (ohne Ei): 250 g Vollkornmehl (Dinkel, Buchweizen usw.) mit 80 g Sojamehl und knapp 1/2 l Mineralwasser (oder: 50 % Mineralwasser und 50 % Joghurt) mischen, 2 Stunden ruhen lassen, in Öl ausbacken. Auch: Geraspelte Äpfel, Zimt usw. daruntermischen.

Hirsepfannküchlein, süß (ohne Zucker, Süßungsmittel und Ei): 7 gehäufte Eßl. Hirsemehl mit 80 ml zuckerfreiem Apfelsaft maximal 4 Stunden quellen lassen. Nach dem Mischen mit 2 Eßl. geriebenen Mandeln oder Nüssen und Äpfeln mit wenig Öl in der Pfanne ausbraten.

Gemüse und Suppen

Gemüsegerichte mit der größten Nährstoffdichte sind unter den Yang-Gemüsen (welche mehr Mineralstoffe enthalten als Yin-Gemüse): roher Brokkoli, roher Rosenkohl (als Salat verwenden!), rohes Sauerkraut, gekochter Grünkohl, gekochter Spinat und roher Feldsalat. Alle Salate und Gemüse (unzerkleinert!) für ca. 30 Min. in Wasser mit einer Prise Biosmon (Reformhaus) einlegen und durchspülen.

Hier noch einmal eine Aufzählung der *Yang-Gemüsearten:* Brennessel, Löwenzahn, Schwarzwurzeln, Möhren, Kürbis (hauptsächlich der gelbe und rote Riesenkürbis), rote Bete, Sellerie, Lauch, Zwiebel, Knoblauch, Spinat, Rosenkohl, Sauerkraut, Weißkohl, Grünkohl, Brokkoli, Feld- und Kopfsalat, krauser Chicorée, Kresse, Rettich (weißer, schwarzer), Radieschen.

An *Hülsenfrüchten* werden unter den Linsenarten besonders die roten, kleinen, kaum erbsengroßen empfohlen, mit einer 15minütigen Kochzeit, und die fast erbsengroßen, roten Sojabohnen (Azuki- oder Adukibohnen) aus Asien- und Bioläden. Diese werden 12–24 Stunden eingeweicht und mit reichlich Wasser 90 Minuten gekocht. Nach dem Kochprozeß mit Sojasauce würzen. Nach Abkühlen halten sie sich für ca. drei Tage im Kühlschrank und können eßlöffelweise Gemüsegerichten und Bratlingen zugesetzt werden.

Fischrezept ohne Bratöl: Zerkleinerte Wurzelgemüse, Rosenkohl usw. werden mit 6 Eßl. Wasser 10 Min. gedünstet. Das gewaschene, mit Zitrone oder Sojasauce beträufelte Meeresfischfilet wird auf das Gemüse gelegt (evtl. einige Eßl. Joghurt, mit Meerrettich vermischt, darübergegeben) und weitere 10 Minuten bei geschlossenem Deckel gegart.

Abendessen überwiegend aus Vollkorngetreide-Gemüsesuppen

Gemüsebrühe: 1–2 Tassen kleingeschnittenes Wurzelgemüse wird mit 4 Tassen Wasser 40 Minuten lang gekocht. Nach dem Kochprozeß salzen! In dieser Brühe können geschälte, unzerkleinerte Rote-Bete- oder Sellerieknollen bzw. -scheiben, Zwiebeln usw. mitgekocht, dann ausgehöhlt und für Gemüse-Getreidefüllung verwendet werden. Reste von Gemüsebrühen kann

man in Kühlschrank-Eisschalen füllen, kühlstellen und als Brüh-
würfel später verwenden.

Schnellsuppen: 1 Liter Wasser aufkochen und 4 Eßl. geschrotetes (und zuvor bis 4 Stunden eingeweichtes) Vollkorngetreide
in den von der Herdplatte genommenen Topf schütten, würzen
(mit eingerührtem Miso, Muskat, Majoran, hefefreier Gewürz-
mischung, Joghurt usw.) und 10–15 Min. ausquellen lassen.
Alternativ kann auch bei bereits gekochten Gemüsesuppen
ebenso vorgegangen werden. Ganz zum Schluß kann man frische grüne Kräuter verwenden. Ein feingemahlenes, zuvor in
etwas Wasser eingeweichtes Vollkornreismehl bindet Suppen
und Soßen am besten.

Borschtsch: In einem Liter Wasser kochen ca. 20 Minuten:
2–3 Tassen zerriebene/zerhackte rote Bete und eine zerkleinerte Zwiebel, etwas von den grünen Blättern der roten Bete, 3 Eßl.
Buchweizen und Dill. Nach dem Kochen je 4 Eßl. Sojasauce und
Joghurt dazugeben.

Brennesselsuppen: Die Brennesseln zerkleinern und nur kurz
aufkochen. Gewürzt werden kann mit Ingwer, Muskat, Joghurt.

Brote, Fladen und Teigrezepte ohne Hefe, Backpulver, Eier, Zucker

Nur auf Buchweizenbrotschnitten kann – im Sinne der Hayschen Trennkost – eiweißhaltiger Brotbelag gelegt werden, auf
Brotschnitten sonstiger Getreide nicht.
Vollkorngetreide (oder *-brötchen*) können aus jeder Getreideart
(oder Getreideresten) hergestellt werden: 2 1/2 Tassen gemahlenes Vollkorngetreide und dieselbe Menge gekochtes gut

ausgequollenes Getreide mit einer großen Prise Meersalz und knapp 1 1/4 Tassen kaltem Wasser mischen und einen elastischen Teig gut durchkneten. Diesen in eine eingeölte Backform (ca. 3/4 gefüllt) eindrücken und von dem Restteig Brötchen formen. Backform und Brötchen mit feuchtem Tuch bedecken und bei ca. 20 °C für etwa 12 Stunden ansäuern lassen. Dann Brot/Brötchen mit Öl einpinseln, in den auf 180 °C vorgeheizten Backofen schieben und bis maximal 1 1/2 Stunden backen. Gebackenes aus dem Backofen nehmen und 1–2 Stunden auskühlen lassen. Brotschnitten vor dem Verzehr toasten.

Bibel-Brotfladen: Er wurde zu Bibelzeiten auf heißen Steinen gebacken. 320 g frisch gemahlenes Gerstenmehl mit 1 Teel. Meersalz, 2 Eßl. Öl und 200 ml Mineralwasser zu einem Teig kneten, 1 Stunde ruhen lassen und flache Fladen formen. Diese werden – möglichst in einer schweren (eisernen) Bratpfanne – ohne Öl auf beiden Seiten gebräunt. Pikant gewürzt wird der Fladen durch Teigzusätze von zerkleinerten Zwiebeln, Ingwer, Miso usw. Süß schmeckt er durch Teigbeimengungen von geraspelten Äpfeln, Zimt usw.

Vollkorndinkelmehl-Grundteig ohne Hefe, Backpulver, Eier, Zukker: Folgende Zutaten werden zu einem Teig verknetet: 250 g frisch gemahlenes Dinkelvollkornmehl (oder Buchweizenmehl), 200 g weiche Butter (oder Margarine) und 250 g einfacher, biologischer Joghurt (ohne Fruchtzusätze), evtl. 2 Prisen Meersalz. Dieser Grundteig wird ausgerollt und auf einem eingefetteten Blech flach ausgebreitet. Er kann nun für pikante Beläge dienen, z. B. als Pizzaboden mit den bekannten Pizzaauflagen (gewürzt mit Basilikum, Cayennepfeffer, Ingwer, Origano und Joghurt mit Sojasauce über der Auflage) oder für Pasteten, wobei gekochtes und abgetropftes Gemüse in Teigquadrate oder -dreiecke eingefüllt wird.

Wenn der Grundteig für süße Beläge weiterverarbeitet werden soll, läßt man den Joghurt ca. sechs Stunden über einem Sieb abtropfen und fügt einige Eßl. Apfelsaft hinzu (kein Salz). Auch kann der Joghurt durch geraspelte Äpfel (mit Zimt, Ingwer) ersetzt werden. Für Obstkuchen belegt man den Teig mit einer Mischung aus gedämpftem Obst, Rosinen, gemahlenen Nüssen, Zimt und Gewürznelkenpulver. Auch Plätzchen lassen sich belegen oder Hörnchen füllen mit einer Masse z. B. aus 75 g Honig und 275 g gemahlenen Mandeln. Die Backdauer beträgt bei 250 °C ca. 35–45 Minuten.

Grundteig ohne Hefe, Backpulver, Eier, Zucker: (verwendbar für Obstkuchenböden, Hörnchen, Pizza, Pasteten) 200 g frischgemahlenes Vollweizenmehl (oder Buchweizenmehl), 420 g Joghurt und 5 Eßl. Mineralwasser (oder 30 Eßl. Apfelsaft anstelle von Joghurt und Wasser) verrühren und bei Zimmertemperatur ca. 12 Stunden ruhen lassen. Die Schüssel wird mit einem Tuch bedeckt, das mit leichter Salzwasserlösung getränkt wird. Danach 200 g gekochten und ausgequollenen Dinkel (oder gekochten Vollkornreis oder Buchweizen – bei letzterem genügt ein 12stündiges Einweichen des ganzen Korns mit doppelt soviel Wasser) und 6 Eßl. Pflanzenöl (oder 90 g weiche Butter) dazurühren.

Dieser Grundteig (mit Joghurt und Butter am wohlschmeckendsten) läßt sich als *Obstkuchenboden* verwenden. Man belegt ihn mit einer Mischung aus gedämpftem Obst, gemahlenen Nüssen, Zimt und Gewürznelkenpulver. Auch *Hörnchen* lassen sich füllen mit einer Masse aus z. B. 75 g Honig und 75 g gemahlenen Mandeln oder einer Nußmusmischung u.a.m. Für pikantes *Gebäck* (z. B. *Pizza*) läßt sich dem Grundteig ein 1/4 Teel. Meersalz, ganzer Kümmel und gemahlener Koriander zusetzen. Eine Pizzaauflage kann gewählt werden aus Basilikum, Cayennepfeffer, Ingwerpulver, Origano und Joghurt, mit Sojasauce ge-

mischt. Für *Gemüsepasteten* füllt man in Teigquadrate oder -dreiecke gekochtes und abgetropftes Gemüse. Auch als *Brotersatz* mit Butter und einer Auflage schmeckt das Gebäck gut.
Der Grundteig wird 1 1/2 cm dick – vorzugsweise auf ein Backpapier – aufgestrichen und bei 250 °C 20–30 Minuten gebacken, anschließend noch 30 Minuten im warmen Backofen belassen.

Teig ohne Treibmittel, Eier, Zucker oder Süßungsmittel: Das Rezept ist verwendbar für Weihnachtsgebäck, Kekse, Pizza, Zwiebelkuchen u.a.m. Dieses Gebäck ist auch bei empfindlichem Verdauungstrakt gut verträglich.
Man mischt, verrührt oder verknetet *wahlweise* folgendes aus frisch und fein geschrotetem Vollkornmehl (evtl. auch teils Vollkornflocken):
– eine Tasse Dinkelmehl und 1 Tasse Hafermehl *oder*
– eine Tasse Dinkelmehl und 1 Tasse Gerstenmehl *oder*
– eine Tasse Dinkelmehl und 1 Tasse Vollkornreismehl
mit einer Tasse Apfelsaft. Dieser Teig, der anschließend 12–24 Stunden bei Zimmertemperatur ruht, wird mit einem Tuch bedeckt, welches mit einer leichten Salzwasserlösung (gegen Pilzbefall) durchtränkt wird. Nach dieser Zeit kann man (für jede der 3 oben angegebenen Teigarten) je 3 Eßl. weiche Butter (oder 3 Eßl. Pflanzenöl) zusetzen. Mit oder ohne dieses Fett läßt sich der Teig weiterhin gut verarbeiten. Dann fügt man – je nach Geschmackswunsch – *wahlweise* je 1 Tasse Sesamsamen oder gemahlene Haselnüsse (auch Mandeln), weiterhin etwas Zimt, Ingwerpulver, gemahlenen Koriander, Karob usw. zu. Für Plätzchen wird der Teig ca. 1 cm dick ausgerollt, mit Förmchen ausgestochen, oder Teigkugeln werden auf dem eingeölten Backblech flachgedrückt und mit Nüssen, Mandeln usw. verziert. Wenn Kekse gewünscht werden, verkürzt man die Ruhezeit des Teiges, nimmt weniger Apfelsaft (oder die gleiche Menge Mineralwasser) und rollt den Teig dünner aus.

Bei der pikanten Variante dieses Teiges ersetzt man den Apfelsaft durch Mineralwasser. Beispielsweise werden bei einem
Zwiebelkuchen (mit der doppelten Teigmenge) Zwiebelschei-
ben (von Gemüse- bzw.»Metzger«-Zwiebeln) in wenig Pflanzenöl glasig gedünstet und mit Majoran, Muskat, Meersalz (evtl.
etwas Wasser/Sahne) vermischt und aufgelegt. Auch kann man
als Würze z. B. 3 Teel. Cenovis (klare Suppe, ohne Hefezusatz),
mit Sonnenblumenkernen vermischt, auf den Teig legen oder
dem Teig beimischen.
Gebacken wird bei 175 °C für 20–35 Minuten. Anschließend läßt
man – mit dem Kochlöffelstil in der Ofentür – das Gebäck noch
30–60 Minuten im auskühlenden Ofen.

Kraftkugeln, die kühl aufbewahrt eine Woche halten: 2 Eßl.
Haferflocken mit 2 Eßl. kleingeriebenen Mandeln (oder Hasel-
nüssen oder 3 Eßl. Sesamsamen) – ohne Öl – zusammen in der
Pfanne rösten, mit 3 Eßl. Honig vermischen, dann Kugeln formen und in Sesamsamen oder geriebenen Nüssen rollen.

Desserts

Fruchtgelee/Obstkuchenguß: 1/4 l Obstsaft aufkochen, 1/2 Teel.
Agar-Agar einrühren, auskühlen lassen und in Schälchen
oder über Tortenboden geben. Feste Bindung erfolgt nach Abkühlen.

Marmelade: 500 g Früchte (evtl. 250 g davon besonders süße
wie Birnen, mit knappem Wasser eingeweichte Aprikosen usw.)
mit 2 Eßl. Agar-Agar im Mixer pürieren, auf 40 °C erwärmen,
10 Min. quellen lassen, in gereinigte Schraubgläser füllen. Hält
(kühl) 3 Wochen.

Puddingzubereitung: 1/2 Liter Flüssigkeit aufkochen und 3 Eßl. (= 40 g) Pfeilwurzmehl (in wenig kaltem Wasser angerührt) darin unter Rühren auflösen und nur ganz kurz aufkochen. Dann geriebene Äpfel und Mandeln, Zimt usw. darunterrühren.

Pudding alternativ: Man braucht 500 ml Flüssigkeit und 45 g Maisstärke. Zubereitung erfolgt wie zuvor.

Eis, das gesünder ist als gekauftes (doch nicht als makrobiotisch bezeichnet werden kann), läßt sich schnell und problemlos herstellen: Unter steifgeschlagene Schlagsahne (oder unter eine Mischung, die halb aus steifer Sahne und halb aus bis zu zwölf Stunden abgetropftem, biologischem Joghurt besteht) zieht man mit einer Gabel zerdrückte, reife Banane oder püriertes Trockenobst (z. B. Aprikosen) oder gemahlene Nüsse usw. Die fertige Eismischung wird in Glasschälchen gefüllt und ca. 2–3 Stunden im Tiefkühlfach des Kühlschranks gekühlt.

Einmachen und Konservieren

Einmachen ohne Zucker und Geliermittel: Für Marmeladen oder Kompott die handelsüblichen Schraubgläser gut heiß spülen (ohne Reinigungsmittel) und vor allem den äußeren, oberen Rand peinlich sauber halten. Zerkleinertes Obst (zum Süßen Aprikosen, Birnen oder Bananen dazunehmen) mit wenig Wasser (für Marmeladen) aufkochen und durch einen Trichter in die auf feuchtem Tuch stehenden Gläser genau randvoll einfüllen. Gläser sofort fest zuschrauben und für ca. 3 Stunden auf den Kopf stellen. Nach dem Umdrehen sind sie 1 Jahr lang haltbar.

Dörrobstherstellung: Fallobst in 0,5 cm breite Scheiben schneiden und auf dem Blech (oder mit Pergamentpapier ausgelegtem flachem Karton), mit einem hellen Baumwolltuch (Geschirr-tuch) bedeckt, für einige Tage in der Sonne trocknen lassen. Apfelringe kann man z. B. auch auffädeln und im Sommer im Schatten wochenlang trocknen. Dörrobst wird am besten in Säckchen aus ungebleichtem Baumwollstoff oder Leinen aufbewahrt.

Eigene Sauerkrautherstellung: Gebraucht wird ein handelsüblicher Tongärtopf mit einem Deckel, der in der oberen Topfrinne aufliegt oder ein luftdicht verschließbares Einweckglas (mit Gummiring) oder ein Twist-off-Glas, die alle ohne Reinigungsmittel gesäubert werden. Das Füllgut besteht aus rohem, gehobeltem Weißkraut, Bohnen, Mischgemüse usw. Auf 1 kg Gemüse werden 3–4 g Meersalz und wahlweise je 1 Teel. Kümmel, Wacholderbeeren und eine kleine zerschnittene Zwiebel gerechnet. Die Mischung von Gemüse und Zutaten wird mit der Faust oder einem Krautstampfer in den Gärtopf eingestampft bis ca. 10 cm unter den oberen Rand, bei dem Einweckglas bleibt das obere Fünftel bis zum Deckel frei. Gärgut für Gläser in einem Topf vor Einfüllen stampfen! Der Kraut- oder Gemüsesaft muß gerade über dem Gärgut stehen. Es kann evtl. mit Molke nachgeholfen werden. Gefäße werden fest verschlossen und der Gefäßrand wird gereinigt. Der Gärtopfrand bleibt stets mit Wasser gefüllt, welches regelmäßig erneuert wird. Für 8–10 Tage bei ca. 20 °C lagern (über Gläser braune Papiertüten stülpen), anschließend im Keller für gut 4 Wochen bei 10 bis 0 °C. Die Haltbarkeit beträgt von Oktober bis ca. März/April.

> Die Wissenschaft ist erst erwachsen, wenn sie die Verantwortung für ihre Folgen übernimmt.
>
> *Carl Fr. v. Weizsäcker, 1912–*

IX. Erd-, Sonnen- und künstliche Strahlung

Strahlungen spielen bei allen Leiden, besonders auch bei Krebskrankheiten, eine wichtige Rolle.

Erdstrahlung: Im Jahre 1929 beging der Forscher und Rutengänger Freiherr von Pohl mit der Rute das ihm bis dahin unbekannte Vilsbiburg/Bayern und fand ausnahmslos und exakt alle geopathischen Störzonen (aus der Erde kommende Störstellen wie Gesteinsverwerfungen, -spalten, Reizstreifen, Wasseradern), auf denen Betten von an Krebs Verstorbenen gestanden hatten. In weiteren Versuchen stellte von Pohl nochmals sein Können unter Beweis und arbeitete anschließend mit rutenfähigen Ärzten zusammen. 1954 bewies der Arzt und Rutengänger Dr. Hartmann, daß sich Blutsenkungen über krebsfördernden Bodenzonen eindeutig um das ca. 3fache erhöhen. Heutzutage werden auf krankmachenden Erdstörzonen u.a. elektromagnetische, Gamma-, Infrarot-, Mikrowellenstrahlen und hochfrequente Wechselfelder gemessen.

Neben all diesen Feldern und Strahlen existiert das geomagnetische Erdfeld, welches durch den sich im Erdinnern drehenden flüssigen Eisenkern verursacht wird. Außerdem existieren vom Gesteinsaufbau und der darin enthaltenen geringen natürlichen Radioaktivität abhängige terrestrische Strahlen, wobei Bayern und Saarland in Deutschland die höchsten Intensitäten aufweisen.

Ein gesunder Schlafplatz ist für die Gesunderhaltung außerordentlich wichtig. So stellte die österreichische Rutengängerin Käthe Bachler nach Tausenden von Schlafplatzuntersuchungen fest, daß 20 % aller Menschen einen ausgesprochen krankmachenden Schlafplatz haben. Frau Bachler zählt in ihrem Buch »Erfahrungen einer Rutengängerin« 10 recht verläßliche Zeichen für das Vorliegen einer krankmachenden Erdstörzone auf, wobei für sie schon eine einzige dieser Störungen als Beweis für das krankmachende Milieu genügt:

1. Abneigung gegen das Bett und Zubettgehen.
2. Stundenlanges Nicht-einschlafen-Können.
3. Unruhiger Schlaf, zerknülltes Leintuch, Angstträume, Aufschreien.
4. Ausweichen im Bett, Aus-dem-Bett-Fallen, Hocken und Wippen.
5. Flucht aus dem Bett, Nachtwandeln.
6. Frieren im Bett, Knirschen und Klappern mit den Zähnen, aber auch Nachtschweiß.
7. Müdigkeit und Abgeschlagenheit am Morgen, oft auch den ganzen Tag hindurch.
8. Appetitlosigkeit, oft sogar Erbrechen am Morgen.
9. Mißmut, Nervosität, Unbehagen und Depressionen. Weinen nach dem Erwachen.
10. Krämpfe, Herzklopfen.

Selbstverständlich kann auch das Vorliegen eines oder mehrerer Symptome eine andere Ursache als eine geopathische Störzone haben.

Neben dem eigenen Prüfen des Schlafplatzes und der Untersuchung durch einen Rutengänger läßt sich durch einen jungen Hund, der sich instinktiv in Schlafräumen auf störungszonenfreie Plätze legt, herausfinden, wo die gesündeste Schlafstelle ist.

Leider werden oft Abschirmgeräte und -matten von Rutengängern verkauft, auch wenn ein leichtes Ausweichen von der Erdstörzone möglich ist, denn eine Verlegung des Bettes um 1/2–1 Meter bringt oft schon große Erleichterung, zusammen mit dem Abstellen des elektrischen Stromes (am Schaltkasten) für Schlaf- und angrenzende Räume.

Sonnenstrahlung: Sie besteht aus infraroter, ionisierender (z. B. gefährliche Röntgenstrahlung enthaltender) und ultravioletter (in UVA, UVB und UVC unterteilter) Strahlung.
Sonnenstrahlung sorgt für den körpereigenen Aufbau von Vitamin D in der Haut. In Grenzen genossen, lindert sie gewisse Hautkrankheiten (wie Akne, Psoriasis u.a.). Übermäßiges Sonnenbaden verursacht eine Austrocknung der Haut, vermehrte Faltenbildung und Hautkrebs (Basaliome, Melanome). Experten stellten fest, daß der Bedarf an Vitamin D ausreichend gedeckt wird durch dreimalige Sonnenbestrahlung pro Woche von je 5 bis 30 Minuten Dauer, mit freiem Gesicht und Unterarmen bis zu den Ellbogen, wobei bestimmte Hauttypen (jüngere und mittlere Jahrgänge) folgende Zeitdauer einhalten sollten: der hellhaarige Nordtyp 5 Minuten, der grau-, blau- oder grünäugige mitteleuropäische Typ 10–20 Minuten und der dunkeläugige und -häutige Mittelmeertyp 20–30 Minuten. Ältere Menschen mit faltiger Haut, die nicht mehr genügend Vitamin D bilden können, benötigen mehr Sonnenbestrahlung und dazu unbedingt eine Sonnenschutzcreme mit dem UVA- und UVB-Filter.
Die UVA-Strahlung der Sonne und moderner Solarien bräunt, sorgt jedoch auch für Hautaustrocknung und wahrscheinlich Hautkrebs. Die kurzwelligere UVB-Strahlung löst Sonnenbrand und eindeutig Hautkrebs aus. Die UVC-Strahlung wird normalerweise von der atmosphärischen Ozonschicht ausgefiltert. FCKW (Fluorchlorkohlenwasserstoff) aus Spraydosen und

Kühlschränken und Kohlenmonoxid aus der Industrie zerstören nach und nach die uns schützende Ozonschicht.

Künstliche Strahlung: Sie baut meßbare elektromagnetische Wechselfelder, sogenannten Elektrosmog, auf. In den meisten europäischen Wohnungen herrscht ein elektromagnetisches Wechselfeld von 50 Hz (Hertz). Dieses schwache Wechselfeld ist nicht harmlos, was beispielsweise eine US-Marine-Studie durch Krankheitsstatistiken belegte. Nach diesen kommt es im Bereich eines 50-Hz-Feldes zu einer auffallenden Verminderung von Schwangerschaften und zum Ansteigen von Geburtsdefekten bei Babys.

Elektrosmogfelder sind künstliche (technisch hergestellte, unnatürliche, unbiologische) elektromagnetische Wechselfelder (Schwingungen, Strahlungen, Wellen), die Pflanzen, Tiere und Menschen durchdringen und häufig meist nicht greifbare, schwer zu diagnostizierende körperliche, seelische und geistige Beschwerden verursachen.

Technisch erzeugte elektromagnetische Wechselfelder zeigen sich dem Hellseher (siehe auch Kapitel II, IX und E. Grasse: »Chakren- und Auradiagnose«) durch ein graues, unvitales, nebelartiges Feld, welches – je nach Stärke (d.h. Anzahl der vorhandenen elektromagnetischen Geräte im und um das Haus) – von hellgrauen bis fast schwarzen Nebelfeldern schwankt. Durch die Elektroinstallation leben wir alle ständig in einem 50-Hertz-Wechselfeld. Mit Elektrosmogmeßgeräten wurde bewiesen, daß ab 10 mV Summenspannung hochfrequenter Ströme Nadelbäume gelb werden und sogar absterben können.

Weiterhin ist für den Hellseher interessant, daß unterirdische Wasseradern oder Gitternetze u.a.m. in der Landschaft an verschiedenartigen, schwach hellgrauen, nebelartigen Feldern sichtbar sind. Treten jedoch dieselben Wasseradern und Gitternetze unter einem Haus auf, dann entsteht ein graues bis schwar-

zes, weit über dieses Haus hinausreichendes unvitales Nebel-
feld. Dieses Feld besteht aus krankmachendem Chi (unsichtba-
rem Äther, Od usw.), das durch den Elektrosmog entstanden
ist, denn letzterer überlagert, verändert, verfälscht und, was am
schlimmsten ist, verstärkt ganz auffallend sämtliche natürliche
Strukturen wie Wasseradern, Gitternetze u.a.m. Ohne Elektro-
smogreduzierung ist jede Abschirmung gegen Wasseradern
und Gitternetze wirkungs- und nutzlos, was die praktische und
hellsichtige Erfahrung tagtäglich zeigt. Glücklicherweise ist es
uns gelungen, nach längjähriger Suche endlich ein kleines,
handliches und zudem preiswertes Gerät für diesen Zweck zu
finden (siehe Bezugsquellen am Buchende). Diese Vorrichtung
reduziert bei optimaler Plazierung die im Übermaß vorhandenen, biologisch wirksamen Höchstfrequenzen auf ein Minimum. Der beste Platz für das Gerät ist in der Regel waagerecht
auf dem Hauptstromzähler des Hauses liegend oder neben der
Stromunterverteilung der Wohnung an der Wand hängend. Im
Umkreis des Gerätes (mindestens von einem Meter) dürfen
keine Kunststoffolien (wie Einkaufstüten, Mülleimerbeutel, Pro-
spekthüllen usw.) vorhanden sein. Bei ca. 15 % aller meßtech-
nisch von Experten untersuchten Wohnungen fallen verstärkt
Sendefrequenzen durch ein Schlafzimmerfenster ein. Daher
sollte bei diesen ein zweites Gerät waagerecht auf das Fensterbrett des Schlafzimmers gelegt werden (wobei keine kunststoff-
enthaltende Gardine das Fensterbrett vom Raum trennen darf).
Mit dem Georhythmogramm von Dr. E. Hartmann läßt sich die
Wirkung des Anti-Elektrosmog-Gerätes beweisen.
Mehr oder minder werden wir alle durch Elektrosmog beeinträchtigt, was u.a. abhängig ist von unserer Konstitution, unserem Ernährungs- und Mineralstoffwechsel und den Metallplomben im Kiefer. Überhaupt kann schon ein geringes elektromagnetisches Wechselfeld jeder technischen Strahlung (z. B.
schon 10 Nano-Tesla für ein magnetisches und 10 Volt pro Me-

ter für ein elektrisches Feld) bei empfindlicher Immunstoffwechsellage, bei Vitalstoffdefiziten und Metallplomben im Kiefer krankhafte Veränderungen nach sich ziehen, wie Müdigkeit, Migräne und schwer durchschaubare, rätselhafte Beschwerden.

Unter Stromleitungen und im Haushalt wurden folgende elektromagnetische Feldstärken (in Nano-Tesla) gemessen: Hochspannungsleitungen 5000–1 000 000, Mikrowellenherde (4000 bis 9000, Staubsauger 2000–20 000, Armaturen (fluoreszierende) 2000–4000, Stromkabel der Telefonmasten 1000–60 000, Geschirrspülmaschinen 700–1400, Rührgeräte 600–15 000, Waschmaschinen 200–2000, Backöfen und Herde 100-5000, Rasierapparate und Haartrockner 100–10 000 (Haartrockner geben noch im Abstand von 15 cm 5000 Nano-Tesla ab) und Bügeleisen 100–400. (Diese Angaben wurden dem Buch »Elektrostreß« von W. D. Rose entnommen und von Milligaus in Nano-Tesla umgerechnet.)

Forscher fanden, daß Menschen, die in der Nähe von Hochspannungsleitungen leben, eine auffällige Häufung aller Krebs- und Leukämiearten zeigen. Amerikanische Biophysiker stellten noch bei einer Entfernung von 300 Metern von Hochspannungsleitungen Verhaltensstörungen, bei 100–150 Meter Entfernung Blutbildveränderungen und bei 40 Meter Entfernung überdurchschnittlich viele Krebs- und Leukämieerkrankungen fest. Die Internationale Gesellschaft für Elektrosmog-Forschung (IGEF) in Rosenheim stellte bei ca. 66 % aller Dachgeschoßbewohner in Häusern mit Stromleitungen auf dem Dach eine elektromagnetische Strahlenbelastung von weit über 400 Nano-Tesla fest. Schwedische Forscher fanden ab 250 Nano-Tesla ein erhöhtes Leukämierisiko (und sonstige vielfältige nervöse Störungen) und ab 400 Nano-Tesla ein eindeutiges Krebsrisiko.

Unsere Behörden für Strahlenschutz bezeichnen immer noch die Einhaltung eines Richtwertes von 100 000 Nano-Tesla als ausreichend (*gesundheitlich* sind maximal 250 Nano-Tesla vertretbar), da die Elektrizitätswirtschaft sonst finanzielle Probleme bekäme.

Von der IGEF werden Messungen durchgeführt und Gutachten erstellt (siehe unter Bezugsquellen am Buchende). Eine Hilfe gegen den Elektrosmog bedeutet dies allerdings nicht. Das einzige uns bekannte Gerät, welches Elektrosmog auf ein Minimum reduziert, ist der oben angeführte Evdan-Regulator.

Außerdem sollten unbedingt alle netzbetriebenen Geräte aus Schlafzimmern verbannt werden, denn wer beispielsweise am Kopfende des Bettes einen Radiowecker stehen hat oder auf einem elektrisch beheizten Unterbett schläft, der kann sein Bett auch gleich unter eine 110-Kv-Freileitung stellen.

Damit die Produktion von elektromagnetischen Wechselfeldern ausgeschlossen ist, sollten generell alle nichtbenutzten Elektrogeräte (auch der Fernseher) vom Stromnetz getrennt werden. Jede Fernsehbildröhre strahlt auch bei ausgeschaltetem Gerät und durchdringt Wohnungs- und Hauswände (nach der hellsichtigen Beobachtung der Autorin bis zu maximal 15 Metern kreisförmig).

Auch Computer erzeugen belastende elektromagnetische Wechselfelder. Kalifornische Forschungen ergaben, daß bei Frauen, die über 40 Wochenstunden am Computer arbeiteten, ca. 40 % mehr Fehlgeburten auftraten. Auch geben Computer- bzw. Fernsehbildröhren radioaktive Strahlung ab, die die Belastung übertrifft, die beim Wohnen neben einem Atomkraftwerk entsteht. Reduzierende Filter für Computer führt jeder Fachhandel.

Weiterhin sind Röntgenuntersuchungen problematisch, was nachfolgende Tabelle (S. 144) zeigt.

Jede – auch minimale – Röntgenstrahlung ist gesundheitsschädigend. Je höher die Strahlung ist, um so negativer wirkt sie sich auf Körperzellen und Organismus aus. Durch die Häufung der

Organ	Äquivalentdosis	
	mSv	mrem
Mamma	1,65–65	165–6500
Magen, Darm	1,0–2,5	100– 250
Nieren	1,0–25	100–2500
Thorax	0,2–2	20–1200
Schädel	0,8–1,6	80– 160

Typische Bereiche von Organdosisbelastungen pro Einzelaufnahme mit konventionellen Röntgengeräten (entnommen aus: Leitgeb: »Strahlen, Wellen, Felder«)

Röntgenuntersuchungen steigt die Belastung. Oft werden heutzutage zusätzlich Patienten unnötigerweise doppelt und dreifach (für dasselbe Leiden) geröntgt, obwohl der Arzt in einigen Fällen die Aufnahmen vom Voruntersucher verwenden könnte. In den USA traten laut einer Studie an 1300 Babys doppelt so viele Krebserkrankungen durch Röntgenstrahlen (mit geringen 200-270 Millirem) auf als bei einer nichtgeröntgten Vergleichsgruppe. Hier waren die schwangeren Mütter im Beckenbereich geröntgt worden. Röntgen (z. B. der Brust) erhöht laut US-Forschung bereits bei einer niedrigen Dosis das Brustkrebsrisiko. Ein Flug im Flugzeug (auf 10 000 Meter Höhe) ist mit einer belastenden Dauerbestrahlung verbunden. Auch die Anwendung von radioaktiven Isotopen (z. B. bei Schilddrüsentests) bei verschiedenen medizinischen Diagnoseverfahren ergibt laut Forschung ein erhöhtes Krebsrisiko, genauso wie Höhensonne, Sonnenbräunungsapparate oder UV-Sonnenbestrahlung.
Eine Alternative zum Röntgen der Brust ist – neben den verschiedenen Früherkennungstests der Naturheilkunde – die Blutuntersuchung auf Tumormarker. Weiterhin gibt es neue

hochmoderne Krebsfrüherkennungsmethoden, über die z. B. der Münchener Arzt W. Rathgeber in seinem Buch »Vorsicht Krebsvorsorge« (siehe Literaturverzeichnis) berichtet. So belastet die Kernspin-Mammographie weniger als die üblichen Röntgenuntersuchungen. Sie weist bösartige Veränderungen in der Brust ab 3 mm Größe nach. Bei negativem Kernspin-Befund ist die Biopsie überflüssig. Weiterhin ist eine fast 100%ig sichere Früherkennungsmethode für das noch nicht tastbare Prostatakarzinom die transrektale Prostata-Sonographie in dreidimensionaler Technik. Bei dieser werden Hunderte von Prostata-Schnittbildern computermäßig dargestellt.

Radioaktivität: Das Krebsrisiko Radioaktivität hat sich durch verschiedene Forschungen bestätigt. So wurde z. B. von 1972 bis 1985 in England statistisch festgestellt, daß sich die Leukämieerkrankungen in Gebieten, in denen Atombomben hergestellt werden, bei Kindern verdreifacht hatten. In atomaren Wiederaufbereitungsanlagen wurde eine zehnfache Steigerung der Leukämiefälle festgestellt. Bei Überlebenden von Hiroshima und Nagasaki traten zuerst Leukämie, dann alle übrigen Krebsarten auf. Ernsthafte und ehrliche Wissenschaftler sind sich darüber einig, daß auch eine sehr niedrige radioaktive Strahlendosis Leukämie und Krebs auszulösen vermag. Unglücklicherweise werden radioaktive Baumaterialien auch für den Häuserbau verwendet. Lassen Sie diese Strahlung messen und auch den Radongehalt (ein aus der Erde ausströmendes Gas) der Wohnungsluft bestimmen.
Im Kapitel VII finden Sie in der »Liste wichtiger, wissenschaftlich getesteter, krebsabwehrender Nahrungsmittel und Getränke« auch Nahrungsmittel gegen Radioaktivität (siehe z. B. »Miso«). Empfehlenswerte Literatur zum Thema Elektrosmog und Radioaktivität sind u.a. die Bücher von R. O. Becker, N. Leitgeb und W. D. Rose (siehe Literaturverzeichnis am Buchende).

Die große Schuld des Menschen ist, daß er jeden Tag
die Umkehr tun kann und nicht tut.

Martin Buber, 1878–1965

X. Ganzheitliches Selbsthilfeprogramm für Körper–Seele–Geist

In diesem Kapitel werden umfassende Hilfen bei vielen Krankheiten angeboten. Folgende Schwerpunkte werden beschrieben:

- *Häufigste psychosomatisch-metaphysische Ursache:* Heutige Leiden oder gesundheitliche Störungen sind das Resultat des Karmas (Schicksalsschuld), das in vergangenen Existenzen aufgebaut wurde und sich heutzutage auswirkt. Durch – meistens als persönliches Opfer empfundene – Umstellung in der Lebensführung wird das Karma meist langsam aufgelöst. Neues Karma erzeugt man durch »Sündigen gegen den eigenen Körper« und anderen Menschen und Tieren zugefügte schädigende Taten.
- *Körperliche Ursachen:* Hier werden klinische Ursachen beschrieben.
- *Mentaltraining:* Dieses hier aufgeführte Training ermöglicht durch Bewußtmachen und geistige Übungen – beispielsweise öfteres tägliches Wiederholen der positiven Selbsthilfeformel – einen gezielten Heileffekt. Die von uns angegebene Formel können Sie wunschgemäß für Ihre Bedürfnisse abändern (siehe auch Kapitel III, Thema: »Stärkung des Immunsystems über die Psyche«).
- *Heilfarbe/n, Edelstein/e:* Die bei einer bestimmten Krankheit

angezeigte Heilfarbe kann über Ihre Kleidung und auch über die Farbe eines Nahrungsmittels genützt werden. Hierbei lassen sich aus dem Kapitel VII passende Anti-Krebs-Nahrungsmittel (z. B. bei Rot rote Bete und bei Grün Brokkoli und Rosenkohl usw.) einsetzen. Auch kann man »Heilwasser« aus mineralwassergefüllten, farbigen Gläsern trinken, die zuvor einige Stunden von der Sonne bestrahlt wurden. Die angezeigte Heilfarbe läßt sich vor allem auch zur täglichen Meditation einsetzen. Die bei der Krankheit angegebenen, passenden Edelsteine können als Schmuck getragen oder auf die Haut gelegt werden.

– Die *Psycho-Edelstein-Essenzen* (PEE) (siehe Bezugsquellen am Buchende) sind Essenzen, die über neue hellsichtige Beobachtungen von Edelsteinen, Auren und Chakren zusammengestellt wurden. Chakren sind Energiewirbel, die in unseren drei unsichtbaren, feinstofflichen Körpern – dem Vitalitäts-, Gefühls- und Denkkörper, siehe auch Kapitel II) – eine zentrale Schlüsselstellung zur Aufnahme und Verteilung der kosmischen, körperlichen und seelisch-geistigen Energie einnehmen. Die PEE werden zur gezielten Harmonisierung gegen die psychosomatisch-metaphysischen Krankheitsursachen der einzelnen Chakren eingesetzt, d.h. über dem Chakra (oder auf der Bauchhaut) eingerieben.
Zur Harmonisierung des Energiemangelzustandes eines Chakras wurde jeweils folgende PEE entwickelt: PEE für das Wurzel-Chakra (gegen Unsicherheit, Willenslabilität u.a.)
Milz-Chakra (gegen Denkschwäche, Resignation, Sorgen u.a.)
Solarplexus-Chakra (gegen Ärger, Frustration, Wut u.a.)
Herz-Chakra (gegen Aufregung, Trauer, Unruhe u.a.)
Hals-Chakra (gegen Enttäuschung, Kummer, Kontaktarmut u.a.)
Stirn-Chakra (zur Anregung übersinnlicher Fähigkeiten)

Scheitel-Chakra (zur Harmonisierung mit Transzendenz/Kosmos)
- *Aromastoffe:* Vor der Anwendung der angezeigten ätherischen Öle wird ein Allergietest vorgeschlagen. Hierbei wird ein einziger Tropfen des nichtverdünnten ätherischen Öls in die Oberarminnenseite oder die Ellbogenbeuge eingerieben. Wenn zwischen 10 Minuten bis 10 Stunden Rötungen, Schwellungen oder sonstige Hautveränderungen auftreten, sollte der Aromastoff nicht angewendet werden.
Folgende Aromastoffe können u.a. allergische Reaktionen auslösen: Kreuzkümmel, Muskatnuß, Spearmint und Zitrusfrüchte. Während einer Schwangerschaft sollte generell auf Aromastoffe verzichtet werden. Beispielsweise können bei intensivem Einsatz von ätherischen Ölen Blutungen ausgelöst werden durch: Bitterorange, Eisenkraut, Jasmin, Kamille (Römische), Kiefer, Lavendel, Majoran, Melisse (echte), Muskatellersalbei, Nelke, Rose, Rosmarin, Salbei, Sandelholz, Thuja, Ysop, Zitrone, Zypresse u.a.m.
- *Nachgewiesene Vitalstoffmängel:* Durch Ihre eigenen Krankheitssymptome ermitteln Sie – *in der Reihenfolge der Wichtigkeit* – Ihren persönlichen Mangel an Vitaminen, Mineralstoffen, Spurenelementen u.a.m. So vermögen Sie jederzeit, Ihre eigene Früherkennungsanalyse abzulesen, oft bevor klinisch meßbare Symptome auftreten. Zusätzlich werden unter dieser Rubrik auch Maßnahmen gegen Mängel und Tips zur gesunden Ernährung gegeben. In Kapitel XIV finden Sie Angaben, in welchen Nahrungsmitteln und meistens auch in welcher Konzentration fehlende Vitalstoffe vorhanden sind. Die betreffenden Nahrungsmittel sollten Sie anschließend besonders häufig essen.
- *Homöopathie:* Siehe Einleitungstext zu Kapitel XI.
- *Naturheilkunde:* Hier finden Sie Wissenswertes und Hilfreiches aus der Naturheilkunde.

Abkürzungen (für »nachgewiesene Vitalstoffmängel«):

Acid. Bac.	= Acidophilus Bacillus
Ca	= Calcium
Cu	= Kupfer
F	= Fluor
Fe	= Eisen
J	= Jod
K	= Kalium
Mg	= Magnesium
Mn	= Mangan
Na	= Natrium
Zn	= Zink
Vit.	= Vitamin

Abmagerung: Siehe auch Kapitel XIII (Psychosomatische Krankheiten).

Häufigste psychosomatisch-metaphysische Ursache: Verweigerung der Frauenrolle. Empfindet Menstruation als Besiegelung des Schicksals. Nahrungsverweigerung oft auch aus Trotz gegen die Mutter. Abneigung gegen das Leben. Diese negativen Gedanken und Gefühle (über den Denk- und Emotionskörper) bauen die Energien des Vitalitätskörpers ab. Auch kann letzterer konstitutionell bedingt schwach sein. Oft besteht eine Überfunktion des Hals-Chakras (der Schilddrüse) und Unterfunktion der Milz- und Solarplexus-Chakren.

Körperliche Ursachen: Auszehrende Krankheiten wie Krebs, Tbc, Unterernährung, verminderte Aufnahme der Nährstoffe durch den Darm.

Mentaltraining: »Ich bin mir der Rollen, die ich im Leben spielen könnte, bewußt und bejahe mich und mein Aussehen.«

Heilfarbe/n, Edelstein/e: Grün, Rosa; Rosenquarz, Rubin.

Psycho-Edelstein-Essenz: PEE für das Wurzel-Chakra.

Aromastoff/e: Kakao, Vanille

Nachgewiesene Vitalstoffmängel: U.a. Vit. E, B12, Mg.

Homöopathie: China, Ferrum metallicum, Jodum, Lycopodium, Natrium muriatricum, Phosphorus, Silicea.

Abgang, Neigung zu solchem:

Häufigste psychosomatisch-metaphysische Ursache: Unbewußte Angst und Verneinung von Schwangerschaft, Zweifel an Leben/Partnerschaft/Zukunft. Bei einem schwachen Vitalitätskörper greifen diese pessimistischen Verhaltensmuster aus dem Emotions- und Denkkörper zur Unzeit in das Geschehen ein. Das negative Denken ist überstark geworden und drängt somit die Vitalenergien zurück. Auch übermäßige körperliche Anstrengung macht dies möglich.

Körperliche Ursachen: Eine »Neigung zum Abgang« liegt vor, wenn bei einer Frau mindestens drei Schwangerschaften mit einem spontanen Abgang enden. Gebärmutterfehlbildung, Infektionskrankheiten wie Toxoplasmose, Lues, Muttermundschwäche können die Ursache sein.

Mentaltraining: »Ich mache das Beste aus der Situation.« Auch: »Ich vertraue sinnvollem Geschehen.«

Heilfarbe/n, Edelstein/e: Grün, Orange, Gelb; Jaspis, Rubin.

Psycho-Edelstein-Essenz: PEE für Wurzel- und Milz-Chakren.

Aromastoff/e: Kamille, Vanille, Zypresse.

Nachgewiesene Vitalstoffmängel: Vit. E, B12, Mg, Fe, Cu.

Homöopathie: Als Vorbeugung und Langzeittherapie hat sich Kalium carbonicum (D 12 2 x 1 Tablette) bewährt. Der drohende Abgang gehört in fachärztliche Behandlung.

Naturheilkunde: Bewährt haben sich abendliche kalte Sitzbäder von 5 Sekunden Dauer, danach warm einhüllen und sofort ins Bett gehen. Vor der Empfängnis beginnen und bis zum siebten Schwangerschaftsmonat fortsetzen.

Fachmännische Abklärung erforderlich!

Abszeß:

Häufigste psychosomatisch-metaphysische Ursache: Ventil für negative Gefühle/Gedanken, Streß und Wut. Entweder werden durch diese Emotionen die Chi-Kräfte des Vitalitätskörpers stark angeregt, oder das höhere Selbst greift über die Chakren in den Vitalitätskörper ein, um die Stoffwechselgifte zu sammeln und auszuscheiden.

Körperliche Ursachen: Ansammlung von Eiter in einem durch Gewebeeinschmelzung entstandenen Hohlraum. Häufig Mischinfektion (Staphylo- und Streptokokken usw.). Ursachen richten sich auch nach dem Sitz des Abszesses.

Mentaltraining: »Ich betrachte ruhig und gelassen Gefühle und Gedanken und bin in Harmonie.«

Heilfarbe/n, Edelstein/e: Grün, Blau; Amethyst, Perle, Saphir.

Psycho-Edelstein-Essenz: PEE für Milz- und Hals-Chakren.

Aromastoff/e: Geranie, Lavendel, Zeder, Zitrone.

Nachgewiesene Vitalstoffmängel: Zn, Vit. A.

Homöopathie: Siehe Kapitel XI unter Abszeß.

Naturheilkunde: Gut warme Umschläge mit Abkochung von Bockshornklee oder Leinsamen. Auf die Mitte des Herdes kleine Menge von »Ilon-Abszeß-Salbe« geben.

Wenn kein Durchbruch: Abszeßeröffnung durch Fachmann. Lokal antiseptische Mittel.

Afterbeschwerden:

Häufigste psychosomatisch-metaphysische Ursache: Probleme mit dem Festhalten/Loslassen von Belastungen/materiellen Gütern. Hierdurch kommt es zur Bildung von entzündlichem, giftgrünem und rotem Chi, Stauungen oder Schrumpfungen in den ätherischen Chakren innerhalb der Milz- und Solarplexus-Energiewirbel. Oft sind auch aufsteigendes Chi und die Chakren des Bauchraumes durch sitzende Tätigkeit mit verbrauchtem, stagnierendem Chi überlastet.

Körperliche Ursachen:

- *Hämorrhoiden:* Immer Tastuntersuchung durch Arzt durchführen lassen zum Ausschluß eines Mastdarmkarzinoms.
- *Afterjucken:* Hämorrhoiden, Afterekzem, Pilzinfektion, Afterfistel, Nahrungsmittelallergie, Kontaktallergie (Waschmittel, Toilettenpapier)
- *Afterekzem:* innere Hämorrhoiden, Pilzinfektion, anale Schuppenflechte, Analfistel, Zuckerkrankheit, Leberschaden, Kontaktallergie gegen Kunstfasern, Waschmittel usw.
- *Afterfistel:* Abszeß, Morbus Crohn. Behandlung durch Fachmann.
- *Afterfissur:* verhärteter Stuhl, Fremdkörper, entzündete Thrombose im Analkanal. Behandlung durch Fachmann.

Mentaltraining: »Ich organisiere mein Leben neu.« Oder: »Ich versuche einen Streß sinnvoll abzubauen.« Oder: »Ich verzichte auf Dinge, die ich eigentlich nicht brauche.«

Heilfarbe/n, Edelstein/e: Blau; Citrin (Ausschlag), Lapislazuli (Juckreiz), Jade (Schmerz), Amethyst (Wundheitsgefühl).

Psycho-Edelstein-Essenz: PEE für Hals- und Wurzel-Chakren.

Aromastoff/e: Kamille, Tolu.

Nachgewiesene Vitalstoffmängel: Ca, Mg, K, Vit.-B-Komplex, Übersäuerung!

Homöopathie: Siehe Kapitel XI unter After, Hämorrhoiden.

Naturheilkunde: Bewährt bei Hämorrhoiden sind: Hametum oder Weleda Hämorrhoidalzäpfchen, Hametum-Salbe, Duoformbalsam. Innerlich: Duoform Drag. oder Aescusulf Tr. Auf weichen Stuhl achten.

- *Afterjucken*: Hametumsalbe, Dermaloges. Afterhygiene, Trockenhalten der Analfalte. Ansonsten Behandlung je nach Ursache.
- *Afterekzem:* Hamamelissalbe, Dermaloges-Salbe. Afterhygiene, Trockenhalten der Analfalte. Behandlung immer nach auslösendem Faktor.

- *Afterfistel:* Abszeß, Morbus Crohn. Immer durch Fachmann abklären lassen.
- *Aferfissur:* Antientzündliche Salben, z. B. Traumeelsalbe, Calendulasalbe. Für weichen Stuhl sorgen. Behandlung durch Fachmann.

Aids:

Häufigste psychosomatisch-metaphysische Ursache: Minderwertigkeitsgefühle, (teils sexuelle) Schuldgefühle, selbstzerstörerische Gefühle/Gedanken/Lebensauffassung. Oft liegt ein von starken Eigeninteressen geprägtes spirituelles Verhalten früherer Erdenleben vor, zu dem das heutige unnatürliche, seelisch-geistige und körperliche Leben kommt. All dies schädigt die aufbauenden Chi-Energien des Vitalitätskörpers nachhaltig und hindert die Abwehr negativer Energien. Auch zehren unsichtbare, selbstgeschaffene Wesenheiten die Vitalenergie auf.

Körperliche Ursachen: Zelluläre Immunschwäche durch neuro- und lymphotrope Viren HIV 1 und HIV 2, Pilzbefall und Übersäuerung.

Mentaltraining: »Auch ich bin von der Schöpfung eingeplant und versuche – trotz Unzulänglichkeiten – am universellen Plan positiv mitzuwirken.«

Heilfarbe/n, Edelstein/e: Alle Farben, Grün; Citrin, Malachit.

Psycho-Edelstein-Essenz: PEE für Wurzel-, Solarplexus-, Milz-Chakren

Aromastoff/e: Angelikawurzel, Eisenkraut, Tea-Tree.

Nachgewiesene Vitalstoffmängel: Siehe Krebsvorbeugung.

Homöopathie: Der Kranke gehört in medizinische Fachbehandlung. In letzter Zeit Erfolge mit Hypericin, einem Johanniskrautextrakt. Wirkungsmechanismus wird noch erforscht.

Acne vulgaris: Siehe auch Kapitel XIII (Psychosomatische Krankheiten).

Häufigste psychosomatisch-metaphysische Ursache: Steht für Kontaktprobleme, für die Sehnsucht nach körperlicher Nähe und die Angst davor. Diese Eigenschaften aus den Emotions- und Denkkörpern sind ungezügelt. Sie führen zum Überwiegen des Yang-Chi (des roten, orangefarbenen und gelben Chi) aus den Wurzel-, Solarplexus- und Milz-Chakren. Das höhere Selbst versucht über die ätherischen Chakren die Gifte auszuscheiden und bildet daher die Hautunreinheiten. Oft wird Trost und Befriedigung im Essen, Trinken und Rauchen (orale Befriedigung) gesucht, was die Aknebildung noch stärker anheizt.

Mentaltraining: »Ich bin ebenso wichtig und wertvoll wie jeder andere Mensch.« Auch: »Ich bin ruhig und gelassen.«

Heilfarbe/n, Edelstein/e: Blau, Rot, Grün; Aventurin, Topas.

Psycho-Edelstein-Essenz: PEE für Wurzel- und Hals-Chakren.

Aromastoff/e: Geranie, Karotte, Myrte, Weihrauch, Zeder.

Nachgewiesene Vitalstoffmängel: Vit. A, E, C, Folsäure, Zn, Fe.

Homöopathie: Siehe Kapitel XI unter Gesicht, Akne.

Naturheilkunde: Für einige Wochen vollständiges Weglassen von Süßigkeiten, Schokolade, Fleisch und Eiern. Wenig Fett. Einige Wochen hauptsächlich Hirse- und Gerstegerichte essen. Abwaschungen mit abgekochtem warmem Wasser, Schwefelseife verwenden. Äußere Anwendung: Schwefel Diasporal oder Aknichthol. Innerlich: Ichthraletten, Akne Kur Wala, Akne Medice (Kombipackung).

Alkoholsucht:

Häufigste psychosomatisch-metaphysische Ursache: Fluchtversuch vor der Realität des Daseins, seinen Schwierigkeiten und seiner Verantwortung. Suche nach problemlosem, angenehmem Dasein, Verständnis und Anerkennung.

Körperliche und soziale Ursachen: Diskutiert wird erblicher Defekt der Alkoholdehydrogenase, bestimmte Persönlichkeitstypen, soziale Situation (unterprivilegierte Gruppen) und seelische Einflüsse (Krisensituationen).

Mentaltraining: »Jede Sekunde meines Lebens kann ich mein Leben ganz neu machen. Ich will für mich und meine Nächsten Verantwortung übernehmen.«

Heilfarbe/n, Edelstein/e: Grün, Blau; Amethyst, Perle.

Psycho-Edelstein-Essenz: PEE für das Solarplexus-Chakra.

Aromastoff/e: Patchouli, Ylang-Ylang.

Nachgewiesene Vitalstoffmängel: Vit. C, B1, 2, 6, 12, Chrom, Zn, Mg. Bei Sucht nach Süßigkeiten/Zucker: Chrom.

Homöopathie: Calcium carb., Lachesis, Nux vom., Sulfur. Nach Beobachtungen englischer Homöopathen bewährte sich Sulfur (LM 30) am stärksten gegen Trunksucht. Auch Lithium carbonicum D6, Nachtkerzenöl sowie eine Messerspitze Glutamin nach jedem Essen und vor dem Schlafengehen helfen zusätzlich.

Bei *Säuferwahn:* Agaricus, Arsenicum, Lachesis, Natrium mur., Nux vom., Opium, Strammonium, Strychninum. Mehrstufige Entwöhnung und Entziehung.

Allergie: Siehe auch Heuschnupfen.

Häufigste psychosomatisch-metaphysische Ursache: Ablehnung, Angst, Unsicherheit oder Kampf gegen Umwelt/Menschen. Bei Allergie gegen Tierhaare stehen diese für die typischen Eigenschaften des Tieres (beim Hund Angriffslust, bei der Katze Anschmiegsamkeit usw.). Die seelisch-geistige Ablehnungs- und Abwehrhaltung gegen Menschen und Umwelt führt zu überstarker Abwehrfunktion der feinstofflichen Körper gegen Fremdeiweiß und zur Schwächung von Wurzel-, Milz- und Solarplexus-Chakren.

Körperliche Ursachen: Erbliche Faktoren: Disposition zur überschießenden Bildung von Gesamt-IgE und allergenspezifischem IgE sowie deren Fixierung besonders an Mastzellen und basophile Granulozyten der Haut und Schleimhaut. Verminderte Aktivität der Supressorzellen. Nicht erbliche Ursachen: Allergenexposition (Kontakt mit Allergenen), erhöhte Durchlässigkeit der Haut und Schleimhaut für bakterielle und virale Infekte oder chemische Irritationen; veränderte Reaktionsbereitschaft der Immunzellen.

Mentaltraining: »Ich habe Vertrauen in meine Umgebung.« Auch: »Ich versuche meine Mitmenschen friedlich zu akzeptieren.«

Heilfarbe/n, Edelstein/e: Blau (bei Entzündungen), Grün (eher bei chronischen Zuständen); Hyazinth, Prasem, Aventurin, Topas.

Psycho-Edelstein-Essenz: PEE für Wurzel-, Milz-, Solarplexus-Chakren.

Aromastoff/e: Cajeput, Lavendel, Ysop.

Nachgewiesene Vitalstoffmängel: Vit. B6, 12, E, Molybdän, Bioflavonoide (z. B. in weißen Innenhäuten von Zitrusfrüchten), Leinöl (z. B. Linofeban Leinölkapseln).

Homöopathie: Siehe Kapitel XI unter Allergieneigung.

Naturheilkunde: Yangbetonte Ernährung (siehe Kapitel VIII) stärkt Schleimhäute und verhindert Eindringen von Allergenen. Wenig Eiweißprodukte, wenig Trinken, für gute Darmfunktion sorgen, gesunde Darmflora aufbauen, für einige Tage nur rohes Sauerkraut, gekochte Möhren oder rohe Äpfel essen. Umstimmungskur mit Eigenblut oder Injektionen mit Gencydo durch den Fachmann.

Altern, verfrühtes:

Häufigste psychosomatisch-metaphysische Ursache: Mangel an Anpassungs- und Kooperationsbereitschaft, Optimismus und Vielseitigkeit. Am häufigsten Streßfolgen. All dies wirkt auf den Vitalitätskörper Chi-abbauend (von gesundem, regenerierendem Chi). Das höhere Selbst zieht seine Wärme, Blut- und

Lymphbildung über den Vitalitätskörper zurück, und unvitales, stagnierendes Chi lagert sich vor allem im Wurzel- und Milz-Chakra ab.

Körperliche Ursachen: Alterungsprozesse sind Stoffwechselveränderungen im Sinne verminderter Aufnahme- und Ausscheidungsfähigkeit.

Mentaltraining: »Ich nehme jede Gelegenheit zu optimistischem und optimalem Denken und Tun wahr.«

Heilfarbe/n, Edelstein/e: Grün, Orange; Hyazinth, Rubin.

Psycho-Edelstein-Essenz: PEE für Wurzel- und Milz-Chakren.

Aromastoff/e: Meerkiefer, Sandelholz, Lavendel, Myrrhe.

Nachgewiesene Vitalstoffmängel: Folsäure, Vit. B6, 12, 2, C, E, Cu, Mn, Zn, Cholin, Selen, Chrom, Pantothensäure.

Homöopathie: Ambra, Barium carb., Kalium carb., Lycopodium, Selenium

Naturheilkunde: Zelltherapie durch den Fachmann; Ginsengpräparate, Procainkur, Frühjahrskur mit Birkenelixier von Weleda. Belladonna D6 3 x tägl. 8 Tr. vor dem Essen über 2 Monate, dann 4 Wochen Pause. Scleron von Weleda 2 x tägl. 1 Tbl. über 6 Wochen, dann 4 Wochen Pause. Ginkgo-biloba-Präparate für bessere Durchblutung. Siehe auch Alzheimer-Krankheit, Lebensverlängerung, Senilität.

Altersflecken: Siehe bei Ekzem (unter »Nachgewiesene Vitalstoffmängel«).

Alzheimer-Krankheit:

Häufigste psychosomatisch-metaphysische Ursache: Stagnation in Gefühlen/Gedanken, Isolation und Verneinung der Lebensfülle (aus den Denk- und Emotionskörpern). Dieses reduziert die Aufbaukräfte und das regenerierende Chi des Vitalitätskörpers. Die pessimistische und verlangsamte Haltung aus Denk- und Emotionskörpern verhärtet das Zentralnervensystem und baut

Nervenzellen ab. Kopf- und Herz-Chakren füllen sich nach und nach mit unvitalem, verbrauchtem Chi.

Körperliche Ursachen: Unklar; diskutiert werden vor allem erbliche oder metabolische Störungen sowie eine Slow-virus-Infektion.

Mentaltraining: »Ich gestalte mein Leben bewußt und aktiv.«

Heilfarbe/n, Edelstein/e: Alle Farben; Beryll, Diamant.

Psycho-Edelstein-Essenz: PEE für Wurzel-, Herz-, Milz-Chakren.

Aromastoff/e: Eisenkraut, Salbei, Zypresse, Myrrhe, Weihrauch.

Nachgewiesene Vitalstoffmängel: Folsäure, Vit. E, C, B6, B12, Jod, Mn, Zn, Cu, Choline.

Homöopathie: Versucht kann werden: Ambra, Barium carb., Lycopodium, Acidum phos.

Naturheilkunde: Hilfreich kann Zelltherapie sein. Auch Ginkgo-biloba-Präparate oder Ginseng-Zubereitungen können versucht werden. Gegen den Mangel an Spurenelementen helfen Meeresalgen (auch in Tablettenform). Siehe auch Altern, verfrühtes, Lebensverlängerung und Senilität.

Angina pectoris: Siehe auch unter Herzkrankheiten, verschiedene.

Häufigste psychosomatisch-metaphysische Ursache: Kummer, Streß, Engherzigkeit. Diese und andere psychische Faktoren und Energieblockaden wirken zusammenziehend auf die Herzkranzgefäße. Es kommt zu einem zu starken Eingreifen der Emotions- und Denkkörper über die Nervenfunktionen auf den ätherischen Energiewirbel des Herz-Chakras.

Körperliche Ursachen: Mißverhältnis von Sauerstoffangebot und -bedarf bei Krankheit der Herzkranzgefäße wie Krämpfen, seltener Störung des Blutflusses bei Aortenstenose, Herzrhythmusstörungen, Bluthochdruck oder niedriger Blutdruck.

Mentaltraining: »Besinnung und Ruhe halten in mir Einzug. Meine Lebenskräfte fließen frei.«

Heilfarbe/n, Edelstein/e: Blau, Grün; Jaspis, Rubin, Heliotrop.
Psycho-Edelstein-Essenz: PEE für Herz- und Milz-Chakren.
Aromastoff/e: Jasmin, Melisse, Ylang-Ylang.
Nachgewiesene Vitalstoffmängel: Vit. A, alle B-Vit., besonders B1,
Cu, Zn, Mg, K, Fe, Coenzym Q 10, Taurin, Folsäure.
Homöopathie: Siehe Kapitel XI unter Angina pectoris, Herzbeklemmung, Herzgegend Angstgefühl, Herzschmerzen.
Naturheilkunde: Unterstützend und vorbeugend haben sich ansteigende Armbäder bewährt. Basismedikament Weißdornpräparate wie z. B. Crataegutt. Gut sind auch für leichte und mittel-
schwere Fälle Präparate wie Stenologes, Carduben, Cactus
comp. I, Strophantus Strath. Da die Angina pectoris prinzipiell
als Vorbotin eines Herzinfarktes anzusehen ist, zuerst gründliche Untersuchung durch den Fachmann. Eigenbehand-
lung am besten nur in Absprache mit dem biologischen Behandler.

**Angina tonsillaris (akute und chronische Mandelentzün-
dung):**
Häufigste psychosomatisch-metaphysische Ursache: »Man kann
nicht mehr alles schlucken.« Hierdurch entsteht eine Schwächung von verschiedenen Chakren (besonders dem Wurzel-,
Hals- und Milz-Chakra. Das höhere Selbst greift mit einer Entzündung in das lymphatische System ein, um durch Fieber die
Stoffwechselschlacken einzuschmelzen und auszuscheiden.
Körperliche Ursachen: Die Mandelentzündung wird meist von
Streptokokken, seltener durch Staphylokokken verursacht. In-
filtration der Mandeln mit Leukozyten. Mikroabszesse. Austritt
von Exudat.
Mentaltraining: »Ich werde mich durchsetzen.« Auch: »Bald
werde ich Eigenverantwortung und Selbständigkeit erreichen.«
Heilfarbe/n, Edelstein/e: Blau, Grün; Bernstein, Rubin, Türkis.
Psycho-Edelstein-Essenz: PEE für Wurzel- und Hals-Chakren.

Aromastoff/e: Geranie, Kamille, Thymian.

Nachgewiesene Vitalstoffmängel: Vit. C, Zn, Bioflavonoide.

Homöopathie: Siehe Kapitel XI unter Hals, innerer.

Naturheilkunde: Bewährt haben sich die Präparate Angocin und Meditonsin. Evtl. Zitronensafthalswickel anlegen. Für Stuhlgang sorgen. Nierentee (z. B. Zinnkrauttee) zur Entgiftung trinken. Sehr schnelle Ausheilung wird durch frische, ungekochte Knoblauchstücke erreicht, welche über Stunden, evtl. 1–2 Tage im Mund behalten werden.

Angst:

Häufigste psychosomatisch-metaphysische Ursache: Mangel an Vertrauen und Zuversicht in den göttlichen Führungs- und Entwicklungsplan. Die hierdurch entstehende Angst führt zu einer starken Vibration des Emotionskörpers und schneller zirkulierendem Chi des Wurzel- und meist auch des Milz-Chakras. Dies führt zum Abbau der ausgleichenden und beruhigenden ätherischen Chi-Kräfte des Vitalitätskörpers.

Mentaltraining: »Herr, dein Wille geschehe in meinem Leben.«

Heilfarbe/n, Edelstein/e: Grün, Violett; Goldcitrin, Koralle.

Psycho-Edelstein-Essenz: PEE für das Wurzel-Chakra.

Aromastoff/e: Jasmin, Melisse, Patchouli, Ylang-Ylang.

Nachgewiesene Vitalstoffmängel: Vit. E, B6, B1, Mg.

Homöopathie: Aconitum, Arsenicum album, Kalium phos., Lachesis, Phosphorus, Sepia. Angst beim Alleinsein: Arsenicum album, Phosphorus. Angst wird in der Brust empfunden: Aconitum, Arsenicum album, Phosphorus. Angst, nachts: Arsenicum album, Lachesis, Pulsatilla, Sulfur. Angst in einer Menschenmenge: Ambra. Angst vor einer Verabredung: Argentum nitricum, Gelsemium. Angst vor der Zukunft: Cicuta virosa, Jodum, Lachesis, Natrium muriatricum, Pulsatilla. Siehe Kapitel XI unter den Abschnitten Angst und Furcht.

Naturheilkunde: Kava-Kava-Präparate wie Ardeydystin forte und

Kavasporal forte; Ferrum sidereum D10 Dil. Weleda 3 x tgl. 10 Tr.

Anorexia: Siehe Appetitlosigkeit.

Antibiotika-Nebenwirkungen:
Häufigste psychosomatisch-metaphysische Ursache: Siehe Immunschwäche oder sonstige ursächliche Krankheitsursache in diesem Verzeichnis. Antibiotika blockieren die Aufbauleistung des Vitalitätskörpers, hemmen das Einwirken des höheren Selbst auf Vitalitäts- und physischen Körper und erschaffen oft einen kranken Doppelgänger des Vitalitätskörpers (siehe auch Nahrungsmittel mit antibiotischen Eigenschaften am Ende von Kapitel III).
Mentaltraining: Siehe bei der Krankheit, welche die Antibiotikabehandlung nötig machte.
Heilfarbe/n, Edelstein/e: Grün; Malachit, Citrin.
Psycho-Edelstein-Essenz: PEE für Wurzel- und Milz-Chakren.
Aromastoff/e: Eisenkraut, Lavendel, Zwiebel.
Nachgewiesene Vitalstoffmängel: Vit. C, B-Komplex (besonders B12), K, Folsäure. Während und noch 6 Wochen nach der Antibiotikabehandlung unbedingt dreimal täglich je 2 Eßl. biologischen Joghurt mit den Mahlzeiten oder 1:5 verdünnten Sauerkrautsaft vor dem Essen.
Homöopathie: Nach jeder Antibiotikabehandlung Sulfur LM 30 von Arcana für 8 Tage tgl. 1 x 5 Tr. in 1/2 Glas Wasser. Darmflora durch geeignete Präparate wieder aufbauen (z. B. Omniflora).

Apathie:
Häufigste psychosomatisch-metaphysische Ursache: Abwehr und Flucht vor bestimmten Gefühlen, Gedanken und der Realität. Diese führen zur Schwäche des Vitalitätskörpers, der dann zu

wenig Aufbauleistung ausführen kann. Manchmal besteht auch eine Interesselosigkeit des höheren Selbst am irdischen Dasein.

Mentaltraining: »Ich werde meine Probleme auf realistische Art und Weise lösen.« Oder: »Ich werde erwachsen und verantwortlich handeln.«

Heilfarbe/n, Edelstein/e: Rot, Orange, Gelb; Pyrit, Turmalin.

Psycho-Edelstein-Essenz: PEE für Solarplexus-, Wurzel-, Milz-Chakren.

Aromastoff/e: Muskat, Rosmarin, Wacholder.

Nachgewiesene Vitalstoffmängel: Vit.-B-Komplex, A, E, C, Niacin.

Homöopathie: China, Lilium tigrinum, Acid. phos., Sepia, Staphisagria; Johanniskrautpräparate wie Esbericum, Hyperforat, Gold mit Johanniskraut: Hypericum Auro cult. D 2 3 x tgl. 10 Tr. Kreislaufmittel wie Diacard oder Korodin; Schlehenelixier.

Aphthen: (Mundgeschwüre): Siehe auch Pilze.

Häufigste psychosomatisch-metaphysische Ursache: Unbewußte Furcht und Abwehr. Verlangsamung des Stoffwechsels und der psychischen Vorgänge. Sie schwächen den Vitalitätskörper (vor allem das Milz-Chakra).

Körperliche Ursachen: Teils durch Pilzinfektionen. Gefördert werden sie durch bestimmte Hormone, Nahrungsmittel, Verletzungen oder Infektionen.

Mentaltraining: »Ich bin mir meiner Verlangsamung, Furcht und/oder Abwehr bewußt und führe aktive Schritte zur Änderung aus.«

Heilfarbe/n, Edelstein/e: Grün, Blau; Aventurin, Perle.

Psycho-Edelstein-Essenz: PEE für Milz- und Wurzel-Chakren.

Aromastoff/e: Rosmarin, Salbei, Thymian.

Nachgewiesene Vitalstoffmängel: Lysin, Vit.-B-Komplex (besonders B12), Folsäure, Fe, Zn.

Homöopathie: Siehe Kapitel XI unter Mundgeschwüre, Aphthen.

Naturheilkunde: Bewährt hat sich Borax D6 Tbl. mehrere Tbl. am Tag lutschen, Antipilzkur.

Appetitlosigkeit:
Häufigste psychosomatisch-metaphysische Ursache: Reduzierter »Lebenshunger« und »Lebensdurst« durch Verneinung der aktuellen Lebenssituation. Hierdurch wird das Milz-Chakra beim Bilden von Magen- und Verdauungssäften eingeschränkt. Auch das höhere Selbst greift zu wenig in die Verdauungsvorgänge über die Bauch-Chakren ein.
Körperliche Ursachen: Mund-, Magen-, Darmkrankheiten, Infektionen, auch in der Schwangerschaft.
Mentaltraining: »Ich löse meine Schwierigkeiten geduldig.«
Heilfarbe/n, Edelstein/e: Orange, Grün; Malachit, Rosenquarz.
Psycho-Edelstein-Essenz: PEE für Wurzel- und Milz-Chakren.
Aromastoff/e: Fenchel, Majoran, Orange.
Nachgewiesene Vitalstoffmängel: Zn, Acid. Bac., Vit.-B-Komplex.
Homöopathie: Siehe Kapitel XI unter Appetit.
Naturheilkunde: Enzian-Magentonikum von Wala, 1 Teel. vor jeder Mahlzeit. Richtiges Würzen z. B. mit Liebstöckel, Estragon, Basilikum, Thymian regt Appetit an. Condurango Tinktur bewährt.

Appetit, zuviel:
Häufigste psychosomatisch-metaphysische Ursache: Ersatz und/ oder Ausgleich für mangelnde emotionale Sättigung. Hierbei sind die Wunsch- und Begierdekräfte des Emotionskörpers zu stark geworden. Diese Überreizung der Solarplexus- und Milz-Chakren führt zu verstärktem Chi-Energie-Aufbau mit nachfolgender Gewichtszunahme.
Körperliche Ursachen: Schilddrüsen-Überfunktion, Nervosität, Neurose.
Mentaltraining: »Ich gebe Liebe und werde Liebe erhalten.«

Heilfarbe/n, Edelstein/e: Blau, Violett; Smaragd.

Psycho-Edelstein-Essenz: PEE für das Solarplexus- und Hals-Chakra.

Aromastoff/e: Patchouli, Wacholder.

Nachgewiesene Vitalstoffmängel: Vit. C, B6, Phenylalanin.

Homöopathie: Siehe Kapitel XI unter Hunger. Präparate: Decorpa, Helianthus tuberosus von Plantina.

Arme, Beschwerden der:

Häufigste psychosomatisch-metaphysische Ursache: Schwäche oder Überlastung, eigene Verantwortung zu tragen. Meist sind Hals- und Wurzel-Chakren hierdurch beeinträchtigt und führen zu einer Chi-Stauung in den Energiebahnen und Nadis (Energiekanälchen) der Arme. Auch führen die Überlastung und Sorgen über Emotions- und Denkkörper zu einer Reizung des Nervensystems.

Mentaltraining: »Ich habe die Kraft, angemessene Belastungen zu tragen.« Oder: »Ich erfülle meine Aufgaben mit Leichtigkeit.« Oder: »Ich lasse mir nur soviel aufbürden, wie ich tragen kann.«

Heilfarbe/n, Edelstein/e: Rot, Grün; Saphir, Rubin.

Psycho-Edelstein-Essenz: PEE für das Herz- und Wurzel-Chakra.

Aromastoff/e: Basilikum.

Nachgewiesene Vitalstoffmängel: Vit.-B-Komplex (besonders B1, 12, 6), C, E, Folsäure, Fe, Mg, K, Zn.

Homöopathie: Siehe Kapitel XI unter Armschmerz.

Naturheilkunde: Akupunktur, Neuraltherapie, Chiropraktik, verschiedene Einreibungen wie Nervencreme Fides, Arthrosenexsalbe, Arthrodynatsalbe, Schröpfbehandlung.

Arteriosklerose:

Häufigste psychosomatisch-metaphysische Ursache: Intoleranz, Unbeugsamkeit, Uneinsichtigkeit und Starrsinn sowie Fixierung auf einseitige intellektuelle Betätigung wirken sich über die Denk- und Emotionskörper verhärtend und abbauend auf das Gefäßsystem aus. Das erweichende und aufbauende Chi des Vitalitätskörpers ist geschwächt.

Körperliche Ursachen: Zahlreiche Ursachen, z. B. Bluthochdruck, erhöhter Blutfettspiegel, Zuckerkrankheit, Gifte, Nikotin, Sauerstoffmangel, Streß, Alter, Erbfaktoren.

Mentaltraining: »Ich will meine Interessengebiete erweitern und mich auch kreativem Tun hingeben.«

Heilfarbe/n, Edelstein/e: Alle Farben; Jade, Jaspis, Perle.

Psycho-Edelstein-Essenz: PEE für das Solarplexus- und Wurzel-Chakra.

Aromastoff/e: Thymian, Wacholder.

Nachgewiesene Vitalstoffmängel: Ca, Mg, K, Chrom, Vit. E, C, F, B-Komplex, besonders B3, Lecithin, Selen, Mg, Chrom.

Homöopathie: Aurum met., Arnica, Plumbum met., Viscum album, Sulfur, Crataegus, Kalium jod.

Naturheilkunde: Auf Cholesterinspiegel achten, wenig tierische Fette, Gingko-biloba-Präparate wie Tebonin; Scleron, Sklerosol, A-E Mulsin, Lipostabil, Arnika-Präparate, Mistel, Knoblauch, Ginseng. Der Fettverbrauch (an möglichst nichterhitzten Pflanzenölen) sollte unter 20 % der Gesamtkalorien liegen. *Knoblauchschnaps* lindert deutlich Arteriosklerose: 200 g frischen, zerkleinerten Knoblauch 2 Wochen in 1/2 Liter Kornbranntwein ziehen lassen, durch ein Teesieb in eine Flasche gießen und täglich vor dem Schlafengehen 1 Eßl., mit 6 Eßl. Wasser verdünnt, nehmen.

Arthritis/Arthrose: Siehe auch Kapitel XIII (Psychosomatische Krankheiten).

Häufigste psychosomatisch-metaphysische Ursache: Hemmung des Ausdrucks von Emotionen, besonders der Aggression. Dadurch erhöhte Muskelspannung mit Schädigung der Gelenke. Bei Frauen außerdem noch Ablehnung der weiblichen Rolle.

Bei der Arthritis kommt es zu Entzündungsvorgängen in den Gelenken durch das Überwiegen der unbewußten Angriffslust, die rotes und orangefarbenes Chi im Vitalitätskörper schneller bildet und zirkulieren läßt. Bei der Arthrose überwiegen Angst und Hemmungen, die das Chi im Vitalitätskörper schwächen, langsamer zirkulieren lassen, zum Stagnieren bringen und schließlich den obenerwähnten Charaktereigenschaften aus den Emotions- und Denkkörpern mehr Einwirkung zugestehen. Daher kommt es zum Abbau in den Gelenken.

Körperliche Ursachen: Arthritis: entzündliche allergische Vorgänge im Gelenk. Einflüsse von Stoffwechsel, Hormonsystem, Wetter, Beherdung usw. *Arthrose:* Verschleiß, Fehlstellungen, mangelhafte Ernährung.

Mentaltraining: »Ich entspanne mich und fühle mich sicher.« Oder: »Ich fühle die Lebensenergie in mir und um mich herum frei fließen.« Oder: »Ich reagiere mich angemessen ab.«

Heilfarbe/n, Edelstein/e: Blau, Grün; Chrysopras, Heliotrop, Tigerauge.)

Psycho-Edelstein-Essenz: PEE für Wurzel-, Solarplexus- und Milz-Chakren.

Aromastoff/e: Cajeput, Koriander, Wiesenkönigin, Wacholder.

Nachgewiesene Vitalstoffmängel: (Bei Arthritis:) Vit. C, Ca, Mg, Mn, K, Cu, Fe, Pantothensäure, Selen, Zn, Lebertran, Tryptophan, L-Histidine, D.L. Phenylalanin, Quercitin. (Bei Arthrose:) Vit. E, C, B3, Ca, Mg, Pantothensäure, Mn, Kieselerde (2 x tgl. 1 Eßl. rohe, bis zu 24 Stunden eingeweichte Hirse).

Homöopathie: Siehe Kapitel XI unter Arthrose

Naturheilkunde: Arthritis: Akupunktur, Neuraltherapie, evtl. Cantharidenpflaster, Enzyme wie Mulsal; Traumeelsalbe, Syvimansalbe, Vit.-E-Präparate. *Arthrose:* Akupunktur, Moxa, Neuraltherapie, Arthrosenexsalbe, Arthrosynatsalbe, Teufelskrallenpräparate, Cefossin, Zelltherapie-Injektionskur vom Fachmann. Verbot von jeglichem Fleisch, jedoch Fisch erlaubt.

Allergietest durchführen (siehe Kapitel III unter »Stärkung des Immunsystems über den Darm.«).

Asthma bronchiale: (Siehe auch Kapitel XIII Psychosomatische Krankheiten), bei Asthma cardiale siehe auch Herzleiden. *Häufigste psychosomatisch-metaphysische Ursache:* Angst vor Ablehnung und Beengungsgefühl (denn der Druck von außen wird als zu stark empfunden), Hilflosigkeit, Selbständigwerden und Verlassenheit. Wunsch nach Anerkennung, Freiheit und Liebe. Durch die gerade erwähnten Emotionen kommt es zu einem starken Eingreifen des zusammenziehenden Chi aus den Emotions- und Denkkörpern auf die Bronchien.
Körperliche Ursachen: Allergien, z. B. Pollen, Hausstaubmilben, Tierhaare, Schimmelsporen, Nahrungsmittel, Medikamente, Insektengifte usw. Infekte durch Viren und Bakterien.
Mentaltraining: »Ich bin meiner jetzigen Lebenssituation gewachsen.« Oder: »Ich atme entspannt und fühle mich sicher.«
Heilfarbe/n, Edelstein/e: Rot, Grün; Chrysopras, Tigerauge.
Psycho-Edelstein-Essenz: PEE für Wurzel- Milz-, und Hals-Chakren.
Aromastoff/e: Thymian, Ysop.
Nachgewiesene Vitalstoffmängel: Vit. B6, B5, B12, C, A, Mg, Mn, Zn, Lecithin, Lebertran, Tryptophan, Vit. E, B15.
Homöopathie: Siehe Kapitel XI unter Asthma und Atemnot.
Naturheilkunde: Vorbeugung gegen Anfälle: morgens 10–20 Tr. Quercus D1; abends 10–20 Tr. Veronica D2; Basisbehandlung mit Cuprum acet. D4 ca. 16–18 Uhr 5–10 Tr.; bewährt: Pneumonium LA 3 x 20–30 Tr. Allergietest durchführen (siehe Kapitel III unter »Stärkung des Immunsystems über den Darm«).

Atemnot: Siehe Asthma.

Aufstoßen:

Häufigste psychosomatisch-metaphysische Ursache: Unbewußte Probleme wollen an die Luft. Ungeduld wirkt auf den astralen Energiewirbel des Solarplexus-Chakras und lenkt dessen Chi-Strom in eine entgegengesetzte Richtung. Nervosität und Unruhe irritieren Milz- und Wurzel-Chakren. Beim zu starken Einfluß auf den astralen Energiewirbel des Wurzel-Chakras kommt es zu Luftaufstoßen, bei der Einwirkung auf den astralen Teil des Milz-Chakras entsteht im Magen zu starke Säurebildung.

Heilfarbe/n, Edelstein/e: Grün; Citrin, Karneol.

Psycho-Edelstein-Essenz: PEE für das Solarplexus-, Wurzel-, Milz-Chakra.

Nachgewiesene Vitalstoffmängel: Alle B-Vit., besonders B3, Vit. A, Mg, Zn, Cu.

Homöopathie: Siehe Kapitel XI, Abschnitt Aufstoßen.

Naturheilkunde: Oft nervöse Personen. Langsam essen, evtl. mit Strohhalm trinken. Gegen Gasbildung: Carbo Betulae 5 %/Ol. Carvi 1 % Pulver mehrmals 1 Msp.; Carminativum Hetterich. Sauer Aufstoßen: Robinia comp. von Wala 1/4stündl. 10 Kügelchen; bei chronischen Beschwerden 3 x tgl. 10 Kügelchen; doppelkohlensaures Natron mehrmals 1 Msp. tgl.

Augenkrankheiten:

Häufigste psychosomatisch-metaphysische Ursache: Augen stehen für Flexibilität der Ansichten, korrekturbedürftige Fehlansichten, Betrachtungs- und Verhaltensweisen. Auch kann eine veränderte Sehfähigkeit u.a. durch Angst/Schocks (Kurzsichtigkeit), konventionelles Verhalten (Weitsichtigkeit), Frustration (Grauer Star) und erhöhten seelischen Innen- oder Außendruck (Grüner Star) ausgelöst werden. Bei verringerter Sehschärfe wurden Wurzel- und Solarplexus-Chakren durch Angst/Schocks geschwächt. Bei Augenentzündung, Sandgefühl, Wasserabsonderung und Augenallergien greifen der Vitalitätskörper und das höhere Selbst in Stirn- und Solarplexus-Chakren und Auge ein, um Stoffwechselschlacken einzuschmelzen oder Fremdeiweiße (Allergene) abzuwehren. Nachtblindheit setzt eine Schwächung der Bauch-Chakren voraus. Beim Augenzittern (Nystagmus) wurden alle astralen Energiewirbel der Bauch-Chakren durch Nervosität zu stark in Mitleidenschaft gezogen. Grauer Star bedeutet zu starke Einwirkung der Denk- und Emotionskörper auf das Chi der Linse. Beim Grünen Star stauen sich unsichtbare Chi-Energien im Glaskörper und führen zu starker Bildung des Kammerwassers.

Körperliche Ursachen:

- *Sehschwäche:* Brechungsfehler der Linse, Störung in der Feineinstellung des Auges, latentes Schielen, beginnende Alterssichtigkeit.

- *Bindehautentzündung:* Chemische und physikalische Reize z. B. Fremdkörper, Verletzungen (Verätzungen, Verbrennungen, Strahlen), Staub; Infektionen durch Bakterien, Schwimmbadkonjunktivitis, Viren; benachbarte Krankheitsprozesse, Allergien.

- *Lidrandentzündung:* Mechanische Reize (Rauch, Staub), erhöhte Ausscheidung durch die Talgdrüsen des Lides, bakterielle Besiedlung.

- *Grauer Star* (Katarakt): Erworbener: Alter, Stoffwechselstörungen bei Zuckerkrankheit, Tetanie, Schilddrüsenunterfunktion, Augenverletzungen, Hitze, Strahlung.

- *Grüner Star* (Glaukom): Erhöhung des Augeninnendruckes durch Schwellung des Glaskörpers und Abflußstörungen des Kammerwassers.

Mentaltraining: »Ich sehe der Realität ins Auge.«

Heilfarbe/n, Edelstein/e: Grün; Amethyst, Bergkristall, Bernstein, Hyazinth, Saphir, Smaragd, Topas, Türkis, Turmalin.

Psycho-Edelstein-Essenz: PEE für Solarplexus-, Wurzel-Chakra.

Aromastoff/e: Fenchel, Kamille, Thymian.

Nachgewiesene Vitalstoffmängel: Sehschärfe verringert: Vit. B1; A, B2, Nikotinsäure. Entzündung, Sandgefühl, Wasserabsonderung: Vit. B2, A, B1, Nikotinsäure. Kurzsichtigkeit: Chrom, Zn, Vit. C, E, A, B2, B12, Lebertran, Leinsamen (Linofeban-Kapseln). Augenflüssigkeit (verringerte): Vit. B6, A, Lebertran. Nachtblindheit (Mittelstreifen bei Gegenverkehr nicht erkennbar): Vit. A, D (Lebertran). Nystagmus (Zittern): Vit. B1, 2, A, D, (Lebertran). Star, grauer: Vit. E, C, A, B2, Chrom, Zn, Selen, Aminosäuren: Cystein, Methionin. Star, grüner: Cystein, Vit. A, B2, B12, Lebertran.

Homöopathie: Siehe Kapitel XI, Abschnitt Augen, Star, grauer und Star, grüner.

Naturheilkunde: Bindehautentzündung: mehrmals tgl. warme Umschläge mit Fencheltee. Augenbäder mit warmem Augentrosttee. Argentum nitricum D4 Augentropfen von Weleda einträufeln. *Grüner Star:* Pflanzliche Nahrung, salzarm, Rohkost, Birkenelixier Schwitzbäder. Innerlich: Cinis Ossium/Philodendron D6 Pulver 2 x tgl. 1 Msp. Stannum praep. D8 Augentr. Weleda.

Azidose: Siehe Übersäuerung.

Bandscheibenleiden: Siehe auch Rückenschmerzen.
Häufigste psychosomatisch-metaphysische Ursache: Übermäßiger seelischer Druck, verminderte Belastungsfähigkeit und geringe Flexibilität wirken über Denk- und Emotionskörper verhärtend auf die Chi-Versorgung der Zwischenwirbelscheiben.
Körperliche Ursachen: Durch Gewebsalterung speziell der Kollagenfibrillen der Bandscheiben kommt es zu Verlust des Wasserbindungsvermögens. Kann bei Einrissen im Faserring zum Vorfall des weichen Kerns führen und Druck auf Nervenwurzeln oder Rückenmark verursachen.

Mentaltraining: »Ich entlaste mich von Druck und Streß und organisiere mein Leben neu.«

Heilfarbe/n, Edelstein/e: Grün, Blau; Jade.

Psycho-Edelstein-Essenz: PEE für das Wurzel-Chakra.

Aromastoff/e: Oregano, Wacholder, Ysop.

Nachgewiesene Vitalstoffmängel: Ca, Vit. E, C, B-Komplex, Mg, Kieselsäure.

Homöopathie: Siehe Kapitel XI unter Rückenschmerzen.

Naturheilkunde: Zellpräparate, Spondylonal Kapseln, Chiropraktik.

Bauchspeicheldrüsenerkrankungen:

Häufigste psychosomatisch-metaphysische Ursache: Übermäßiges Grübeln, Sorgsucht und Streß belasten dieses Organ. Hierdurch kommt es zu einem Nachlassen der Chi-Energie im Milz-Chakra. Auch das höhere Selbst kann nur noch schwach in die Fermentbildungsvorgänge dieses Chakras eingreifen. Hingegen wirken Vitalitätskörper und höheres Selbst bei der Bauchspeicheldrüsenentzündung entzündungsfördernd ein, um Verhärtungstendenzen im Milz-Chakra abzuwehren.

Körperliche Ursachen: Minderung der Enzymausscheidung für die Verdauung nach Krankheiten der Bauchspeicheldrüse, Entzündungen, Zysten, Krebs.

Bauchspeicheldrüsenentzündung: a) akute: Gehäuftes Auftreten bei Alkoholismus, Gallenwegserkrankungen, Verengung oder Verlegung des Ausscheidungsganges, nach Operationen in der Bauchhöhle, Magengeschwüre, Mumps; b) chronische: Ursachen wie bei der akuten, angeboren oder durch Zysten.

Mentaltraining: »Ich halte mir unnötige Belastungen fern und habe Vertrauen in die Vorsehung.«

Psycho-Edelstein-Essenz: PEE für das Milz-Chakra.

Aromastoff/e: Anis, Galbanum.

Nachgewiesene Vitalstoffmängel: Vit. A, C, Mg, K, Zn, Germanium.

Homöopathie: Siehe im Kapitel XI gemäß den Beschwerden.

Naturheilkunde: Fettarme Kost, Vermeidung von Alkohol, Kaffee, Schwarztee; Zufuhr von Verdauungsfermenten; Pankreaplex Drag. Platinum chlor./Pancreas comp. Wala: zu den Mahlzeiten 10 Kügelchen.

Bechterewsche Krankheit:

Häufigste psychosomatisch-metaphysische Ursache: Unbewußte Aggressionen, Starrsinn, Steife, Schuldgefühle, oft fehlende Aufrichtigkeit, Willensantriebe und Demut. Diese beschriebene Geisteshaltung setzt eine karmische Schwächung des höheren Selbst voraus. Sie reduziert seine Chi-Aufbaukräfte im Bereich der Wirbelsäule, und dadurch kommt es zu einem Überwiegen der astralen Energien.

Körperliche Ursachen: Chronisch-entzündliche rheumatische Erkrankung der Wirbelsäule, des Kreuzbein-Darmbein-Gelenkes, der kleinen Wirbelgelenke ohne erkennbare Ursache oder bei chronisch-entzündlichen Darmerkrankungen, Reiter-Krankheit (nach Reiter), Schuppenflechte, Spätfolgen einer Arthritis.

Mentaltraining: »Ich versuche flexibel zu sein.«

Heilfarbe/n, Edelstein/e: Grün, Gelb; Aventurin.

Psycho-Edelstein-Essenz: PEE für das Wurzel- und Milz-Chakra.

Aromastoff/e: Oregano, Wacholder.

Nachgewiesene Vitalstoffmängel: Vit. C, B6, B3, E, Cu, Mg, Ca, Zn, Mn, Lebertran, Kieselsäure.

Homöopathie: Siehe Kapitel XI unter Rücken, Steifheit bzw. gemäß den Beschwerden. Spezielle Mittel: Lachnanthes tinct. D3–D6; steifes Genick, Brennen in der Wirbelsäule und den Kreuzbein-Darmbeingelenken, eiskalter Körper. Stannum D3–D12: lähmungsartige Schwäche mit Zittern bei jeder Anstrengung, kann kaum gehen, Schmerzen beginnen und verschwinden langsam, Treppensteigen verschlimmert.

Naturheilkunde: Injektionsbehandlung: Equisetum D15 Amp., Arnica Planta tota D10 Amp., Quarz D10, D20, D30 Amp., Mandragora Radix D10 Amp., Prununs spinosa, Summitates D6 Amp. Warmhalten der Wirbelsäule durch Seide, Wolle, Rehleder oder Katzenfell; Cantharidenpflaster entlang der ganzen Wirbelsäule.

Beine, unruhige:

Häufigste psychosomatisch-metaphysische Ursache: Die eigene Meinungsbildung, das selbständige Denken und Handeln und der feste Standpunkt sind unsicher, schwankend, wechselnd und unharmonisch. Dieses wirkt über die astralen Energiewirbel der Bauch-Chakren (Wurzel-, Milz- und Solarplexus-Chakren) unruhig auf das Nerven-Muskel-System der Beine.

Körperliche Ursachen: Ursache unbekannt. Häufiger bei Frauen, familiäre Häufung.

Mentaltraining: »In Zukunft werde ich mich um ein eigenes und sicheres Urteil bemühen.«

Heilfarbe/n, Edelstein/e: Grün, Gelb; Jade, Rubin.

Psycho-Edelstein-Essenz: PEE für das Solarplexus- und Wurzel-Chakra.

Aromastoff/e: Jasmin, Patchouli, Ylang-Ylang.

Nachgewiesene Vitalstoffmängel: Folsäure, Vit. E, Tryptophan. Unbedingt Bohnenkaffee (auch koffeinfreien), Kakao, Schokolade, Schwarztee und Colagetränke meiden.

Homöopathie: Siehe Kapitel XI unter Beine, unruhige.

Naturheilkunde: Magnesium-Präparate, Venenmittel.

Bein, offenes (Unterschenkelgeschwür):

Häufigste psychosomatisch-metaphysische Ursache: Durch eine tiefe Wunde, die das Schicksal geschlagen hat, entstehen Stauungen der Chi-Kräfte und dadurch Auslösungen von Entzündungen im Venengebiet und Ausscheidungen von Zerfallsprodukten durch das Geschwür. Das Milz-Chakra wurde bei den langanhaltenden seelischen Wunden geschwächt und verlangsamt seinen Chi-Fluß im Venengebiet.

Körperliche Ursachen: Chronische Venenschwäche; manchmal arterielle Verschlußkrankheit.

Mentaltraining: »Ich versuche mir zugefügtes Unrecht zu verzeihen und es dadurch zu überwinden.«

Heilfarbe/n, Edelstein/e: Blau, Grün; Rosenquarz.

Psycho-Edelstein-Essenz: PEE für das Milz-, Solarplexus-, und Wurzel-Chakra.

Aromastoff/e: Galbanum, Weihrauch.

Nachgewiesene Vitalstoffmängel: Zn, Vit. E, B6, C, Phenylalanin, Arginin.

Homöopathie: Siehe Kapitel XI unter Unterschenkel, Geschwür.

Naturheilkunde: Umgebung der Geschwüre mit Kupfersalbe (Cuprum präp. 0,4 % Ungt.) oder mit Hamamelissalbe einreiben. Geschwüre 1–2 x tgl. einpudern mit Kaffeekohle, darüber Salbenlappen mit Calendula-Salbe legen. Ganzen Unterschenkel mit 2 übereinander abgerollten elastischen Binden einwickeln. Innerlich: Venalot oder Venostasin.

Bettnässen:

Häufigste psychosomatisch-metaphysische Ursache: Unbewußte Angst, Eifersucht und Verkrampfung, die das Wurzel-Chakra und den die Blase regulierenden Becken-Nervenplexus schwächen.

Körperliche Ursachen: Seelische Überforderungsreaktion des Kindes z. B. bei Geburt von Geschwistern, Ehescheidung der Eltern, Milieuwechsel, auch organische Erkrankungen wie z. B. Spina bifida; Vorkommen bei 15 % der Kinder; familiäre Häufung.

Mentaltraining: Wenn die Eltern die Ursache für das Bettnässen herausgefunden haben, sollten sie das Kind positiv stärken.
Heilfarbe/n, Edelstein/e: Grün, Orange; Onyx, Jade.
Psycho-Edelstein-Essenz: PEE für das Wurzel-Chakra.
Aromastoff/e: Kamille, Lavendel.
Nachgewiesene Vitalstoffmängel: Vit. A, Vit.-B-Komplex, Zn, Mg, Ca.
Homöopathie: Siehe Kapitel XI unter Harnentleerung nachts (Bettnässen).
Naturheilkunde: Kur: Levico D3 Dil. morgens 10 Tr. während 2 Wochen. Anschließend Hypericum D2 Plv. 3 x tgl. 1 Msp. Einreibungen abends mit Hypericum 30 % Öl einige Tropfen auf Oberschenkelinnenseite. Argentum 0,1 % Salbe in die Blasengegend; abends je 1 Tr. Phosphorus 0,1 % Öl auf beide Fußsohlen.

Bindegewebsschwäche:

Häufigste psychosomatisch-metaphysische Ursache: Bindegewebe steht für Festigkeit und Kooperation. Wenn diese inneren Eigenschaften schwach ausgebildet sind, dann liegt ein Mangel vor an aufbauendem farbigem Chi aus dem Milz-Chakra für den Vitalitätskörper. Daher kann sich das Bindegewebe nur eingeschränkt festigen.
Körperliche Ursachen: Familiäre Veranlagung.
Mentaltraining: »Ich übe Festigkeit, Beharrlichkeit und Ausdauer dort, wo sie benötigt werden, und zeige mich kooperativer.«
Heilfarbe/n, Edelstein/e: Rot, Orange, Grün; Jaspis, Smaragd.
Psycho-Edelstein-Essenz: PEE für das Wurzel- und Hals-Chakra.
Aromastoff/e: Lavendel, Rosmarin, Wacholder.
Nachgewiesene Vitalstoffmängel: Vit. C, Bioflavonoide, Vit. E, A, D und Kieselsäure (z. B. in roher Hirse).
Homöopathie: Silicea D12, Calcium fluor. D12 im tgl. Wechsel über längere Zeit.

Blähungen:

Häufigste psychosomatisch-metaphysische Ursache: Unverarbeitete und unterdrückte Gefühle, auch Verspannungen und Angst aktivieren den astralen Energiewirbel meistens des Wurzel-Chakras und verursachen auf diese Weise die Luftstauungen im Darm. Bei Bauchkrämpfen wirken Emotions- und Denkkörper zusammenziehend auf die Hohlorgane des Bauches ein (z. B. auf Magen, Darm, Gallenblase und Harnleiter).

Körperliche Ursachen: Verdauungsstörungen, Typhus, Darmverschluß, Bauchspeichel- und Lebererkrankungen, Bauchfellentzündung, Herzschwäche u.a.

Mentaltraining: »Ich versuche, meine unverarbeiteten und unterdrückten Gefühle zu klären.«

Heilfarbe/n, Edelstein/e: Grün, Gelb; Jade, Onyx, Smaragd.

Psycho-Edelstein-Essenz: PEE für das Solarplexus-, Milz- und Wurzel-Chakra.

Aromastoff/e: Fenchel, Kümmel, Ingwer, Rosmarin.

Nachgewiesene Vitalstoffmängel: B-Vitamine, Vit. A, Mg, Ca, Zn, Bitterstoffe.

Homöopathie: Siehe Kapitel XI, Stichwort Blähungen.

Naturheilkunde: Carminativum Hetterich, Carbo Betula 5 % Ol. Carvi 1 % Plv. Weleda.

Blase: Siehe Reizblase.

Blutarmut:

Häufigste psychosomatisch-metaphysische Ursache: Störungen der Durchsetzungskraft, Individualität und des Willens. Diese sorgen für eine Chi-Stagnation und Mangel an vitalisierendem Chi in den Wurzel-, Solarplexus- und Milz-Chakren. Hierbei kann das höhere Selbst auch nur schwach über das Eisen auf die roten Blutkörperchen einwirken.

Körperliche Ursachen: Akuter und chronischer Blutverlust, Eisenmangel oder Eisenverwertungsstörungen, Vitamin-B12-Mangel, Folsäuremangel, Kupfermangel, Vitamin-C-Mangel und viele andere Ursachen.

Mentaltraining: »Ich stärke meine Durchsetzungskraft und meinen Willen.«

Heilfarbe/n, Edelstein/e: Rot, Grün; Onyx, Topas.

Psycho-Edelstein-Essenz: PEE für das Milz-, Wurzel- und Solarplexus-Chakra.

Aromastoff/e: Angelikawurzel.

Nachgewiesene Vitalstoffmängel: Vit. B12, Vit. C, B6, B2 und Fe, Cu, Vit. E, Folsäure.

Homöopathie: Siehe Kapitel XI unter Anämie.

Naturheilkunde: Spinat enthält zwar wenig Eisen, fördert aber dessen Aufnahme. 2/3 Spinat + 1/3 frische Brennesselblätter wirkt hervorragend auf Eisenstoffwechsel. Gut ist auch das Trinken von Brennesseltee. Vollkornbrot ist reich an Eisen und anderen Mineralien. Eisenaufnahme wird durch Säuren verbessert. Deswegen 1:20 verdünnten Zitronensaft trinken.

Blutdruck, hoher: Siehe auch Kapitel XIII (Psychosomatische Krankheiten).

Häufigste psychosomatisch-metaphysische Ursache: Behinderte Dynamik, unterdrückte Feindseligkeit, eingeengte Tatkraft und unterdrückte Wut können den Blutdruck steigern. Alle diese Verhaltensweisen und Gefühle wirken zu stark über den Denk- und Emotionskörper auf Nebennieren und Gefäßsystem ein.

Körperliche Ursachen: In den meisten Fällen Ursache unbekannt. Sonst nierenbedingt, hormonell bedingt, durch bestimmte Medikamente, z. B. Pille, Lakritzenpräparate, Alkohol, außerdem bei Herzkrankheiten, in der Schwangerschaft, Hirndruckstörungen, Hirntumor.

Mentaltraining: »Ich staue keine Aggressionen in mir auf, sondern spreche mich offen mit meinem Gegner aus.«

Heilfarbe/n, Edelstein/e: Grün, Blau; Aventurin.

Psycho-Edelstein-Essenz: PEE für das Wurzel-, Herz- und Solarplexus-Chakra.

Aromastoff/e: Lavendel, Melisse, Muskatellersalbei, Wacholder.

Nachgewiesene Vitalstoffmängel: Vit. A, D, C, B-Komplex, K, Mg, Na, Zn, Lebertran, Coenzym Q. Vegetarische Diät mit viel Rohkost und Ballaststoffen ist anzuraten. Fettkonsum, Zucker und Kaffeeverbrauch niedrig halten.

Homöopathie: Siehe Kapitel XI unter Blutdruck, erhöht.

Naturheilkunde: Regelmäßige Blutdruckkontrolle, salzarme, eiweißarme Kost, viel Bewegung, Entspannungsübungen, Knoblauchkur, besonders bei älteren Menschen. Mistel- und Weißdornpräparate wie Antihypertonikum Schuck Viscysat, Hypercard usw. Präparate aus den Blättern des Olivenbaumes wie Olivysat. Für schwerere Fälle Rauwolfia-Präparate vom Arzt verschreiben lassen. Aderlässe oder Blutegel hilfreich.

Blutdruck, niedriger:

Häufigste psychosomatisch-metaphysische Ursache: Mangelndes Selbstvertrauen, Durchsetzungskraft und Mut schwächen Nebennieren und Gefäßsystem, wobei diese Eigenschaften über den Emotions- und Denkkörper vermittelt werden.

Körperliche Ursachen: Konstitutionell bedingt, Herzschwäche, Herzinfarkt, hormonelle Störungen, in Genesungsphase, bei langem Stehen, Herabsetzung des Muskeltonus.

Mentaltraining: »Ich steigere meinen Mut und meine Durchsetzungskraft.«

Heilfarbe/n, Edelstein/e: Rot, Grün; Hämatit, Rubin.

Psycho-Edelstein-Essenz: PEE für das Solarplexus- und Milz-Chakra.

Aromastoff/e: Rosmarin, Thymian.

Nachgewiesene Vitalstoffmängel: Vit. C, E, B3, B12, Fe, Mg, Folsäure.

Homöopathie: Siehe Kapitel XI unter Blutdruck, erniedrigt.
Naturheilkunde: Sport, Kneippanwendungen, gut salzen, eisenreiche Kost, Vit. E, Präparate: Spartiol, Skorodit cp., Korodin, Rosmarintee oder Sich-Abwaschen am Morgen mit Rosmarin Bademilch.

Bluterguß:
Häufigste psychosomatisch-metaphysische Ursache: Unachtsamkeit, evtl. unbewußte Selbstbestrafung durch nichteingestandene Schuldgefühle. Der Abbau des ausgetretenen Blutes im Gewebe geschieht durch den Vitalitätskörper.
Körperliche Ursachen: Stumpfe Verletzungen.
Mentaltraining: »Ich bin achtsam und liebe mich selbst.«
Heilfarbe/n, Edelstein/e: Blau, Grün; Aventurin, Malachit.
Psycho-Edelstein-Essenz: PEE für das Solarplexus- und Milz-Chakra.
Aromastoff/e: Geranie, Weihrauch, Zypresse.
Nachgewiesene Vitalstoffmängel: Vit. C, Bioflavonoide, Vit. A.
Homöopathie: Zu Beginn der Behandlung Arnica; dann Hamamelis D3.
Naturheilkunde: Traumeel-Salbe.

Blutungen (unnormal starke Periodenblutungen): Siehe auch Periodenstörungen, prämenstruelles Syndrom.
Häufigste psychosomatisch-metaphysische Ursache: (Abklärung durch Facharzt!) Probleme mit der Sexualität und Partnerschaft. Durch diese werden die Blutverteilung durch das Solarplexus-Chakra und das Festhalten des Blutes durch das Milz-Chakra beeinträchtigt.
Körperliche Ursachen: Polypen, Myome, Endometriose, funktionell-hormonell bedingt, auch bei Herz, Bluthochdruck oder Blutgerinnungsstörungen.

Mentaltraining: »Ich versuche, verdrängte Probleme geduldig zu lösen.«

Heilfarbe/n, Edelstein/e: Blau, Gelb; Hämatit, Karneol.

Psycho-Edelstein-Essenz: PEE für Milz-, Solarplexus-Chakra.

Aromastoff/e: Geranie, Zimt.

Nachgewiesene Vitalstoffmängel: Vit. A, D, Bioflavonoide, Vit. C, Fe, Mg.

Homöopathie: Siehe Kapitel XI unter Blutung.

Naturheilkunde: Starke Periodenblutungen: Agnolyt (gestörte Bildung des Gelbkörperhormons), Menodoron wirkt harmonisierend auf den Zyklus, mindestens 3 Monate 3 x tgl. 10–15 Tr., jedoch nicht während der Periode.

Blutzucker, erniedrigt:

Häufigste psychosomatisch-metaphysische Ursache: Übermäßige Intellektualisierung, Sorgen und Streß belasten den Blutzuckerstoffwechsel. Auch geht eine karmische Schwäche des höheren Selbst voraus, welches nicht genügend auf die blutzuckerregulierenden Funktionen der Bauchspeicheldrüse eingreifen kann.

Körperliche Ursachen: Medikamentös bedingt durch Insulin, insulinproduzierende Tumoren, Leberfunktionsstörungen, Alkoholvergiftung, Fruchtzuckerintoleranz.

Mentaltraining: »Ich plane Zeit ein für ausgleichendes kreatives Tun und reduziere Belastungen.«

Heilfarbe/n, Edelstein/e: Grün, Orange; Jade, Smaragd.

Psycho-Edelstein-Essenz: PEE für das Milz-, Solarplexus- und Wurzel-Chakra.

Aromastoff/e: Ingwer, Mimose.

Nachgewiesene Vitalstoffmängel: Eiweiß, Ballaststoffe, Vit. B3, B6, Mg, Chrom, Fe, Cu, Reduktion von Weißmehl, Alkohol, Zucker in jeder Form.

Homöopathie: Siehe im Kapitel XI gemäß den Beschwerden wie

Reizbarkeit, Konzentrationsschwierigkeiten, wiederkehrende Kopfschmerzen, Müdigkeit, Kollapszustände.

Naturheilkunde: Häufige kleine Mahlzeiten, immer auch zwischendurch etwas Eiweißhaltiges essen. Kein Zucker, kein Weißmehl, kein Kaffee, nicht rauchen.

Bronchitis:

Häufigste psychosomatisch-metaphysische Ursache: Unbewußte Aggressionen und oft Angst vor Ablehnung, Bevormundung und Einengung. Diese Gefühle verursachen Chi-Stauungen und dann das Ansammeln von Stoffwechselschlacken in der Lunge. Die verschiedenen Chi-Energien des Vitalitätskörpers sorgen für Entzündungen, um die Schlacken abzubauen und die Heilung einzuleiten.

Körperliche Ursachen: Infektionen, Allergien, chemische Reizung durch Einatmung von Ozon, Schwefeldioxid, Nitrosegase, Herzschwäche (Stauungsbronchitis, Rauchen).

Mentaltraining: »Ich versöhne mich mit meinen Mitmenschen und fühle mich in meiner jetzigen Situation wohl.«

Heilfarbe/n, Edelstein/e: Rot, Grün; Aquamarin, Smaragd.

Psycho-Edelstein-Essenz: PEE für Wurzel-, Hals-, Milz-Chakra.

Aromastoff/e: Eukalyptus, Thymian, Ysop.

Nachgewiesene Vitalstoffmängel: Vit. A, C, B-Komplex, Mg, Cu, Zn, Mn, Lecithin, Lebertran. Siehe auch Asthma.

Homöopathie: Siehe Kapitel XI unter Husten.

Naturheilkunde: Inhalieren von ätherischen Ölen wie Eukalyptusöl, Olbas, japanischem Heilplanzenöl usw. Einreiben der Brust am Abend z. B. mit Wick-Vaporub, Broncholind usw. Hustentees wie Weleda Hustentee Species pectorales Kneipp usw. Bei Reizhusten Spiritus contra Tussim Weleda stündlich 10 Tr. mit warmem Wasser Hustentropfen wie Tussisana, Monapax, Brochicum Nattermann usw. Zum Abhusten des Schleims: Thymipin, Hustenelixier, Tussiflorin usw.

Brustknoten (nicht bösartig):

Häufigste psychosomatisch-metaphysische Ursache: Unterdrückte Wut gegen Personen und Lebensumstände. Diese Wut wirkt über den Emotionskörper zusammenziehend auf die Chi-Energien des Solarplexus-, Milz- und Wurzel-Chakras und auf die weibliche Brust.

Körperliche Ursachen: Adenom mit reichlich entwickeltem Bindegewebe als relativ scharf begrenzter Knoten fühlbar. Jeder einseitige Knoten in der Brust, wenn er sich derb und höckerig anfühlt, ist verdächtig auf Mammakarzinom. Er ist häufig mit der Haut verwachsen. Regelmäßige Selbstuntersuchung der Brust vgl. Kapitel V, bei Knoten unbedingt Abklärung durch Arzt.

Mentaltraining: »Ich versöhne mich mit meiner Umwelt.«

Heilfarbe/n, Edelstein/e: Grün, alle Farben; Chrysolith.

Psycho-Edelstein-Essenz: PEE für das Solarplexus-, Milz- und Wurzel-Chakra.

Aromastoff/e: Lavendel, Rosmarin, Wacholder.

Nachgewiesene Vitalstoffmängel: Vit. A, E, J, (in Meeresalgen vorhanden, bitte morgens nehmen), Nachtkerzenöl (Omega-6-Fettsäure), Methionin, Selen, Bioflavonoide.

Homöopathie: Siehe Kapitel XI unter Brust, weibl., Knoten

Naturheilkunde: Mastodynon, Mercurius vivus D14 Plv. 3 x tgl. 1 Msp. Calcium fluor. D12, hom. Einzelmittel.

Cholesterinspiegel, erhöht:

Häufigste psychosomatisch-metaphysische Ursache: Streß läßt trotz cholesterinarmer Ernährung den Cholesterinspiegel ansteigen. Der Streß wirkt über Emotions- und Denkkörper auf das Solarplexus-Chakra, die Leber und das sympathische Nervensystem ein. Das Eingreifen des höheren Selbst auf den Cholesterinspiegel ist zu schwach.

Körperliche Ursachen: Familiär, Diabetes mellitus, Unterfunktion der Schilddrüse, degenerative Nieren- und Lebererkrankungen.

Mentaltraining: »Ich bin gelassen.«

Heilfarbe/n, Edelstein/e: Grün, Gelb; Karneol.

Psycho-Edelstein-Essenz: PEE für das Solarplexus- und Herz-Chakra.

Aromastoff/e: Wacholder, Ysop.

Nachgewiesene Vitalstoffmängel: Vit. C, Bioflavonoide, E, B6, Leinöl (als Kapseln, z. B. Linofeban-Kapseln, enthalten sie zehnmal soviel Omega-3-Fettsäuren wie Fischöle zur Cholesterinsenkung, regenerieren Leberstoffwechsel und die Haut), Zn, Lecithin, Carnitin (im roten Muskelfleisch), Inosit, Cholin, alle Zwiebelgemüse (z. B. Lauch, Knoblauch, Zwiebeln) und Äpfel.

Naturheilkunde: Cholesterinum LM 30, Lecithin, Leinöl, Lipostabil forte.

Colitis ulcerosa und mucosa:

Häufigste psychosomatisch-metaphysische Ursache: Siehe auch Kapitel XIII (Psychosomatische Krankheiten). Emotions- und Denkkörper bauen, durch psychischen Streß bedingt, die Schleimhäute des Dickdarmes, die dem Vitalitätskörper unterliegen, zu stark ab und wehren sich besonders gegen Fremdeiweiße und Bakterien.

Körperliche Ursachen: a) *Colitis mucosa:* Gehört in den Kreis der psychosomatischen Krankheiten bei vegetativ und seelisch leicht verletzlichen Personen. Häufig Frauen im mittleren Lebensalter. b) *Colitis ulcerosa:* Ebenfalls psychosomatische Erkrankung, familiär, häufig Frauen, Autoimmunmechanismen.

Mentaltraining: »Ich lasse mich von anderen nicht überfordern und tue mutig meine Pflicht.«

Heilfarbe/n, Edelstein/e: Blau, Grün, Gelb; Malachit, Saphir.

Psycho-Edelstein-Essenz: PEE für das Milz-, Wurzel-, Solarplexus-Chakra.

Aromastoff/e: Bohnenkraut, Kamille, Zimt.

Nachgewiesene Vitalstoffmängel: Vit. A, D, K, Folsäure, Pantothensäure, Ca, Fe, Zn, Mg, Allergietest Kapitel III unter »Stärkung des Immunsystems über den Darm«. Striktes Verbot von Milchprodukten und Zucker. Amalgam entfernen!

Homöopathie: Siehe Kapitel XI gemäß den Beschwerden.

Naturheilkunde: Nasturcium Mercurio cult. D3 bewährt. Mercurius vivus comp. Tbl., Cuprum met. D6, Arsenicum alb. D30.

Depression:

Häufigste psychosomatisch-metaphysische Ursache: Siehe auch Kapitel XIII (Psychosomatische Krankheiten). Seelische Schwierigkeiten führen zur Stagnation von Chi in Solarplexus- und Milz-Chakren. Die Emotions-, Denkkörper und das höhere Selbst wirken zu schwach auf alle Chakren. Es kommt zur Stagnation von grauem, ungesundem Chi. Weiterhin zieht der Depressive unsichtbare Wesenheiten anderer Kranker an.

Körperliche Ursachen: a) *Reaktive Depression:* Schwer zu bewältigende lebensgeschichtliche Veränderungen, z. B. Schwangerschaftsdepression, neurotische Depression, Störungen in der Erlebnisverarbeitung, ausgelöst durch ganz oder teilweise verdrängte Konflikte. b) *Endogene Depression:* Körperlich nicht zu begründende Depression, gelegentlich familiär. In neuerer Zeit Störungen im Neurotransmitter-Bereich festgestellt. Forschungen noch nicht abgeschlossen.

Mentaltraining: »Ich versuche Gefühlsblockaden aufzuheben, z. B. durch Sport oder künstlerische Tätigkeit.«

Heilfarbe/n, Edelstein/e: Violett, Grün; Onyx, Diamant, Pyrit.

Aromastoff/e: Bergamotte, Geranie, Ylang-Ylang, Lavendel, Rose.

Psycho-Edelstein-Essenz: PEE für das Solarplexus- und Milz-Chakra.

Nachgewiesene Vitalstoffmängel: Mg, Ca, Zn, Vit. C, B6, B2, B1, B12, (je 1 g Inositol morgens und abends), Folsäure, Fe, Biotin, Ca, Mg, K, Vanadium, Aminosäuren: Tryptophan, Thyrosin, Phenylalanin.

Homöopathie: Siehe Kapitel XI unter Schwermut.

Naturheilkunde: Zur Auflichtung des Gemüts: Hypericum Auro cult., 0,1 %; zur gleichzeitigen Leberbehandlung: Taraxacum Stanno cult. 0,1 %; bei Antriebsschwäche: Chelidon. Ferro cult. 0,1 %; gut wirken auch Esbericum und Psychatrin.

Diabetes mellitus:

Häufigste psychosomatisch-metaphysische Ursache: Sorgen und Kummer tragen auffallend zu dieser Krankheit bei, die die Chi-Energien in Milz-, Solarplexus- und Wurzel-Chakren verlangsamen. Auch das höhere Selbst greift zu schwach in das Milz-Chakra – zur Regulierung des Blutzuckers – ein.

Körperliche Ursachen: Erbliche Belastung, toxisch-infektiöse Einflüsse, Autoimmunprozesse; Auslösefaktoren: Fettsucht, Schwangerschaft u.a.

Mentaltraining: »Ich habe Vertrauen in meine geistige Führung.«

Heilfarbe/n, Edelstein/e: Alle Farben; Peridot, Türkis, Amethyst.

Psycho-Edelstein-Essenz: PEE für das Milz-, Solarplexus- und Wurzel-Chakra.

Aromastoff/e: Rosmarin, Wacholder.

Nachgewiesene Vitalstoffmängel: Chrom, Mn, Zn, Inosit, Vit.-B-Kompl., bes. B3, B6, B12, C, E, F, A, Mg, Biotin, Bioflavonoide, Ca, Cu, Lecithin, Ballaststoffe.

Homöopathie: Siehe Kapitel XI gemäß den Beschwerden und unter Stichwort Diabetes mellitus.

Naturheilkunde: Myrthillus oligoplex, Taraxacum oligoplex je 3 x tgl. 20 Tr., Rosmarintee trinken.

Durchblutungsstörungen:

Häufigste psychosomatisch-metaphysische Ursache: Verlangsamung oder Stagnation seelischer und geistiger Prozesse. Routinedenken und -handeln. All dies schwächt die Emotions- und Denkkörper, die dann nicht mehr stark genug auf Arterien und Herz wirken können.

Körperliche Ursachen: Arteriosklerose, Gefäßverengungen, entzündliche Gefäßveränderungen; Risikofaktoren: hoher Blutdruck, hoher Blutfettspiegel, Zuckerkrankheit.

Mentaltraining: »Ich bringe Lebendigkeit in mein Leben.«

Heilfarbe/n, Edelstein/e: Rot, Orange; Citrin, Jaspis.

Psycho-Edelstein-Essenz: PEE für das Herz-, Solarplexus-Chakra.

Aromastoff/e: Majoran, Thymian.

Nachgewiesene Vitalstoffmängel: Vit. E, B3, Meeresalgen, Zn, B12.

Homöopathie: Siehe Kapitel XI unter Durchblutungsstörungen und gemäß den Beschwerden.

Naturheilkunde: Rosmarin Bademilch Weleda, Gingko-biloba-Präparate wie Tebonin, Einreibungen der schlecht durchbluteten Teile mit Kupfersalbe; innerlich: Cefavora, Intradermi-Tropfen; viel Bewegung und frische Luft.

Durchfall:

Häufigste psychosomatisch-metaphysische Ursache: Angst, Nervosität, Verspannung und Tendenz zur Oberflächlichkeit. Diese psychischen Gegebenheiten irritieren über die Emotions- und Denkkörper das Chi des Verdauungstraktes. Es kommt zu überstarken Abwehrvorgängen des Vitalitätskörpers auf den Darm, um Gifte oder Fremdeiweiße auszuscheiden.

Körperliche Ursachen: Darmentzündung, Fermentmangel, Lebererkrankung, Darm-Tbc, Nahrungsmittelvergiftungen, Reise-durchfälle usw.

Mentaltraining: »Ich löse ohne Angst und Verspannung meine Probleme gründlich.«

Heilfarbe/n, Edelstein/e: Blau, Grün, Gelb; Malachit, Sardonyx.

Psycho-Edelstein-Essenz: PEE für das Milz- und Wurzel-Chakra.

Aromastoff/e: Bohnenkraut, Kamille, Zimt.

Nachgewiesene Vitalstoffmängel: Mg, Ca, Zn, Vit. C, E, B-Komplex, A, Fe, Lecithin, Meeresalgen.

Homöopathie: Siehe Kapitel XI unter Durchfall und gemäß anderen Beschwerden.

Naturheilkunde: Geriebene Äpfel ohne Zusatz, gekochte Möhren, Birkenkohle comp. Kaps. Weleda, Myrrhinil-Intest, Enterosanol.

Ekzem: Siehe auch Kapitel XIII (Psychosomatische Erkrankungen).

Häufigste psychosomatisch-metaphysische Ursache: Minderwertigkeitsgefühle, Abwehr gegen Personen oder Lebensumstände, Kontaktprobleme. Bei den trockenen Ekzemen überwiegen die Chi-Energien aus dem Emotions- und auch aus dem Denkkörper, während bei den feuchten Ekzemen überschüssiges Chi aus dem Vitalitätskörper an die Hautoberfläche kommt.

Körperliche Ursachen: Äußere Faktoren: Allergene oder Toxine. Innere Ursachen: Immunschwäche, Empfindlichkeit gegen Bakterien, erhöhte Talgdrüsenaktivität.

Mentaltraining: »Ich gehe offen auf Lebensumstände und Mitmenschen zu.«

Heilfarbe/n, Edelstein/e: Blau, Grün; Aventurin, Bergkristall, Prasem.

Psycho-Edelstein-Essenz: PEE für das Hals-, Solarplexus- und Milz-Chakra.

Aromastoff/e: Bergamotte, Immortelle, Kamille.

Nachgewiesene Vitalstoffmängel: Vit. A, C, B-Komplex, E, F, Zn, Selen, essentielle Fettsäuren (z. B. Leinöl, auch als Kapseln Linofeban), Lecithin, Innositol, Vit. B6.

Homöopathie: Siehe Kapitel XI unter Hautausschläge und gemäß anderen Beschwerden.

Naturheilkunde: Rohkost, wenig Eiweiß, wenig Salz, Umschläge mit Eichenrindeabkochungen (Fertigpräparat Eichenrindenextrakt naturrein). Beruhigende Salben bei Reizungen und Entzündungen sind Fissan Lebertranpaste 20 %, Linola, Kamillosan. Mitunter verträgt die Haut keine Seife, dann ist Pasta Lactisol zu empfehlen als Zusatz zu Bädern. Allgemeines Hautpflegemittel Befelka-Öl, ferner Retterspitzgelee. Innerlich Gelum L.

Feuchte Ausschläge: (innerlich) Zinnkrauttee oder homöop. Zubereitung Equisetum D4, in chron. Fällen Equisetum D15.

Bei trockenen Ekzemen: Calendula-Stibium-Salbe.

Altersflecken: Gegen neue braune Pigmentflecken und vorbeugend werden täglich vor dem Frühstück und vor dem Mittagessen pflanzliche Bittermittel genommen, oder es wird ein schwacher Bittertee (z. B. aus Tausendgüldenkraut, Wermut, Beifuß, Löwenzahn) getrunken. Auch gut: Sauerkraut, Möhren (oder der entsprechende Saft). Weiterhin werden täglich eine Msp. Meerrettich (oder 1–2 Angocin Drag. nach dem Essen), Cuprum arsenicosum D12 (1 x tägl. 1 Tbl.) und 2 x tägl. 1–2 Eßl. *ganzkörniger* Leinsamen (je für 10 Min. in einer Tasse heißen Tees eingeweicht) bzw. 3 x 2 Linofeban-Kapseln genommen. Leinsamen ist nicht nur gegen Verstopfung, sondern auch bei Durchfallneigung meistens bestens verträglich.

UV-Schutz, Hautfalten, -trockenheit und -schuppen, Sonnenallergievorbeugung: Biotin, Selen, Vitamin A, C, E und vor allem die Omega-6-Fettsäuren (Gamma-Linolensäuren) aus den Sonnenblumen-, Mais-, Lein-, Nachtkerzen- oder Borretschölen und/oder Leinsamen (Einnahme siehe oben).

Entzündungen:

Häufigste psychosomatisch-metaphysische Ursache: Verdrängte Konflikte dringen nach außen. Zur Reinigung der Konflikte wirkt das höhere Selbst zusammen mit dem Vitalitätskörper auf den physischen Körper ein, um verbrauchtes Chi, Stoffwechselschlacken und Bakterien auszuscheiden.

Körperliche Ursachen: Mechanische (Reibung, Druck, Fremdkörper), chemische Substanzen (Säuren, Basen), physikalische Faktoren (Temperatur, Strahlen), Mikroorganismen (Viren, Bakterien, Pilze, Parasiten) sowie vom Körper ausgehende Reize wie Harnvergiftung, zerfallende Zellen, Tumore.

Mentaltraining: »Ich löse meine Konflikte.«

Heilfarbe/n, Edelstein/e: Blau, Grün; Malachit, Aquamarin.

Psycho-Edelstein-Essenz: PEE für das Solarplexus- und Milz-Chakra.

Aromastoff/e: Geranie, Melisse, Mimose.

Nachgewiesene Vitalstoffmängel: Vit. C, E, Zn, Bioflavonoide, Lebertran, Aminosäuren: Kreatin, Tryptophan, Phenylalanin, Valin.

Homöopathie: Siehe Kapitel XI unter Entzündungen und gemäß dem Ort oder den Symptomen der Entzündung.

Naturheilkunde: Echinacea-Präparate wie Echinacin, Toxi-loges usw.

Epilepsie:

Häufigste psychosomatisch-metaphysische Ursache: Stauungen und Ausbruch fehlgeleiteter, unterdrückter Energien. Diese bilden vermehrt krankes Chi im Vitalitätskörper des Großhirns und verdrängen die Emotionskörper und Denkkörper aus demselben. Die zwei Körper versuchen durch den Anfall, das Chi aus dem Vitalitätskörper zurückzudrängen und gewaltsam wieder ins Gehirn einzudringen. Willensschwächung durch karmische Schuld verhindert ein ordnendes Eingreifen des höheren Selbst.

Körperliche Ursachen: Verschiedene Erkrankungen des Gehirns (Verletzungen, Blutungen, Entzündungen, Tumoren), Stoffwechselstörungen, Blutunterzucker, Vergiftungen, Zellstoffwechselstörungen, erbliche Belastung.

Mentaltraining: »Ich lenke meine Energien in die richtigen Bahnen.«

Heilfarbe/n, Edelstein/e: Blau, Gelb; Achat, Smaragd.

Psycho-Edelstein-Essenz: PEE für das Solarplexus- und Wurzel-Chakra.

Nachgewiesene Vitalstoffmängel: Vit. B6, B12, B15, D, Folsäure, Mn, Zn, Cholin.

Homöopathie: Siehe Kapitel XI unter Epilepsie und gemäß den Beschwerden.

Naturheilkunde: Wenig essen, nie zu spät abends essen, gut kauen, salzarme Kost. Medikamentöse Behandlung nur vom Fachmann durchführen lassen.

Erfrierung:

Häufigste psychosomatisch-metaphysische Ursache: Vor der Erfrierung stagnierten Lebendigkeit und Wärme, was eine schicksalsgegebene Lebenssituation voraussetzt; der Vitalitätskörper war mit zu wenig erwärmendem Chi durchdrungen, und das höhere Selbst war karmisch zum Eingreifen zu geschwächt.

Körperliche Ursachen: (z. B. an Nase, Ohren, Fingern, Zehen): Erfrierungen werden gefördert durch abnorme Reaktionsbereitschaft des Gefäßnervensystems, Nikotinmißbrauch, Einwirkung von Feuchtigkeit und Wind.

Heilfarbe/n, Edelstein/e: Orange, Gelb; Chrysokoll.

Psycho-Edelstein-Essenz: PEE für das Wurzel- und Herz-Chakra.

Aromastoff/e: Ingwer.

Nachgewiesene Vitalstoffmängel: Vit. C, Bioflavonoide.

Homöopathie: Siehe Kapitel XI unter Frostbeulen und gemäß den Beschwerden.
Naturheilkunde: Kupfersalbe 0,4 %, Goldsalbe (Aurum praep. D15); innerlich Abrotanum D2 Dil.

Erkältungen, Grippe: Siehe auch Immunschwäche.
Häufigste psychosomatisch-metaphysische Ursache: Ansammlungen von Problemen, Versuch der Lösung. Das höhere Selbst kann nicht genügend erwärmend über den Wurzel-Chakra-Anteil des Vitalitätskörpers in die oberen Atemwege eingreifen, daher sammeln sich dort Krankheitsstoffe, Bakterien und Viren an. Auch wird das Abwehr-Chi der Lunge gehindert (durch »Wind/Kälte« oder »Wind/Hitze«), sich über die Haut zu verteilen, was die Abwehrkraft generell herabsetzt.
Körperliche Ursachen: Virusinfektion, Herabsetzung der lokalen Durchblutung und Immunabwehr. Grippe ist eine echte Infektionskrankheit der Atemwege. Erreger: Influenza-Virus. Übertragung durch Tröpfchen-Infektion.
Mentaltraining: »Ich sammle keine Probleme an.«
Heilfarbe/n, Edelstein/e: Grün, Orange; Malachit, Smaragd.
Psycho-Edelstein-Essenz: PEE für das Milz-, Hals- und Wurzel-Chakra.
Aromastoff/e: Eukalyptus, Lavendel, Salbei.
Nachgewiesene Vitalstoffmängel: Vit. E, A, B6, Lebertran, Zn, Fe, K (siehe auch Immunschwäche).
Homöopathie: Siehe Kapitel XI unter Erkältung und Grippe und gemäß den Beschwerden.
Naturheilkunde: Lymphozil forte, Tuberculinum LM 30, Eigenblutbehandlung.

Ernährung, mangelhafte:
Häufigste psychosomatisch-metaphysische Ursache: Vernachlässigung gegenüber dem eigenen Körper. Durch Konserven, Mi-

krowellen, Tiefkühlkost, unregelmäßiges und vitalstoffarmes Essen wird den Körper- und Gehirnzellen nicht genügend lebendiges, reinfarbenes Chi zugeführt. Nur gesunde Nahrung ist aufgeladen mit aufbauenden Chi-Energien.

Heilfarbe/n, Edelstein/e: Rot, Grün; Diamant, Rubin.

Psycho-Edelstein-Essenz: PEE für das Wurzel- und Solarplexus-Chakra.

Aromastoff/e: Angelikawurzel, Karotte.

Nachgewiesene Vitalstoffmängel: Folsäure, Vit. C, Bioflavonoide und andere Vitamine.

Erschöpfungszustände:

Häufigste psychosomatisch-metaphysische Ursache: Meistens Streßfolgen. Fehlende Motivation und auch fehlende Überzeugung, etwas »Interessantes« oder »Richtiges« zu tun. Unbewußtes Desinteresse an der vorliegenden Aufgabe. Dies führt zu einem Mangel an regenerierendem und energetisiertem Chi für den Vitalitätskörper. Beim Streß (durch Überarbeitung, intellektuelle Überforderung, Fernsehen) kommt es über die Emotions- und Denkkörper zum Abbau von vitalen Chi-Energien des Vitalitätskörpers.

Körperliche Ursachen: Virusinfektion, larvierte Depression, Angstneurose, Mangelernährung, nach schweren Krankheiten usw.

Mentaltraining: »Ich gönne mir genügend Zeit zur Entspannung und Regenerierung.«

Heilfarbe/n, Edelstein/e: Grün, Orange; Turmalin, Smaragd.

Psycho-Edelstein-Essenz: PEE für das Milz- und Wurzel-Chakra.

Aromastoff/e: Bergamotte, Lavendel, Rosmarin.

Nachgewiesene Vitalstoffmängel: Vit.-B-Komplex, besonders Vit. B3, Meeresalgen, Lebertran, Vit. C.

Homöopathie: Siehe Kapitel XI unter Müdigkeit.

Naturheilkunde: Aktivanad, Ginsengpräparate, Levico comp.

Wala, für guten Schlaf sorgen, zwischendurch kurze Ruhepausen, Streß- und Angstmanagement. Anabol-loges, Meteorseisen/Phosphor/Quarz, Aurum/Apis reg. cp.

Fettsucht: Siehe auch Kapitel XIII (Psychosomatische Krankheiten).
Häufigste psychosomatisch-metaphysische Ursache: Angst, enttäuschter Ehrgeiz, Frustration, Langeweile, Mutlosigkeit, vermißte Liebe, Mangel an Selbstvertrauen. Kombiniert oft mit verminderter körperlicher und geistiger Aktivität. Durch den Mangel an physischer und geistiger Tätigkeit greifen Emotions- und Denkkörper zu wenig in den Stoffwechsel ein, und der Vitalitätskörper kann zu viel Lymphe und Flüssigkeit ansammeln.
Körperliche Ursachen: Viele Ursachen. Die Fettsucht ist ein Risikofaktor bei Bluthochdruck, Zuckerkrankheit, hohen Blutfettwerten, Gicht. Gefäßerkrankungen.
Mentaltraining: »Ich versuche meinen seelischen Hunger zu stillen.«
Heilfarbe/n, Edelstein/e: Blau, Violett, Indigo; Citrin, Jade.
Psycho-Edelstein-Essenz: PEE für das Milz- und Solarplexus-Chakra.
Aromastoff/e: Fenchel, Wacholder.
Nachgewiesene Vitalstoffmängel: Nahrungsmittelreduktion, Bewegung, Chrom, Lecithin, Vit. B6, B12, Meeresalgen (jodhaltig), Aminosäuren: Tyrosin, Phenylalanin (Seefisch, mageres Fleisch, Krabben, Magerkäse).
Homöopathie: Siehe Kapitel XI unter Fettleibigkeit.
Naturheilkunde: Fettsucht ist im Grunde nur über die Yin-Yang-Diät (siehe Kapitel VII, Punkt 20) und die Haysche Trennkost zu regeln. Biologische Appetitzügler: Decorpa, Helianthus tuberosa von Plantina.

Fieber:

Häufigste psychosomatisch-metaphysische Ursache: Einschmelzung von seelischen Konflikten durch innere Energiefreisetzung. Verbrennen seelischen Ballastes. Um diese Verbrennung zu bewerkstelligen, greift das höhere Selbst in den Vitalitätskörper ein und erwärmt Kältezonen (mangelndes Chi oder Chi-Leere), scheidet Ablagerungen aus oder beseitigt Fremdeiweiße und Bakterien.

Körperliche Ursachen: Auslösung durch Infektionen, Zerfall von Körperzellen, durch körperfremdes Eiweiß usw.

Mentaltraining: »Ich versuche, meine Konflikte frühzeitig zu lösen.«

Heilfarbe/n, Edelstein/e: Blau, Grün; Chrysolith.

Psycho-Edelstein-Essenz: PEE für Solarplexus- und Milz-Chakra.

Aromastoff/e: Eukalyptus, Lavendel, Schafgarbe.

Nachgewiesene Vitalstoffmängel: Vit. C, Bioflavonoide, Lysin (Aminosäure), Zn, Vit. E.

Homöopathie: Siehe Kapitel XI unter Fieber.

Naturheilkunde: Wadenwickel, wenn nicht ausreichend: Leibwickel. Aconitum/China comp. Zäpfchen, Viburcol-Zäpfchen.

Frigidität (Orgasmusstörung der Frau):

Häufigste psychosomatisch-metaphysische Ursache: Angst vor Kontrollverlust, mangelnde Hingabefähigkeit an Partner oder eigene Sexualität. Ablehnung der weiblichen Rolle (siehe auch Kapitel XIII, Psychosomatische Krankheiten). Durch seelische Konflikte, Streß und Sorgen wird das Chi im Vitalitätskörper in den Wurzel-, Solarplexus- und Milz-Chakren geschwächt.

Körperliche Ursachen: a) *primäre:* besteht seit je, b) *sekundäre:* besteht nur in bestimmten Situationen und bei bestimmten Partnern.

Mentaltraining: »Ich vertraue dem Partner und meiner Sexualität.«

Heilfarbe/n, Edelstein/e: Rot, Grün; Chrysokoll, Karneol.

Psycho-Edelstein-Essenz: PEE für Wurzel- und Solarplexus-Chakra.

Aromastoff/e: Jasmin, Moschus, Rose.

Nachgewiesene Vitalstoffmängel: Vit. E, B3, B12, A, Selen, Zn.

Homöopathie: Siehe Kapitel XI unter Sexualtrieb, Abneigung gegen Koitus.

Furunkel: Siehe Abszeß.

Fußpilz: Siehe Pilze.

Gallenblasenerkrankung:

Häufigste psychosomatisch-metaphysische Ursache: Die Gallenblase steht für Dynamik, Durchsetzungskraft, Herrschsucht. Bei Gallenstauung sind die angegebenen Gefühle gehemmt. Diese Gefühlshemmungen führen zur Stagnation und Verfestigungen in der Gallenblase. Hierdurch wird das Eingreifen des höheren Selbst in den Vitalitätskörper zur Einschmelzung und Ausscheidung von Ablagerungen notwendig. Gallenblasenkrämpfe bedeuten ein zu starkes Eingreifen der zusammenziehenden Energien aus den Emotions- und Denkkörpern. Gallensteine entstehen durch schlechten Gallenabfluß infolge von Verkrampfungen der Gallengänge. Ebenfalls kommt es durch starkes Eingreifen und durch Verhärtungskräfte der Emotions- und Denkkörper zur Eindickung von Gallenflüssigkeit und nachfolgender Steinbildung.

Körperliche Ursachen: Überwiegend durch Gallensteine, seltener durch infektiöse, chemische oder toxische Reize. *Gallensteine:* Bei Frauen mit steigendem Alter, die Steine haben verschiedene Zusammensetzung.

Mentaltraining: »Ich vermeide die Stauung meiner unbewußten Gefühle.«

Heilfarbe/n, Edelstein/e: Blau, Grün; Jade.

Psycho-Edelstein-Essenz: PEE für das Solarplexus-Chakra.

Aromastoff/e: Immortelle, Mimose, Cholin, Lecithin.

Nachgewiesene Vitalstoffmängel: Vit. A, E, D, Kalium, Vit. C, F, B-Komplex, Lecithin, Kieselsäure, essentielle Fettsäuren, Taurin.

Homöopathie: Vorbeugung gegen Gallensteine: Inositol, Mg, Vit. C. Ballaststoffreiche, cholesterinarme Nahrung, Knoblauch. Siehe auch Kapitel XI unter Gallenkolik und Gallensteine.

Gallenblasenerkrankungen: Kein Steinobst, Vorsicht mit Öl, Gebratenem. Choleodoron 3 x 10 Tr. nach dem Essen; bei akuten Beschwerden 10 Tr. in heißem Wasser alle 20 Minuten. *Gallensteine:* bei Kolik: Phönix Plumbum 024A 10 Tr. in 5–10 Min. Abstand.

Gastritis: Siehe Magenschleimhautentzündung.

Gedächtnisschwäche und Konzentrationsstörungen:

Häufigste psychosomatisch-metaphysische Ursache: Versuch, zurückliegende Konflikte zu vergessen. Inneres Grübeln und Sorgen stören die Konzentration. Es kommt hierdurch vor allem zum Stagnieren und auch zum Abbau von vitalem Chi im Wurzel-, Milz- und Herz-Chakra und im Großhirn.

Körperliche Ursachen: Nervöse Erschöpfung, Arteriosklerose, Depressionen, Durchblutungsstörungen, Gehirnschwund, falsche Lerntechniken.

Mentaltraining: »Ich versuche alte, verdrängte Konflikte zu verarbeiten.«

Heilfarbe/n, Edelstein/e: Orange, Grün, Gelb; Jade, Smaragd, Turmalin.

Psycho-Edelstein-Essenz: PEE für das Herz-, Wurzel- und Milz-Chakra.

Aromastoff/e: Majoran, Rosmarin, Wacholder, Zimt.

Nachgewiesene Vitalstoffmängel: Folsäure, Cholin, Lecithin (siehe Lecithin und Sojabohnen im Kapitel VII), Selen, Meeresalgen, Vit. C, Lebertran, Vit. E, Zn, Mn, Vit.-B-Komplex, bes. B1, B6, B12, Fe, Chrom, Phenylalanin.
Homöopathie: Siehe Kapitel XI unter Gedächtnisschwäche.
Naturheilkunde: Triticum comp. 1 oder 2 Wala, Tebonin.

Geisteskrankheiten (Neurasthenie, Psychose, Wahnsinn, Schizophrenie siehe dort):
Häufigste psychosomatisch-metaphysische Ursache: Siehe Angst, Depression, Nervenschwäche und Schizophrenie.
Heilfarbe/n, Edelstein/e: Blau, Violett, Grün; (Aggressionen) Aquamarin, Beryll; (Besessenheit) Chrysopras, Topas; (Dummheit) Sardonyx; (Erregungszustände, starke) Amethyst; (Gereiztheit) Chalzedon, Saphir; (Geduld, fehlende) Chalzedon; (Hartherzigkeit) Jaspis; (Lachzwang) Hyazinth; (Liebeszwang) Saphir, Magnetstein; (Schizophrenie) Amethyst, Bergkristall, Jaspis; (Trauer, selbstvernichtende) Onyx; (Ungeduld) Chalzedon; (Unsicherheit) Rosenquarz; (Wahnsinn) Amethyst, Sarder; (Zorn) Chalzedon, Sardonyx; (Zuchtlosigkeit) Sardonyx, Hyazinth, Saphir; (Zwangsdenken) Diamant.
Psycho-Edelstein-Essenz: PEE für Solarplexus-, Milz-, Wurzel-Chakra
Aromastoff/e: Eisenkraut, Schafgarbe, Zeder.
Nachgewiesene Vitalstoffmängel: Neurasthenie: B-Vitamine, besonders B1, B12, Lecithin, Folsäure, Glukose, Phosphor, Ca, Mg, K, Na, Zn. *Psychose:* Vit. B12 (als Injektion) besserte nachweisbar. *Wahnsinn:* Folsäure, Vit. B6, 12, C, E, Zn, Mn, Cu, (Schizophrenie: siehe dort).

Gelbsucht: siehe Leberentzündung.

Gelenkleiden: Siehe Arthritis, Arthrose.

197

Gicht:

Häufigste psychosomatisch-metaphysische Ursache: Seelische Verhärtung blockiert Energiefluß und Beweglichkeit der Gelenke. Außerdem greifen noch zusätzlich starke Denktätigkeit und Streß über die Milz- und Wurzel-Chakren in den Eiweißabbau ein und schwächen diese Chakren. Auch das höhere Selbst kann – durch karmisches Verschulden (seelische Verhärtung) – nicht genügend über den Vitalitätskörper in den Eiweißstoffwechsel zur Regulierung des Harnsäurespiegels eingreifen.

Körperliche Ursachen: Primäre Gicht: Stoffwechseldefekt mit Nierenausscheidungsstörung für Harnsäure. 95 % Männer.

Sekundäre Gicht: Gesteigerter Zelluntergang bei Blutkrankheiten; Nierenfunktionsstörungen.

Mentaltraining: »Ich vermeide seelische Verhärtungen und drücke meine Gefühle aus.«

Heilfarbe/n, Edelstein/e: Blau, Grün; Diamant, Jaspis.

Psycho-Edelstein-Essenz: PEE für das Milz- und Wurzel-Chakra.

Aromastoff/e: Basilikum, Rosmarin, Wacholder, Zimt.

Nachgewiesene Vitalstoffmängel: Folsäure, Vit. A., C, E, Kalium, Vit.-B-Komplex, bes. B3, B6, Orotsäure.

Homöopathie: Siehe Kapitel XI unter Gliederschmerzen und gemäß den Beschwerden.

Naturheilkunde: Wenig Fleisch, keine Innereien, Ausschwemmung der Harnsäure durch Schwitzen. Reichliches Trinken von Werzacher oder Fachinger. Kein Alkohol, Gewichtsreduzierung. Mittel: Mandragora comp. 3 x 15–20 Tr. v. Weleda, Uriginex.

Gingivitis: Siehe Zahnfleischentzündung.

Glaukom: Siehe Augenerkrankungen.

Grippe: Siehe Erkältungskrankheiten.

Gürtelrose (Herpes zoster):
Häufigste psychosomatisch-metaphysische Ursache: Probleme, die Nerven und Haut reizen. Die Entzündung wird verursacht durch zu starkes Einwirken der Chi-Energien aus dem Vitalitätskörper auf die Nerven.
Körperliche Störungen: Viruskrankheit, Virus ruht in den Nervenganglien und wird bei Abwehrschwäche aktiviert. Hauptsächlich im Alter zwischen 60 und 70 Jahren.
Mentaltraining: »Ich versuche meine Probleme zu klären.«
Heilfarbe/n, Edelstein/e: Blau, Grün; Jaspis, Bergkristall.
Psycho-Edelstein-Essenz: PEE für das Milz- und Wurzel-Chakra.
Aromastoff/e: Geranie, Lavendel, Melisse.
Nachgewiesene Vitalstoffmängel: Vit. C, B-Komplex, bes. B12, B3, E, Lysin (Aminosäure).
Homöopathie: Siehe Kapitel XI unter Gürtelrose.
Naturheilkunde: Kompressen mit Combudoron-Konzentrat, Verdünnung 1:10. Enzyme: Wobenzym Drag., Injektionen beim Arzt oder Heilpraktiker.

Halsentzündung: Siehe Mandelentzündung.

Harnwegserkrankungen:
Häufigste psychosomatisch-metaphysische Ursache: Ängste, Festhalten an überalterten Vorstellungen, Traurigkeit und »Sich-selbst-unter-Streß-Setzen« führen zu Ablagerungen von Stoffwechselschlacken, allergisierenden Fremdeiweißen, Allergenen oder Bakterien. Der Vitalitätskörper und das höhere Selbst versuchen die störenden Stoffe abzusondern und einzuschmelzen und mehr wärmendes Chi zur Durchflutung der Harnwege bereitzustellen.
Körperliche Ursachen: Blasenentzündung: Meist Aufsteigen von Kolibakterien, seltener auch anderen Bakterien durch die Harnröhre, häufiger bei Frauen. Chemische und mechanische Reize.

Aber auch Absteigen von Bakterien von Nieren und oberen Harnwegen. *Nierenbeckenentzündung:* Verschiedene bakterielle Ursachen, Harnstauungen durch Verengung der abführenden Harnwege, Infektionen über das Blut. Vorkommen in der Schwangerschaft, bei Zuckerkrankheit, Gicht, Schmerzmittel-mißbrauch u.a.

Mentaltraining: »Ich überwinde Ängste und Traurigkeit durch neue Zielsetzungen.«

Heilfarbe/n, Edelstein/e: Blau, Grün; Lapislazuli, Chrysolith.

Psycho-Edelstein-Essenz: PEE für das Wurzel-, Hals- und Milz-Chakra.

Aromastoff/e: Geranie, Salbei, Sandelholz.

Nachgewiesene Vitalstoffmängel: Vit. C, A, Mg.

Homöopathie: Siehe Kapitel XI unter Nierensteine, Nieren-schmerzen, Harnblase und gemäß den Beschwerden.

Naturheilkunde: Viel trinken, warmhalten, warme Sitzbäder, auf warme Füße achten, Zinnkrauttee regelmäßig trinken. Mittel: Angocin 3–4 x Dr., Cystinol 3 x 1 Teel. Schaukelkost: 5 Tage Urin sauer halten, 5 Tage alkalisch. In der sauren Phase 3 x tgl. 1/2 Gramm Vit. C; in dieser Zeit Bärentraubenblättertee trinken. Nach 5 Tagen Fleisch, Cola-Getränke meiden, da diese den Harn sauer machen. Statt dessen nimmt man 3 x 1 Msp. doppeltkoh-lensaures Natron.

Hauterkrankungen: Siehe Ekzem, Psoriasis.

Hepatitis: Siehe Leberentzündung.

Herzerkrankungen: Siehe auch Kapitel XIII (Psychosomati-sche Krankheiten).

Häufigste psychosomatisch-metaphysische Ursache: Zwiespalt zwi-schen Verstand und Gefühl, Gefühlseinengung, reduzierte Lie-beskraft, Mangel an Mut und Vertrauen, starrer Lebensrhythmus, zu wenig Hören auf die Stimme des Herzens. Überforderung und Hetze, Probleme der Abhängigkeit und Selbständigkeit. Herzerkrankungen setzen einen karmischen Mangel an Mut voraus und bedingen ein Ungleichgewicht zwischen dem höheren Selbst und Vitalitätskörper und dem Emotions- mit Denkkörper. Bei Herzrhythmusstörungen ist das zusammenziehende (rote, orangefarbene und gelbe Yang-)Chi und das sich ausdehnende (hellblaue und violette Yin-)Chi gestört, was sich auf den Rhythmus des Herzens auswirkt.

Körperliche Störungen:
- *Funktionelle Herzbeschwerden:* Im 4. Lebensjahrzehnt anfallartig auftretende Beschwerden ohne organische Ursachen: Schmerz, Herzjagen, Angst.
- *Herzinfarkt:* Anhaltend kritische Mangeldurchblutung bei Verengung der Herzkranzgefäße, bei körperlichen und seelischen Belastungen, akute Unterbrechung der Blutversorgung durch Thrombose führt zum Verschluß der Herzkranzgefäße. Oft bestehen bereits Monate vor dem Infarkt Herzbeschwerden, die sich meistens durch Anstrengung, Hitze, Kälte und reichliche Mahlzeiten verschlechtern. Risikofaktoren sind Alkohol, Arteriosklerose, Bewegungsmangel, Bluthochdruck, Cholesterinerhöhung (besonders des LDL-Cholesterins), Diabetes, Fettsucht, Nikotin und Übersäuerung.
- *Herzmuskelschwäche:* Herzinfarkt, Herzmuskelerkrankung, Herzklappenfehler, Bluthochdruck, Herzrhythmusstörungen, Herzkranzgefäßerkrankungen usw.
- *Herzrhythmusstörungen:* Störungen im herzeigenen Reizleitungssystem oder Einflüsse des autonomen Nervensystems; seelische, medikamentöse Faktoren und nach Genußmittelmißbrauch.

Mentaltraining: »Ich versuche der Liebe in meinem Leben Raum zu geben. Ich versuche Verstand und Gefühl in Harmonie zu bringen. Ich vermeide Überforderung und Hetze.«

Heilfarbe/n, Edelstein/e: Grün, Gelb; Bernstein, Chrysolith, Onyx, Turmalin, Rosenquarz, Jaspis.

Psycho-Edelstein-Essenz: PEE für das Herz- und Wurzel-Chakra.

Aromastoff/e: Eisenkraut, Jasmin, Melisse, Rose, Ysop.

Nachgewiesene Vitalstoffmängel: Herzkrankheiten, allgemein: Chrom, Mg, Ca, Zn, Vit. F, E, B-Komplex, Lecithin, Selen. Herzarrhythmie: Cu, Zn, Mg, K, alle Vit. B, besonders B1, Fe, Coenzym Q 10, Taurin, Folsäure. Herzkranzgefäße (auch Arterien): Vit.-B-Komplex, besonders B6, Vit. E, C, Lecithin, F, Lebertran. Herz-Kreislauf-Schwäche: Vit. E, C, A, B-Komplex, besonders B1 und B6, F, Bioflavonoide. Herzmuskelschwäche: Carnitin, Selen, Coenzym Q 10.

Homöopathie: Siehe Kapitel XI unter Herz.

Naturheilkunde: Herzschwäche: Weißdornpräparate wie Crataegutt; Maiglöckchen, Meerzwiebel, Adonisröschen: Kombipräp. Cor-loges, Miroton usw. *Herzarrhythmie:* Spartiol, Cardiodoron, Saothamnus comp. *Herzstechen:* Cralonin, Spigelia D4.

Heuschnupfen Siehe auch Kapitel XIII (Psychosomatische Krankheiten).

Häufigste psychosomatisch-metaphysische Ursache: Seelische Überempfindlichkeit führt zur Ansammlung von schwächendem, unvitalem Chi, das die Fugen zwischen den Schleimhautzellen erweitert und es Allergenen ermöglicht, in das submuköse (unter der Schleimhaut liegende) Gewebe und die Kapillaren zu gelangen. Der Vitalitäts- und physische Körper werden so gegen Fremdeiweiße und Allergene zu stark überreizt.

Körperliche Ursachen: Durch Eiweißbestandteile der Pollen.

Mentaltraining: »Ich versuche die mitmenschliche Umwelt zu akzeptieren.«

Heilfarbe/n, Edelstein/e: Grün, Orange; Malachit, Türkis.

Psycho-Edelstein-Essenz: PEE für das Hals-, Wurzel- und Milz-Chakra.

Aromastoff/e: Kamille, Lavendel, Oregano.

Nachgewiesene Vitalstoffmängel: Vit.-B-Komplex, besonders B6, C, E, K, Ca, Bioflavonoide, Lecithin.

Homöopathie: Siehe Kapitel XI unter Heuschnupfen und gemäß den Beschwerden.

Naturheilkunde: Heuschnupfenmittel DHU, Gencydo-Spritzenkur, Yin-Yang-Kost (siehe Kapitel VI, Nr. 20) zieht Schleimhäute zusammen, so daß keine Allergene eindringen können, Spülungen mit verdünntem Meerwasser.

Hüftarthrose: Siehe Arthrose.

Husten: Siehe Bronchitis.

Hyperaktivität der Kinder:

Häufigste psychosomatisch-metaphysische Ursache: Verlust der Geborgenheit; Ängstlichkeit und Aggression verursachen eine Überreizung des Emotions- und Denkkörpers. Auch die frühzeitige Intellektualisierung und die Sinnesüberreizung reduzieren das aufbauende Chi des Vitalitätskörpers und in diesem vor allem das des Milz-, Wurzel- und Solarplexus-Chakras.

Körperliche Ursachen: Gehirnallergie, phosphorreiche Nahrung, konstitutionelle Übererregbarkeit.

Mentaltraining: »Ich gebe meinem Kind Geborgenheit und Verständnis.«

Heilfarbe/n, Edelstein/e: Grün, Gelb; Amethyst, Rauch-, Rosenquarz, Turmalin.

Psycho-Edelstein-Essenz: PEE für das Solarplexus- und Wurzel-Chakra.

Aromastoff/e: Basilikum, Bohnenkraut, Lavendel.

Nachgewiesene Vitalstoffmängel: Zn, Vit.-B-Komplex, vor allem B3, B6, Ca, essentielle Fettsäuren, Lebertran (76% dieser Krank-

heit werden durch Zuckerkonsum hervorgerufen. Weitere Übeltäter sind z. B. Coca-Cola, Phosphate, Farbstoffe).
Homöopathie: Siehe Kapitel XI unter Erregung, Nervenschwäche und sonstigen Symptome.
Naturheilkunde: Stramonium Pentarkan, Dysto-loges.

Immunschwäche: Siehe auch Thymusdrüsenschwäche.
Häufigste psychosomatisch-metaphysische Ursache: Mangelnde Auseinandersetzung mit der Umwelt und häufig die Tendenz, Probleme aus dem Weg zu gehen, schwächen die vitale Energie im Vitalitätskörper und Chakren, die dann nicht mehr genügend Abwehrkräfte haben.
Mentaltraining: »Ich stelle mich den Problemen und löse sie.«
Heilfarbe/n, Edelstein/e: Grün, Orange; Citrin, Beryll, Topas, Rubin.
Psycho-Edelstein-Essenz: PEE für Wurzel- und Milz-Chakra.
Aromastoff/e: Geranie, Eukalyptus, Melisse, Tea-Tree, Zitrone.
Nachgewiesene Vitalstoffmängel: Vit. A, B-Komplex, besonders B2, Ca, B6, B12, Vit. C, D, E, Zn, Folsäure, Cholin, Cu, Jod, Fe, Mg, Selen, Germanium, Knoblauch. Vermeidung von Zucker, Weißmehl.
Homöopathie: Siehe Kapitel XI unter Erkältung, häufige.
Naturheilkunde: Eleu-Kokk Drag. oder Lösung, Lymphozil forte, Esberitox, Neythymun Inj.

Impotenz: Siehe auch Kapitel XIII (Psychosomatische Krankheiten).
Häufigste psychosomatisch-metaphysische Ursache: Angst vor eigener Männlichkeit und Aggression sowie vor Leistung und vor dem Weiblichen schwächen vor allem das Wurzel-Chakra und den Vitalitätskörper im Bereich der männlichen Genitalien.
Körperliche Ursachen: Wenn kurzfristig: meist seelische Ursachen. Länger anhaltend: Zuckerkrankheit, hohe Blutfettwerte,

Bluthochdruck, Nikotinmißbrauch. Sterilität: gestörte Spermienbildung, Hodenmißbildung, Hodenverletzungen, hormonelle Störungen, Verlegung der Samenwege usw.

Mentaltraining: »Ich vertraue auf meine Männlichkeit und meiner Partnerin.«

Heilfarbe/n, Edelstein/e: Rot, Grün; Amethyst, Jade, Karneol.

Psycho-Edelstein-Essenz: PEE für das Wurzel- und Solarplexus-Chakra.

Aromastoff/e: Jasmin, Sandelholz.

Nachgewiesene Vitalstoffmängel: Vit. E, B6, Zn, (in einer Mahlzeit zusammen nehmen), Vit. C, Lecithin, Mg, Tyrosin, Histidin, Lebertran, Selen, Cu.

Homöopathie: Siehe Kapitel XI unter Impotenz.

Naturheilkunde: Ginseng-Präparate, Neyman Inj., Damiana Pentarkan.

Juckreiz: siehe auch Kapitel XIII (Psychosomatische Krankheiten).

Häufigste psychosomatisch-metaphysische Ursache: Eine Sache reizt oder juckt (z. B. Sexualität), was zu einer Irritation des Hals-, Solarplexus- und Milz-Chakras führt und die feinstofflichen Körper im Gebiet der Haut überreizt.

Körperliche Ursachen: Als Begleiterscheinung von zahlreichen Hautkrankheiten.

– *Juckreiz ohne Hautveränderungen* bei Leberschrumpfung, Nierenschwäche, Zuckerkrankheit, Leukämie, bösartigen Tumoren u.a.

– *Juckreiz am After:* Hämorrhoiden, Afterekzem, Pilze, Nahrungsmittelallergie, seelische Erkrankungen.

– *Juckreiz an der Scheide:* Seelisch bedingt, Zuckerkrankheit, Östrogenmangel, Parasiten u.a.

Mentaltraining: »Ich versuche mir meine Wünsche bewußtzumachen.«

Heilfarbe/n, Edelstein/e: Blau; Citrin, Chrysolith.

Psycho-Edelstein-Essenz: PEE für Hals-, Solarplexus- und Milz-Chakra.

Aromastoff/e: Lavendel, Rose, Zeder.

Nachgewiesene Vitalstoffmängel: Ca, Mg, K, Vit.-B-Komplex, bei älteren Personen oft Eisenmangel.

Homöopathie: Siehe Kapitel XI unter Haut, Juckreiz.

Naturheilkunde: Bei Ekzem: heißes Bad oder heiß duschen, Umschläge mit Quercus 20 % (Eichenrinde) Lösung äußerl. verdünnt mit abgekochtem Wasser 1:10. Innerlich: Quarz D30 Plv. morgens und abends 1 Msp., Weleda Birkenelixier 3 Kaffeelöffel pro Tag. Juckreiz Scheide: bei Weißfluß warme Sitzbäder, mit zugesetztem Absud von Majoran und Melissenkraut; bei der älteren Frau (Kraurosis vulvae): Bismutum 2 % Hyoscyamus 5 % Salbe dünn auftragen. Beim Schlafengehen 1 Vaginalglobulus Ovarium 0,1 % einführen. Juckreiz, Analgebiet: warme Waschungen. Danach Einreibungen mit Aurum D5 Salbe.

Karies: Siehe Zähne.

Klimakterium: Siehe auch Kapitel XIII (Psychosomatische Krankheiten).

Häufigste psychosomatisch-metaphysische Ursache: Depressive Verstimmungen wegen Ende der Fortpflanzungsfähigkeit. Hitzewallungen können anzeigen, daß Sexualität noch vorhanden ist. Angst vor Altern, Leistungsabfall und Einsamkeit. Im Vitalitätskörper vermindert sich das regenerierende Chi vor allem im Wurzel- und Milz-Chakra und zieht sich aus Eierstöcken und Nebennieren zurück.

Körperliche Ursachen: Durch Erlöschen der Eierstocksfunktion entstandener Östrogenmangel.

Mentaltraining: »Ich finde trotz biologischer Minderung einen neuen geistigen Lebenssinn.«

Heilfarbe/n, Edelstein/e: Gelb, Grün; Topas, Karneol.

Psycho-Edelstein-Essenz: PEE für das Wurzel- und Milz-Chakra.

Aromastoff/e: Fenchel, Salbei, Schafgarbe, Geranie, Zypresse.

Nachgewiesene Vitalstoffmängel: Bioflavonoide, Vit. E, Mg, Ca, Folsäure, Meeresalgen, Tryptophan, Vit. A und D (Lebertran), K, Ca, Selen. Natürliche Östrogene: Azukibohnen (Sojabohnen, siehe Kapitel VII), Fenchel, Leinöl (Präparat: Linofeban-Kaps.). Sarsaparilla-Tinktur 3 x 20 Tr. Weizen.

Homöopathie: Siehe Kapitel XI unter Klimakterium und gemäß den Beschwerden.

Naturheilkunde: Bei Wallungen: Klimaktoplant 3 x 1–2 Tbl. über 3 Monate, Remifemin (Cimicifuga-Präparat); Sepia comp. 3 x 10 Tr. oder Ovarium comp. Plv. 3 x 1 Msp. Weleda.

Knieschmerzen: Siehe Arthritis, Arthrose.

Knochenbruch, schlecht heilender:

Häufigste psychosomatisch-metaphysische Ursache: Knochenbrüche entstehen durch karmische Ursachen und erzwingen Zeit zum Nachdenken und Ändern einer Lebenssituation. Die Heilung des Bruches hängt von der Qualität und Quantität des vitalen Chi im Wurzel-Chakra ab. Auch das höhere Selbst, das ursprünglich diese Lebenskrise hervorruft, greift über den Vitalitätskörper mit entsprechenden Heilmitteln ein, wodurch eine schnellere, bessere und vollständigere Reparation der Bruchstelle erzielt werden kann.

Mentaltraining: »Ich denke jetzt endlich gründlich über die wichtigsten Probleme in meinem Leben nach.«

Heilfarbe/n, Edelstein/e: Grün; Aventurin, Sodalith.

Psycho-Edelstein-Essenz: PEE für Wurzel-Chakra.

Aromastoff/e: Lavendel.

Nachgewiesene Vitalstoffmängel: Vit. D (Lebertran), K, Vit. C, Ca, Kieselsäure.

Homöopathie: Siehe Kapitel XI unter Knochenbruchheilung, langsam.

Naturheilkunde: Bei verzögerter Heilung: Arnica D3 zunächst stdl. 10 Tr., nach 3 Tagen 3 x 15 Tr. zusammen mit Symphytum comp. Kügelchen 4 x tgl. 10 Tr., nach einer Woche Weleda-Aufbaukalk Nr. 1 und 2 (1 morgens, 2 abends).

Kolik: Siehe Krämpfe.

Konzentrationsstörungen: Siehe Gedächtnisschwäche.

Kopfschmerzen:

Häufigste psychosomatisch-metaphysische Ursache: Sorgsucht, Grübelei, Ehrgeiz, Starrsinn, verdrängte Sexualität und oft zu starke Denktätigkeit überlasten Emotions- und Denkkörper. Ihre zusammenziehenden Kräfte führen zu Verkrampfungen von Gefäßen und Muskulatur im Kopf- und Nackenbereich. Auch kann durch die obenerwähnten Gefühle und Gedanken ein Chi-Abbau in den Bauch-Chakren erfolgen. Diese Chi-Ströme belasten dann Nervensystem und Kopf.

Körperliche Ursachen: Gefäßbedingt, Spannungskopfschmerz, Hirnabszesse, Hirntumoren, Infektionskrankheiten am Gehirn, Schädelhirnverletzungen, Wirbelsäulenaffektionen, Allgemeinerkrankungen wie Hypertonie, Augenerkrankungen, Hals-, Nasen-, Ohrenerkrankungen, Gesichtsneuralgie, Zahnschmerzen usw.

Mentaltraining: »Ich mache mir keine unnötigen Gedanken und tue das Rechte.«

Heilfarbe/n, Edelstein/e: Blau, Violett; Citrin, Sarder.

Psycho-Edelstein-Essenz: PEE für das Solarplexus- und Wurzel-Chakra.

Aromastoff/e: Lavendel, Majoran.

Nachgewiesene Vitalstoffmängel: Vit. A, B6, Fe, Ca, Mg, Cu, Pantothensäure.

Homöopathie: Siehe Kapitel XI unter Kopfschmerzen.

Naturheilkunde: Kephalodoron 5 % zusammen mit Enzian Magentonikum 1 Teel. vor dem Essen. Dolor-loges, Spigelon Tbl.

Krampfadern: Siehe Venenleiden.

Krämpfe: Siehe auch Epilepsie.

Häufigste psychosomatisch-metaphysische Ursache: Krampfhaftes Festhalten von überalterten Gefühls- und Gedankeninhalten. Nach innen gerichteter Zorn. Diese aus den Emotions- und Denkkörpern stammenden Gefühls- und Gedankenmuster wirken zusammenziehend auf das entsprechende Körpergebiet oder Hohlorgan ein. Meistens auch Überlastung des Solarplexus-Chakras mit krankmachendem Chi.

Körperliche Ursachen: Neurologische Krankheiten, Tetanie, Tetanus, Epilepsie, Harnvergiftung, seelisch bedingte Krämpfe bei Neurosen, Tics, Hals-, Nacken-, Schulterkrämpfe, Wadenkrämpfe, Schreibkrämpfe.

Mentaltraining: »Ich gehe entspannt ans Werk und staue keinen Zorn auf.«

Heilfarbe/n, Edelstein/e: Grün, Blau; Jade.

Psycho-Edelstein-Essenz: PEE für das Solarplexus- und Wurzel-Chakra.

Aromastoff/e: Kamille, Jasmin, Rosmarin, Muskatellersalbei.

Nachgewiesene Vitalstoffmängel: Mg, Ca, Vit. E, A, B6, B5, B3, Cu, K, Lecithin, bei Kindern: Vit. B6, Mg, Ca.

Homöopathie: Siehe Kapitel XI unter Krämpfe und gemäß den befallenen Organen.

Naturheilkunde: Cefaspasmon (Hohlorgane); Muskelkrämpfe: Magnesium Diasporal, Cuprum ars. D6 Tbl., mehrmals im Abstand von 1 Stunde 1 Tbl. lutschen.

Krebsvorbeugung: Siehe Kapitel VI und Kapitel XI.

Lebensverlängerung:

Häufigste psychosomatisch-metaphysische Ursache zu frühen Alterns: Vorzeitiges Altern ist teils karmisch bedingt, teils hängt es stark von der Lebensführung ab. Ein gesundes Altern wird erreicht – wenn keine karmischen Gegenkräfte bestehen – durch die Stärkung des Vitalitätskörpers, die angemessenen Entspannungen der Emotions- und Denkkörper und sinnvolle spirituelle Arbeit, die das höhere Selbst aufbaut. Weiterhin helfen wirkungsvolle Heilmittel und physikalische Maßnahmen.

Mentaltraining: »Ich lebe die Weisheit des Alters.«

Heilfarbe/n, Edelstein/e: Grün, Rot; Onyx, Diamant, Smaragd.

Psycho-Edelstein-Essenz: PEE für das Wurzel- und Milz-Chakra.

Aromastoff/e: Fenchel, Rosmarin.

Nachgewiesene Vitalstoffmängel: Vit. A, C, Bioflavonoide, Vit.-B-Komplex, besonders B6, D, Ca, Mg, Selen, Aminosäuren: Methionin. Cystein, Taurin; Lecithin, Meeresalgen, Lebertran.

Naturheilkunde: Ginseng-Präparate (Kumsan-Ginseng), Vigodana, Ney-Geront Inj. vom Arzt oder Heilpraktiker.

Lebererkrankungen:

Häufigste psychosomatisch-metaphysische Ursache: Maßlosigkeit, Instinktverlust für das Zuträgliche, mangelnde Religiosität können u.a. zu einer Schwächung des Solarplexus-Chakras führen. Dies ermöglicht den Angriff der Viren, Gifte oder Stoffwechselschlacken auf die Leber. Bei der Leberentzündung greift das höhere Selbst über den Vitalitätskörper in den Stoffwechsel ein, um die Entzündung zu beseitigen. Bei der Leberzirrhose wirkten Lebergifte (Alkohol, Schwermetalle) fortwährend auf das Solarplexus- (und meist auch das Wurzel-Chakra) ein, so daß das höhere Selbst und der Vitalitätskörper die Gifte nicht mehr beseitigen und eliminieren können. Wenn der Vitalitätskörper stark geschwächt ist, vermag der Emotionskörper mit zusammenziehender und austrocknender Wirkung eine Schrumpfung und Verhärtung der Leber herbeizuführen.

Körperliche Ursachen: Hepatitis, akut: Entzündung der Leber durch Hepatitis-Viren. Bis zu 50 % der Leberentzündungen verlaufen ohne Gelbsucht. Die *chronisch fortschreitend verlaufende gilt als Vorläufer der Leberschrumpfung, sie tritt als Folge der akuten Leberentzündung auf, kann aber auch durch gestörte Immunmechanismen weiter bestehen. Leberschrumpfung:* durch Alkoholmißbrauch, nach Leberentzündung, stoffwechselbedingte bei bestimmten Herz- und Gallekrankheiten.

Mentaltraining: »Ich halte Maß und tue das Nützliche.«

Heilfarbe/n, Edelstein/e: Grün, Gelb; Karneol, Sarder.

Psycho-Edelstein-Essenz: PEE für das Solarplexus- und Milz-Chakra.

Aromastoff/e: Fenchel, Lavendel, Rosmarin, Ingwer, Kreuzkümmel.

Nachgewiesene Vitalstoffmängel: Leberentzündung: Vit. K, E, Leinöl (auch als Kapseln), Vit. C, B-Komplex, besonders B12, B3, A, Folsäure, Cholin, Innositol, Selen. Leberzirrhose: Vit.-B-Komplex, A, E, D, K, Cholin. Alkoholverbot!

Homöopathie: Siehe Kapitel XI unter Leber.

Naturheilkunde: Leberentzündung: Hepatodoron Basismittel 3 x 1–2 Tbl. vor dem Essen. Card. mar. D1 3 x tgl. 15 Tr. vor dem Essen, junger Löwenzahn als Salat, Hepar-Stannum D4 3 x 10 vor dem Essen, leichte Kost, wenig Fett, wenig essen, nichts Gebratenes, kein Kaffee, kein Zucker, Milch als Sauermilch oder Joghurt, im akuten Stadium Bettruhe, 1 x tgl. Leberwickel mit Scharfgarbentee. Ärztliche Behandlung. *Leberzirrhose:* 1. Basismittel: Hepatodoron 3 x tgl. 1–2 Tbl. vor dem Essen, Hepar-Stannum D4 3 x tgl. 10 a.c., Taraxacum D4 tab. 3 x tgl. 1 Tbl.

Lungenerkrankung: Siehe Asthma oder Bronchitis.

Magenerkrankungen: Siehe auch Kapitel XIII (Psychosomatische Krankheiten).

Häufigste psychosomatisch-metaphysische Ursache: Konflikt zwischen Geliebtwerdenwollen und gespannter, ehrgeiziger Auseinandersetzung mit der Umwelt und andere seelische Belastungen greifen bei der Magenschleimhautentzündung über den Emotionskörper mit Spasmen, Schmerzen und Übersäuerung in den Magen ein. Hierdurch ist der Vitalitätskörper gezwungen, entzündliche Vorgänge anzufachen, die diese Gifte, Fremdeiweiße und Ablagerungen in der Magenschleimhaut bekämpfen. Streß, Ärger und Frustration verursachen ein zu intensives Eingreifen des Emotionskörpers (durch übermäßige Säurebildung und stellenweises Zerstören der Magenschleimhaut und Aktivierung des Helicobacters), was zu Magen- und Zwölffingerdarmgeschwüren führt.

Körperliche Ursachen: Magenschleimhautentzündung, akute Form: Alkohol, Medikamente, zu heiße oder kalte Speisen, Verätzungen, Strahlenanwendung, Gifte. Bei der *chronischen* Form kann häufig als Ursache der Helicobacter pylori nachgewiesen werden.

Magengeschwür: Entstehung in Zusammenhang mit einer chronisch-atrophischen Gastritis; es besteht auch eine Vergesellschaftung mit dem Helicobacter pylori. Zurückfließen von Verdauungssäften aus dem Zwölffingerdarm in den Magen, Alkohol, Medikamente wie Salicylsäure, Phenylbutazon u.a., Streß bei seelischen oder körperlichen Belastungen.

Mentaltraining: »Ich werde geliebt und bin entspannt.«

Heilfarbe/n, Edelstein/e: Grün, Blau; Bergkristall, Karneol, Onyx.

Psycho-Edelstein-Essenz: PEE für Milz- und Solarplexus-Chakra.

Aromastoff/e: Angelikawurzel, Eisenkraut, Ingwer.

Nachgewiesene Vitalstoffmängel: Magen- und Zwölffingerdarm-geschwür: Vit. E, A, B6, C, Bioflavonoide, Zn, Glutamin. Magen-säure erniedrigt: u.a. Bitterstoffe auch in Teeform, rote Bete (Knolle u. Blätter) und geriebene Äpfel. Magenschleimhautent-zündung/Sodbrennen: Mg, Ca, Vit. B1, B12, Zn.

Homöopathie: Siehe Kapitel XI unter Magen.

Naturheilkunde: Magen- und Zwölffingerdarmgeschwür: Anagal-lis/Malachit comp. Dil. Weleda 3 x tgl. 10 vor dem Essen. *Magenschleimhautentzündung, akut:* Fasten, heiße Leibwickel, dünner Wermuttee, Pudding aus Pfeilwurzmehl (Kuzu) von Lima, Enziantropfen (Gentiana lutea 5 % mehrmals tgl. 10 Tr.; bei Übelkeit, Brechreiz: Nux vom. D4 Tbl. mehrmals 1 Tbl.; bei Völlegefühl: Carvomin mehrmals 10 Tr. in heißem Wasser; bei Sodbrennen Duoventrin Tbl. *Chron.*: Buchweizenbrei, Schafskä-se, nur warm trinken, Enzian Magentonikum Wala 3 x 1 Teel. vor dem Essen, ab und zu mageres Geflügel oder magerer Seefisch, gedämpftes Gemüse.

Mandelentzündung: Siehe Angina tonsillaris.

Metallvergiftung:
Heilfarbe/n, Edelstein/e: Grün, alle Farben; Citrin, Turmalin.
Psycho-Edelstein-Essenz: PEE für das Wurzel- und Milz-Chakra.
Aromastoff/e: Eisenkraut, Rosmarin.
Nachgewiesene Vitalstoffmängel: Vit. A, C, B-Komplex, Meeres-algen, Cystein, Selen, Lecithin, Mg, Ca, Zn, Fe, Cu, Lebertran, Ballaststoffe.

Migräne: Siehe auch Kopfschmerzen und Kapitel XIII (Psycho-somatische Krankheiten).
Häufigste psychosomatisch-metaphysische Ursache: Überforde-rung, Perfektionismus, Ablehnung der weiblichen Rolle, Ag-gression gegenüber Partner oder Vorgesetzten. Durch diese

Gegebenheiten lösen sich Chi-Energien überwiegend aus den Bauch-Chakren (den Milz-, Wurzel- und Solarplexus-Chakren) und dringen vom Vitalitätskörper in Nervensystem und Kopf ein.

Körperliche Ursachen: Wahrscheinlich Verkrampfung der Hirngefäße; auslösende Faktoren: seelische Belastung, Klimaeinflüsse, Genußmittel, Medikamente.

Mentaltraining: »Ich tue meine Arbeit ruhig und entspannt ohne Perfektionismus.«

Heilfarbe/n, Edelstein/e: Blau; Amethyst, Karneol, Jade.

Psycho-Edelstein-Essenz: PEE für das Milz- und Wurzel-Chakra.

Aromastoff/e: Kamille, Lavendel, Rose.

Nachgewiesene Vitalstoffmängel: Vit. A, E, B-Komplex, besonders B15, B3, B6, Chrom, Mg, Ca, Cu, Cholin, Lebertran.

Homöopathie: Siehe Kapitel XI unter Migräne und Kopfschmerzen und gemäß sonstigen Beschwerden.

Naturheilkunde: Basismittel: Kephalodoron 5 % + Enzian Magentonikum + Choleodoron 3 x tgl. 10 nach dem Essen, Akupunktur, Secale/Quarz Wala 3 x tgl. 10 Kügelchen, Heilmagnetismus, Yin-Yang-Diät.

Mittelohrentzündung: Siehe Ohrkrankheiten.

Müdigkeit:

Häufigste psychosomatisch-metaphysische Ursache: Interesselosigkeit, Lebens- und Arbeitsüberdruß erschöpfen das vitale Chi im Vitalitätskörper und den Chakren.

Körperliche Ursachen: Verschiedene organische Krankheiten, Vitalitätsmangel, Schlafmangel, Depression, Genesungsphase, Mangelernährung, insbesondere zu yinbetonte Ernährung usw. (siehe Kapitel VI, Nr. 20).

Mentaltraining: »Ich mache Leben und Arbeit interessant.«

Heilfarbe/n, Edelstein/e: Orange, Grün; Turmalin, Heliotrop.

Psycho-Edelstein-Essenz: PEE für Wurzel- und Milz-Chakra.

Aromastoff/e: Angelikawurzel, Eisenkraut, Rosmarin, Geranie, Zitrone.

Nachgewiesene Vitalstoffmängel: Fe, Vit.-B-Komplex, besonders B1, B12, B6, Chrom, Lecithin, Lebertran, Vit. C, E, Folsäure, Pantothensäure, Mg, K, Zn (siehe auch Blutzucker, erniedrigt).

Homöopathie: siehe Kapitel XI unter Müdigkeit, Mattigkeit.

Naturheilkunde: Yangbetonte Nahrung (siehe Kapitel VI, Nr. 5), Aurum met. (Gold) D6 3 x tgl. 1 Tbl., Diamant D10 Dil. Weleda, Yang-Yoga-Übungen, Aurum/Prunus gbl. Wala (siehe auch Kapitel II, Nr. 5).

Multiple Sklerose:

Häufigste psychosomatisch-metaphysische Ursache: Selbstzerstörung durch unterdrückte Wünsche, Selbstverleugnung, dienende Haltung mit Kontrolle der Umwelt verdrängen vitales Chi (über alle Chakren) aus dem Bereich des Rückenmarks und Gehirns. Die selbstzerstörerische (meist unbewußte) Haltung der Emotions- und Denkkörper dringt dann in die geschwächten Körperteile zersetzend ein.

Körperliche Ursachen: Unklar; möglicherweise Virusinfektion oder Angriff des Immunsystems gegen Ummantelung der Nerven.

Mentaltraining: »Ich spreche meine berechtigten Wünsche offen aus.«

Heilfarbe/n, Edelstein/e: Orange, Gelb; Chrysolith, Beryll.

Aromastoff/e: Oregano, Wacholder, Ysop.

Psycho-Edelstein-Essenz: PEE für das Wurzel- und Milz-Chakra.

Nachgewiesene Vitalstoffmängel: Vit.-B-Kompl., besonders B6, B1, B3, B12, Vit. E, Folsäure, Ca, Lebertran, ess. Fettsäuren, D-Phenylalanin. Verboten sind tierische Fette, Weißmehl und Süßigkeiten.

Homöopathie: Siehe Kapitel XI unter Multiple Sklerose und unter sonstigen Beschwerden.

Naturheilkunde: Moxa-Behandlung (Brennung bestimmter Punkte), Medulla comp. Weleda, Yin-Yang-Kost (siehe Kapitel VI, Nr. 20), warme Kleidung, Kephalodoron D3 zur Kräftigung des erschöpften Nervensystems, Olivenit D6 Trit. nach dem Frühstück (Kupfer-Arsen-Verbindung), warme bis heiße Halbbäder mit Cuprum sulfuricum 20 % 1 Eßl./1 Halbbad; bei Spasmen: Cuprum per Chamomillam 0,1 % Dil., Horvi-Mittel über den Behandler z. B. MS 9.

Mundgeruch:

Häufigste psychosomatisch-metaphysische Ursache: Unverdaute seelische Inhalte faulen vor sich hin. Eingeschränkte physische und psychische Beweglichkeit.

Das stagnierende Chi, überwiegend aus den Solarplexus- und Milz-Chakren, neigt im Verdauungstrakt und in der Mundhöhle zu Entzündungen. Dadurch verstärkt sich das Bakterienwachstum.

Körperliche Ursachen: Bakterieller Abbau von Nahrungsresten, abgeschilferte Schleimhautoberfläche, schlecht gereinigte und kariöse Zähne, Zahnfleischentzündung, Parodontitis, chronische Angina.

Mentaltraining: »Ich kläre alte seelische Verdrängungen.«

Heilfarbe/n, Edelstein/e: Grün, Gelb; Karneol, Aventurin.

Psycho-Edelstein-Essenz: PEE für das Solarplexus- und Milz-Chakra.

Aromastoff/e: Bergamotte, Fenchel, Ingwer.

Nachgewiesene Vitalstoffmängel: Vit. B6, B2, B3, C, Mn, Vit. A, Zn.

Homöopathie: Siehe Kapitel XI unter Mundgeruch.

Naturheilkunde: Spülungen mit Myrrhe-Tinktur, Weleda Mundwasser, Chlorophyll.

Mundgeschwüre: Siehe Zungenveränderungen.

Muskelschwäche:
Häufigste psychosomatisch-metaphysische Ursache: Willensschwäche und gebremste Tatkraft, die karmisch bedingt sind,
führen zu einem zu schwachen Eingreifen des höheren Selbst
in Rückenmark und Muskelsystem und erschöpfen das Milz-
und Solarplexus-Chakra des Vitalitätskörpers.
Mentaltraining: »Ich stärke meinen Willen und werde kraftvoll
tätig.«
Heilfarbe/n, Edelstein/e: Rot, Grün; Chrysopras, Karneol.
Psycho-Edelstein-Essenz PEE für das Milz- und Solarplexus-Cha-
kra.
Aromastoff/e: Eisenkraut, Wacholder.
Nachgewiesene Vitalstoffmängel: Vit. A, E, C, B-Komplex, Biotin,
Zn, Mg, K, Lecithin.
Homöopathie: Siehe Kapitel XI unter Schwäche.
Naturheilkunde: Ungt. Plantago-Primula cum Hyoscyamo Wele-
da, Massagen mit Ungt. Arnica 10 % Weleda, Ferrum met.
D6 Tbl. 4 x tgl. 1, Plumbum D30 3 x tgl. 1 Tbl.

Nachtblindheit: Siehe Augen.

Nagelerkrankungen:
Häufigste psychosomatisch-metaphysische Ursache: Nägel stehen
für Ein-, Durch- und Zugreifen und für Tätigkeit und Handeln.
Ursächlich für Nagelleiden und -veränderungen ist das Blut,
welches zu schwach mit gesundem grünem Chi der Leber
aufgeladen ist.
Körperliche Ursachen: Nagelernährungsstörungen: Mangel an
Mineralien. Nagelbettentzündung: Gewebeeinschmelzung in-
folge infizierter Bagatellverletzungen.
Mentaltraining: »Ich packe die Dinge an.«

Heilfarbe/n, Edelstein/e: Grün, Rot; Karneol, Onyx.

Psycho-Edelstein-Essenz: PEE für das Solarplexus- und Wurzel-Chakra.

Aromastoff/e: Kamille, Zitrone.

Nachgewiesene Vitalstoffmängel: Zn, Ca, Mg, Schwefel, Fe, Methionin Vit. A, B6, Kieselsäure, Bittermittel. Bei Nägelbrüchigkeit: Fe, Nägelsplittern: Ca, Mg, weiße Flecken auf Nägeln: Zn.

Homöopathie: Siehe Kapitel XI unter Fingernägel.

Naturheilkunde: Kytta-Nagelkur.

Narben:

Häufigste psychosomatisch-metaphysische Ursache: Narbenbildung durch Unfälle oder Operationen sind schicksalsmäßig bedingt. Eine gut heilende, kaum auffallende Narbenbildung setzt starkes vitales Chi aus Wurzel- und Hals-Chakren voraus. Schlechtheilende Narben zeigen ein zu starkes Eingreifen der Emotions- und Denkkörper im Bereich der Wunde an.

Heilfarbe/n, Edelstein/e: Grün, Orange; Amethyst, Citrin.

Psycho-Edelstein-Essenz: PEE für das Wurzel- und Hals-Chakra.

Aromastoff/e: Eisenkraut, Kamille.

Nachgewiesene Vitalstoffmängel: Vit. E, Kieselsäure.

Homöopathie: Narben brechen auf: Phosphorus, Silicea; Narben rot: Lachesis; Narben schmerzhaft: Silicea; Narben wund: Acid. fluor., Silicea.

Naturheilkunde: Keloid Gel Wala 30 g, innerlich Berberis, Radix Decoct. D2/Urtica urens Inf. D3 früh und abends 10 Tr., über längere Zeit. Verbrennungsnarben: Neben obiger Behandlung Quarz D30 Trit. Tgl. 1 Msp.

Nebenhöhlenentzündung:

Häufigste psychosomatisch-metaphysische Ursache: Unterdrückte Konflikte drängen ins Bewußtsein und blockieren Chi aus dem

Vitalitätskörper (überwiegend aus Stirn- und Wurzel-Chakren) in den Nebenhöhlen. Hierdurch wird das höhere Selbst gezwungen, diese Stagnationen durch entzündliche Vorgänge aufzulösen.

Körperliche Ursachen: Aus der Nasenhöhle fortgeleitete Infektion vor allem mit Viren und Bakterien. Oberkieferhöhlenentzündungen können auch von Infektionen im Zahnwurzelbereich ausgelöst werden.

Mentaltraining: »Ich löse meine Konflikte.«

Heilfarbe/n, Edelstein/e: Grün, Orange; Jaspis, Saphir.

Psycho-Edelstein-Essenz: PEE für das Stirn- und Wurzel-Chakra.

Aromastoffe: Basilikum, Eukalyptus.

Nachgewiesene Vitalstoffmängel: Vit. C, Bioflavonoide, Zn, Vit. E, Lebertran, Aminosäuren: Kreatin, Tryptophan, Valin.

Homöopathie: Siehe Kapitel XI unter Nase und gemäß sonstigen Beschwerden.

Naturheilkunde: Kopfdampfbäder (nicht im akuten Zustand), Inhalationen von ätherischen Ölen wie Eukalyptus, japanischem Heilpflanzenöl, Olbas usw., Meiden von Süßigkeiten und Milch; Heilmittel: Sinfrontal, Sinupret usw.

Nervenentzündung und Nervenschmerz:

Häufigste psychosomatisch-metaphysische Ursache: Probleme zehren an der Nervensubstanz. Diese Entzündung wird verursacht durch ein starkes Einwirken von Energien aus dem Emotionskörper auf das Nervensystem.

Körperliche Ursachen: Nervenentzündung: toxische Einflüsse wie Vergiftungen durch Blei, Quecksilber, Arsen oder durch chronischen Alkoholismus, weiter auch Stoffwechselstörungen wie Zuckerkrankheit, Vitaminmangelzustände, auch nach Grippe, Diphtherie, Typhus. *Nervenschmerz:* Reizung des Nervs durch Druck, Kälte, Hitze, Vitaminmangel.

Mentaltraining: »Ich verdränge keine Probleme.«

Heilfarbe/n, Edelstein/e: Blau, Grün; Jade, Rosenquarz.

Psycho-Edelstein-Essenz: PEE für das Wurzel- und Milz-Chakra.

Aromastoff/e: Eukalyptus, Kamille, Ingwer, Lavendel.

Nachgewiesene Vitalstoffmängel: Vit.-B-Komplex, besonders B3, B6, B12, B1, Folsäure, Mg, Ca, Lebertran, essentielle Fettsäuren.

Homöopathie: Siehe Kapitel XI unter Neuralgie und gemäß dem Ort der Schmerzen.

Naturheilkunde: Nervenentzündung: Aconitum-Nervenöl von Weleda, die schmerzende Stelle leicht einreiben oder mit Öl getränkte Läppchen auflegen und gut warm halten. Apis/Arnica gbl. Wala 3 x tgl. 5–10 gbl. *Nervenschmerz:* warme Kleidung, Schwitzen, schmerzhafte Stellen leicht mit Aconitum-Nervenöl einreiben.

Nervenschwäche:

Häufigste psychosomatisch-metaphysische Ursache: Mangel an Lebens- und Nervenenergie durch seelische Blockaden, Konflikte und Streß. Hierdurch erschöpfen sich die Aufbauenergien des Chi und der Vitalitätskörper. Das bedingt einen zu starken Abbau über Emotions- und Denkkörper im Bereich des zentralen Nervensystems.

Körperliche Ursachen: Nach schweren Erkrankungen, hochgradiger körperlicher Belastung, anhaltender seelischer Überforderung, vor allem konstitutionell bedingt.

Mentaltraining: »Ich löse meine seelischen Energieblockaden.«

Heilfarbe/n, Edelstein/e: Grün, Orange; Amethyst, Turmalin, Topas.

Psycho-Edelstein-Essenz: PEE für das Wurzel- und Milz-Chakra.

Aromastoff/e: Jasmin, Melisse, Ingwer.

Nachgewiesene Vitalstoffmängel: Vit.-B-Komplex, besonders B1, B12, Mg, Ca, Lecithin, Folsäure, Cholin, Inositol, K, Meerwasser, Phosphor. 4 Eier pro Woche, dieselben enthalten wichtige Nervenaufbaustoffe.
Homöopathie: Siehe Kapitel XI unter Nervenschwäche.
Naturheilkunde: Levico comp. gbl. 3 x 7 gbl., Aurum/Apis reg. cp. 3 x tgl. 7 gbl.

Nervosität: Siehe Nervenschwäche.

Nesselsucht:
Häufigste psychosomatisch-metaphysische Ursache: Seelische Überempfindlichkeit führt zu Abwehrmaßnahmen des Chi im Vitalitätskörper gegen Fremdstoffe (Allergene). Sie zeigen sich als Quaddelbildung. Der überempfindliche Vitalitätskörper zeigt seine überschießende Reaktion (meistens durch grünes Chi aus dem Solarplexus-Chakra) auf der Haut.
Körperliche Ursachen: Allergie gegen bestimmte Nahrungsmittel, z. B. Erdbeeren, Meeresfrüchte, Milch, aber auch jedes andere Nahrungsmittel. Auch Sonneneinstrahlung.
Mentaltraining: »Ich stärke meine seelische Abwehr.«
Heilfarbe/n, Edelstein/e: Blau, Grün; Hyazinth, Prasem.
Psycho-Edelstein-Essenz: PEE für das Solarplexus-, Wurzel- und Milz-Chakra.
Aromastoff/e: Geranie, Kamille.
Nachgewiesene Vitalstoffmängel: Vit. B6, B12, E, Bioflavonoide, Mg, Ca, Molybdän, Leinöl.
Homöopathie: Siehe Kapitel XI unter Nesselsucht.
Naturheilkunde: Urtica Urens cp. Wala, Calc. carb./Cortex Quercus. Ursache suchen, Darmbehandlung, heiße Waschungen, Duschen oder Bäder mit Zusatz von Urtica dioica 50 %, äußerlich Halicar-Salbe von DHU.

Nierenkrankheiten: Siehe auch Harnwegserkrankungen.

Häufigste psychosomatisch-metaphysische Ursache: Familien-, Partnerschaftsprobleme und meistens Existenzängste verursachen über das Wurzel-Chakra Veränderungen in den feinstofflichen Körpern. Bei der Nierenentzündung versuchen der Vitalitätskörper zusammen mit dem höheren Selbst, über das Wurzel-Chakra die Bakterien, Giftstoffe und Ablagerungen zu beseitigen. Probleme und Angst lassen über die Emotions- und Denkkörper die Steinbildung entstehen, welche nicht mehr über den Vitalitätskörper und das höhere Selbst in Lösung gehalten werden kann.

Körperliche Ursachen:

– *Nierenentzündung:* Nach Infektionen, Anginen, Zahnabszessen, Nebenhöhlenentzündung, Scharlach usw.

– *Nierensteine:* Entwicklung noch ungeklärt. Begünstigende Faktoren: zuviel Eiweiß, Fett, Calciumstoffwechselstörungen, Erhöhung der Harnsäure.

Mentaltraining: »Ich versuche Konflikte in Familie und Partnerschaft zu erkennen und zu lösen.«

Heilfarbe/n, Edelstein/e: Grün, Rot; Malachit und Smaragd.

Psycho-Edelstein-Essenz: PEE für das Wurzel- und Solarplexus-Chakra.

Aromastoff/e: Eukalyptus, Fenchel, Kamille.

Nachgewiesene Vitalstoffmängel: Vit. A, B6, Mg, Einschränkung des Schmerzmittelverbrauchs. Nierensteine: Vit. B6, A, C, Mg, Lysin, K, Glutaminsäure; Ca-Zufuhr einschränken, vegetarische, magnesium- und ballaststoffreiche Nahrung zuführen.

Homöopathie: Siehe Kapitel XI unter Nieren und gemäß den sonstigen Beschwerden.

Naturheilkunde: Nierenentzündung: Ärztliche Kontrolle, salzarme Kost, Warmhalten, Unterkühlung vermeiden. Zinnkrauttee 2–3 x tgl. 1 Tasse. Nierensteine: Renodoron Tbl., Hagebuttentee.

Obstipation: Siehe Verstopfung.

Ödeme: Siehe Wasseransammlungen.

Ohrenleiden:
Häufigste psychosomatisch-metaphysische Ursache: Weigerung, der inneren Stimme oder mitmenschlichen Ratschlägen Gehör zu schenken. Dies verändert das Chi des Vitalitätskörpers der Ohren und das Wurzel-Chakra ungünstig. Bei der Ohrenentzündung versuchen der Vitalitätskörper und das höhere Selbst zusammen über eine Entzündung Bakterien und Stoffwechsel-ablagerungen im Ohr auszuheilen. Schwerhörigkeit wird durch sklerotische Vorgänge hervorgerufen, die wiederum über eine Überreizung des Emotionskörpers in Gehörnerven und Ohr-kapillaren stattfinden.
Körperliche Ursachen:
– *Mittelohrentzündung:* Infektion mit Krankheitserregern. Die-se gelangen über die Ohrtrompete aus dem Nasenrachen-raum in das Mittelohr, seltener über ein Loch im Trommel-fell. Anfälligkeit durch Erbanlagen oder herabgesetzte Ab-wehr.
– *Tubenkatarrh:* Entzündungen im Bereich der Ohrtrompete, wodurch der Luftausgleich zwischen Atmosphäre und Mittel-ohr gestört ist. Der Tubenkatarrh tritt als Begleiterscheinung katarrhalischer Infekte auf und kann zur Mittelohrentzün-dung führen.
– *Otosklerose:* Erkrankung der knöchernen Labyrinthkapsel, die sich in erster Linie im Bereich des ovalen Fensters ab-spielt und zu einer Fixierung des Steigbügels führt, wodurch die Schallübertragung der Gehörknöchelchenkette leidet. Oft erblich. Schwangerschaften beschleunigen die Erkran-kung, Ohrensausen ist nicht selten.
– *Angeborene Schwerhörigkeit oder Taubheit* (Taubstummheit):

teils erblich, teils erworben (Geburtstraumen, Erkrankungen der Mutter während der Schwangerschaft, Infektionen, Vergiftungen usw.).

– *Innenohrschwerhörigkeit:* durch Medikamente, Vergiftungen, Infektionskrankheiten, ständige Lärmeinwirkung.

– *Altersschwerhörigkeit:* Arteriosklerose im Innenohr, Schwund des Sinnes- und Nervengewebes der Schnecke.

Mentaltraining: »Ich öffne mein Ohr der inneren Stimme und den Ratschlägen meiner Mitmenschen.«

Heilfarbe/n, Edelstein/e: Blau, Grün; Chrysolith, Jaspis, Saphir.

Psycho-Edelstein-Essenz: PEE für das Wurzel- und Hals-Chakra.

Aromastoff/e: Basilikum, Kamille, Lavendel.

Nachgewiesene Vitalstoffmängel: Ohrenleiden allgemein: Vit. A, D. Bei Neigung zu Mittelohrentzündungen: Lebertran (Vit. A und D). Bei Ohrgeräuschen: Vit. A, D, C, Ca, K, Mg, Zn. Taubheit: Besonders Vit. B6 und siehe oben.

Homöopathie: Siehe Kapitel XI unter Ohren und Schwerhörigkeit.

Naturheilkunde: Mittelohrentzündung: Otowoven, Zwiebelwickel: Kleingehackte rohe Zwiebel in ein Tuch einwickeln und mit einem schräg gebundenen Handtuch auf dem Ohr befestigen.

Schwerhörigkeit: Längeres Einnehmen von Gnaphalium Leontopodium D2, Vitorgan-Spritzen.

Osteoporose:

Häufigste psychosomatisch-metaphysische Ursache: Seelischer Stabilitätsmangel. Beeinträchtigung der Flexibilitäts-, Willens- und Durchsetzungskraft. Diese führt zur Schwächung des Vitalitätskörpers und des Wurzel-Chakras, welche mit dem höheren Selbst zusammen den Knochenaufbau und die Einlagerung von Mineralien nicht genügend steuern können. Die seelischen Veränderungen verursachen über den Emotionskörper außerdem noch ein saures Gewebsmilieu.

Körperliche Ursachen: Verringerung des Knochenanbaus bei unvermindert weitergehendem Knochenabbau. Mangelnde Belastung des Skeletts (Raumfahrer), langes Krankenlager, Alter, bei der Frau nach dem Klimakterium durch Östrogenmangel und Medikamente wie Kortison.

Mentaltraining: »Ich bin seelisch stabil ohne Starrsinn.«

Heilfarbe/n, Edelstein/e: Alle Farben; Chrysolith, Bernstein.

Psycho-Edelstein-Essenz: PEE für das Wurzel- und Milz-Chakra.

Aromastoff/e: Wacholder, Ysop.

Nachgewiesene Vitalstoffmängel: Vit. D, Folsäure, Vit. B6, Ca, Mg, Cu, F.

Homöopathie: Calcium carb., Strontium carb., Thallium met., Tellurium met.

Naturheilkunde: Calcium orotat, EAP Calcium, Calcium fluor. D6, viel Bewegung, Sonnenbestrahlung, viel Getreide, Sojabohnen (siehe Kapitel VII) und Wurzelgemüse, wenig Fleisch.

Parodontose: Siehe Zahnkrankheiten.

Parkinsonsche Krankheit:

Häufigste psychosomatisch-metaphysische Ursache: Unbeugsamkeit, Starrsinn, Intoleranz führen über die verhärtende Tendenz der Emotions- und Denkkörper zu Veränderungen in bestimmten Gehirnteilen und im Eisenstoffwechsel.

Körperliche Ursachen: Erkrankung des im Hirnstamm gelegenen extrapyramidalen Systems, der sogenannten Stammganglien. Ursache noch weitgehend ungeklärt. Hirnarteriosklerose spielt in manchen Fällen eine Rolle, tritt nach manchen Gehirnentzündungen auf, nach Vergiftungen mit Mangan, Kohlenmonoxid, Methylalkohol, medikamentös bedingt durch Neuroleptica, Schädelhirnverletzungen, Stoffwechselerkrankungen, z. B. Taurin-Mangel.

Mentaltraining: »Ich versuche flexibel und tolerant zu sein.«

Heilfarbe/n, Edelstein/e: Grün, alle Farben; Citrin, Diamant.

Psycho-Edelstein-Essenz: PEE für das Wurzel- und Solarplexus-Chakra.

Aromastoff/e: Jasmin, Wacholder.

Nachgewiesene Vitalstoffmängel: Vit. C, B6, Mg, Lebertran, Aminosäuren: Leucin, Methionin, Octosanol, Tyrosin, Tryptophan, Taurin, Phenylalanin. Reduktion von tierischem Eiweiß und Fetten.

Homöopathie: Siehe Kapitel XI unter Parkinsonscher Krankheit.

Naturheilkunde: Neydop, fachmännische Behandlung erforderlich.

Periodenstörungen: Siehe auch Blutungen und prämenstruelles Syndrom.

Häufigste psychosomatisch-metaphysische Ursache: Mangel an Hingabefähigkeit und Ablehnung der weiblichen Rolle bedingen eine Disharmonie zwischen Vitalitäts-, Emotions- und Denkkörper.

Körperliche Ursachen:

– *Amenorrhoe:* Fehlen oder Ausbleiben der Periode. Man unterscheidet eine primäre, bei der die Blutung völlig fehlt, und eine sekundäre, das Ausbleiben der regelmäßigen Menstruation. Organische Ursachen: Mißbildungen und Erkrankungen der Geschlechtsorgane, aber auch der Hypophyse und des Zwischenhirns sind der häufigste Anlaß der primären A. Störung der Eierstocktätigkeit durch schwere Allgemeinerkrankungen wie Tbc, seelische Einwirkung wie Schreck oder Änderung der Umgebung (Lager, Flucht).

– *Menorrhagie:* zu häufige, zu starke und zu langwährende Periode. Ursachen sind Fehlentwicklungen der Gebärmutter, Myome, Polypen, Entzündungen, Bluthochdruck u.a.

– *Metrorrhagie:* Blutungen aus der Gebärmutter, die mit der normalen Regelblutung nichts zu tun haben. Diese sind immer Zeichen einer krankhaften Veränderung, die harmlos, aber auch schwerwiegend sein kann. Ärztliche Diagnose erforderlich!

– *Dysmenorrhoe:* krampfhafte Schmerzen bei der Menstruation. Ursachen: Unterentwicklung der Gebärmutter, besonders bei jungen Mädchen und Frauen, die noch nicht geboren haben. Lageveränderungen und krankhafte Veränderungen der Gebärmutter wie Myome und Endometriose.

Mentaltraining: »Ich vertraue der Liebe und Partnerschaft und nehme meine weibliche Rolle an.«

Heilfarbe/n, Edelstein/e: Blau, Grün; Chrysokoll, Jade, Karneol.

Psycho-Edelstein-Essenz: PEE für das Solarplexus- und Wurzel-Chakra.

Aromastoff/e: Jasmin, Kamille, Schafgarbe.

Nachgewiesene Vitalstoffmängel: Vit. E, C, B6, Ca, Tryptophan, Nachtkerzenöl, Folsäure, Mg, PABA, Fe, essentielle Fettsäuren. Bei starker und unregelmäßiger Periode: Bioflavonoide, Vit. E, B12, C, Fe, Folsäure.

Homöopathie: Siehe Kapitel XI unter Gebärmutterschmerzen und Blutungen.

Naturheilkunde: Zwischen den Perioden nimmt man Menodoron 3 x tgl. 10–15 Tr. mindestens 3 Monate, aber nicht während der Periode. Zu Beginn der Periode mehrmals tgl. 10–15 Kügelchen von Belladonna/Chamomilla von Wala. Bei Periodenstörungen in Pubertät und Wechseljahren Remifemin.

Persönlichkeitsveränderungen, ungünstige: Siehe auch Schizophrenie.

Häufigste psychosomatisch-metaphysische Ursache: Eine karmische Vorschädigung ist in jedem Fall vorhanden, welche eine Schwächung eines oder mehrerer Chakren (bzw. der Hauptorgane: Nieren, Milz, Leber, Lunge, Herz) nach sich zieht. Unkontrollierte Kräfte, auch unsichtbare Wesenheiten aus dem Emotions- und Denkkörper können sich bilden.

Mentaltraining: »Durch Ausdauer und Willenstraining gelingt es mir, meine Persönlichkeit zu verbessern.«

Heilfarbe/n, Edelstein/e: Grün; Diamant, Pyrit.

Psycho-Edelstein-Essenz: PEE für das Solarplexus- und Wurzel-Chakra.

Aromastoff/e: Eisenkraut, Schafgarbe, Zeder.

Nachgewiesene Vitalstoffmängel: Vit. B1, B12, Zn, Folsäure, Meeresalgen, Lebertran. Kann auf ernährungsbedingten Hirnstoffwechselstörungen beruhen.

Homöopathie:

- *Beleidigt, leicht:* Lycopodium, Natrium mur., Nux vomica, Sepia, Sulfur.
- *Boshaft, heimtückisch, mutwillig, rachsüchtig:* Aurum met., Lycopodium, Nux vomica.
- *Eifersucht:* Hyoscyamus, Lachesis.
- *Eigensinnig:* Calcium carb., Chamomilla, Ignatia, Lycopodium, Silicea.
- *Eilig:* Argentum nitr., Belladonna, Hepar sulf., Jodum, Lachesis, Natrium mur., Sulfur.
- *Fluchen, Neigung zu:* Anacardium, Lycopodium, Nitricum acid., Nux vomica.
- *Geiz:* Arsenicum, Lycopodium, Sepia.
- *Hochmütig:* Lycopodium, Platinum, Sulfur, Veratrum.
- *Jammern, lamentieren:* Aurum met., Lycopodium, Nux vom., Pulsatilla.
- *Kummer:* Aurum met., Ignatia, Lycopodium, Natrium mur., Staphisagria.
- *Launenhaft:* Bryonia, Chamomilla, Kalium carb., Staphisagria.
- *Lebensüberdruß, lebensmüde:* Arsenicum, Aurum met., China, Phosphorus.

- *Raserei, Wut*: Belladonna, Hyoscyamus, Lycopodium, Pulsatilla, Stramonium, Veratrum album.
- *Schamlos*: Hyoscyamus, Phosphorus.
- *Teilnahmslosigkeit*: China, Lilium tigrinum, Phosphor acid., Sepia, Staphisagria.

Weitere Stichwörter finden Sie im homöopathischen Repertorium.

Pilzkrankheiten:
Häufigste psychosomatisch-metaphysische Ursache: Problemvermeidung, mangelnde Lebensfreude (auch pilzfördernde Nahrung oder Medikamente) und zu wenig Abwehrkräfte des Vitalitätskörpers und damit des Immunsystems verursachen Pilzleiden.
Körperliche Ursachen: Sammelbegriff für eine größere Anzahl von Erkrankungen, die durch parasitäre Pilze hervorgerufen werden. Unsauberkeit, aber auch ein zu starkes Aufweichen der Haut beim Waschen, in Schwimmbädern usw. schaffen Eintrittspforten für die Erreger. Die Pilze halten sich auf feuchten Badematten und Badeschuhen. Penicillinbehandlung und Zuckerkrankheit fördern die Pilze besonders.
Mentaltraining: »Ich öffne mich dem Leben und löse meine Probleme.«
Heilfarbe/n, Edelstein/e: Grün, Orange; Aventurin, Perle.
Psycho-Edelstein-Essenz: PEE für das Milz- und Solarplexus-Chakra.
Aromastoff/e: Lavendel, Zitrone, Geranie, Myrrhe, Tea-Tree.
Nachgewiesene Vitalstoffmängel: Vit. A, C, E, Zn, Bioflavonoide.
Naturheilkunde: Nystadin Kur, Myrrhen-Tinktur, Eigenurinkur, Stärkung des Immunsystems, Vermeidung von Antibiotika. Wenn nötig, noch Darmflora aufbauen. Die »Pille« fördert das Pilzwachstum, ebenso Zucker und Hefe. Pilzbefall des Körpers (vor allem der Zahntaschen) ist heute üblich und nahezu unver-

meidbar! Ein gewisser Schutz (oder auch Ausheilung) ist es, *jährlich viermal* für je 10 Tage ausschließlich von Fisch (2mal pro Woche), Hülsenfrüchten, Gemüsen, Salaten und (nicht süßem) Obst zu leben. Als Getränke sollten nur (1 : 10 mit Mineralwasser verdünnter) Sauerkrautsaft, Mineralwasser und Kräutertee getrunken werden. Hierzu kocht man für 2–3 Tassen oder eine Thermosflasche je einen knappen halben Teel. von Hohlzahnkraut, Vogelknöterich und Zinnkraut für 7–10 Minuten zusammen, läßt den Tee 15 Minuten ziehen und seiht ihn ab. In den auf Körpertemperatur abgekühlten Tee kommen pro Tasse/Glas zwei Tropfen Myrrhen-Tinktur (Hetterich) (Bei Geschmacksschwierigkeiten auch: Myrrhinil Intest Drag. Repha). Unerläßlich ist es, täglich die Zahnbürste für einige Stunden in 1/3 Glas Wasser mit 2 Tropfen Myrrhen-Tinktur einzuweichen. Schließlich wurden im alten Ägypten schon die Mumien mit Myrrhe einbalsamiert. Um Pilze in Wäschestücken zu vernichten, muß die Wäsche gekocht werden.

Prämenstruelles Syndrom: Siehe auch Kapitel XIII (Psychosomatische Krankheiten).

Häufigste psychosomatisch-metaphysische Ursache: Abhängigkeit, Schwäche und Weiblichkeit werden innerlich bekämpft, was zu Störungen zwischen Vitalitätskörper und Emotions- und Denkkörpern führt. Als Folge davon kommt es über die Solarplexus-, Milz- und Nieren-Chakren zu Wasseransammlungen. Diese führen zur Verlangsamung der Emotions- und Denkkörpertätigkeit, die nicht genügend in die Flüssigkeitsausscheidung eingreifen können.

Körperliche Ursachen: Körperliche und seelische Veränderungen von individuell unterschiedlicher Intensität, die ca. 7–10 Tage vor der Menstruation eintreten und mit ihrem Beginn verschwinden. Die Ursache ist noch nicht vollkommen geklärt, vermutlich psychische und hormonelle Faktoren.

Mentaltraining: »Ich nehme die weibliche Funktion der Menses an.«

Heilfarbe/n, Edelstein/e: Blau, Grün; Malachit, Turmalin.

Psycho-Edelstein-Essenz: PEE für das Solarplexus-, Milz- und Wurzelchakra.

Aromastoff/e: Kamille, Melisse, Schafgarbe.

Nachgewiesene Vitalstoffmängel: Generell: Vit. B6, A, E, Mg, Lebertran und Mineralstoffe (Sesamsamen, Meeresalgen). Bei Launenhaftigkeit und Ängstlichkeit (meist durch Milchprodukte, Weißmehl und Süßigkeiten hervorgerufen) sollten Vit.-E.-, B6-, B1-, Mg-reiche Nahrungsmittel bevorzugt werden. Bei Flüssigkeitsansammlungen der Gewebe, Spannungsgefühl im Bauch und Brustbereich: Vit. E, B1, B6, Mg, Bioflavonoide, Vit. D. Bei Verlangen auf Süßes, Schwindel, Ohnmacht und Müdigkeit: Mg. Im Falle von Depression, Weinerlichkeit und Vergeßlichkeit kann eine Metallvergiftung (z. B. Blei aus Autoabgasen oder quecksilberhaltigen Amalgamfüllungen) vorliegen. Hier sind Vit. B1, B6, E, Zn, Tryptophan angezeigt.

Homöopathie: Lachesis, Pulsatilla, Sepia je nach Konstitutionstyp.

Naturheilkunde: Mastodynon.

Prostataerkrankungen:
Häufigste psychosomatisch-metaphysische Ursache: Schwinden der Männlichkeit durch Schwächung vor allem des Wurzel-Chakras. Bei der Prostataentzündung versuchen der Vitalitätskörper und das höhere Selbst durch die Entzündung die Bakterien aus der Prostata oder die Ablagerungen zu beseitigen. Beim Prostataadenom kommt es zu einer Stauung des aufbauenden Chi in Wurzel-Chakra und Prostata.

Körperliche Ursachen:
– *Prostatavergrößerung:* Ursache unbekannt. Diskutiert werden eine Ansammlung von 5-Alpha-Dihydrotestosteron in der

Prostata, eine Verschiebung des Androgen-Östrogen-Verhältnisses zugunsten der Östrogene bzw. eine veränderte Interaktion zwischen Prostataepithel und Stroma.

– *Prostatakrebs:* gefährliche, rasch wachsende Geschwulst der Vorsteherdrüse. Die beste Behandlung ist immer noch die Früherkennung. Daher bei jeder Störung des Harnabflusses den Arzt aufsuchen! Eine Früherkennung des Prostatakarzinoms ist durch regelmäßige ärztliche Untersuchung möglich. Nach dem 45. Lebensjahr sollte bei jedem Mann einmal im Jahr die Prostata untersucht werden. Ursachen noch nicht geklärt.

– *Prostataentzündung:* meist durch Tripper, auch durch Mumps und gelegentlich andere Infektionen. Die chronische Form entsteht nach unvollständig abgeheilter akuter Prostataentzündung, bei Tuberkulose, Blasenentzündungen, Herdinfektion.

Mentaltraining: »Ich ziehe die Weisheit des Alters der reinen männlichen Vitalkraft vor.«

Heilfarbe/n, Edelstein/e: Grün, Blau; Onyx, Turmalin.

Psycho-Edelstein-Essenz: PEE für das Wurzel- und Solarplexus-Chakra.

Aromastoff/e: Wacholder.

Nachgewiesene Vitalstoffmängel: Zn, Aminosäuren, essentielle Fettsäuren, Vit. C, E, F, B6, Selen, Lecithin, Kieselsäure.

Homöopathie: Siehe Kapitel XI unter Prostata.

Naturheilkunde: Prostataadenom: wenig Fett und Milchprodukte, Prostagalen, ärztliche Kontrolle unbedingt nötig; reizlose Kost, keine scharfen Gewürze, Prostagutt forte; gegen das lästige nächtliche Wasserlassen abends: etwas Salziges: Salzgurke oder etwas Hering. Am Morgen wenig Salz und grünen chinesischen Tee. *Prostataentzündung:* Apis D3, Belladonna D3, Berberis, Radix D2.

Psoriasis: Siehe auch Kapitel XIII (Psychosomatische Krankheiten).

Häufigste psychosomatisch-metaphysische Ursache: Angst vor seelischer Verletzung. Abgrenzung gegenüber mitmenschlicher Umwelt bei gleichzeitiger Sehnsucht nach Liebe und Nähe. Diese Spannungen aus dem Emotions- und auch Denkkörper führen zu einem verstärkten Eingreifen in das Chi des Vitalitätskörpers (meistens vom Hals-Chakra), das auf der Haut zirkuliert, und dadurch zu einer Verhornungstendenz.

Körperliche Ursachen: Scheint erblich zu sein. Wird manchmal durch Hormonschwankungen (Pubertät, Wochenbett usw.) oder Infektionskrankheiten (Anginen, Masern u.a.) ausgelöst.

Mentaltraining: »Ich überwinde die Angst vor seelischer Verletzung und öffne mich der mitmenschlichen Umwelt.«

Heilfarbe/n, Edelstein/e: Grün, Orange; Karneol, Prasem.

Psycho-Edelstein-Essenz: PEE für das Hals-, Solarplexus- und Wurzel-Chakra.

Aromastoff/e: Immortelle, Wacholder.

Nachgewiesene Vitalstoffmängel: Vit. A, B3, B6, B12, Folsäure, Zn, Selen, Lecithin, essentielle Fettsäuren, Lebertran.

Homöopathie: Siehe Kapitel XI unter Schuppenflechte.

Naturheilkunde: 7 Tage lang nur Apfelkompott essen. Anschließend 4 Wochen vegetarisch, ohne tierische Fette. Salzbäder mit Salz aus dem Toten Meer. Sonnenbestrahlung, evtl. Lichttherapie durch Hautarzt.

Rachitis:

Häufigste psychosomatisch-metaphysische Ursache: Fehlen von Durchsetzungsvermögen und innerer Stabilität. Diese setzen ein (karmisch) schwaches Wurzel-Chakra voraus oder führen zu einem solchen. Das energiereduzierte Wurzel-Chakra kann nicht mehr zusammen mit dem Chi des Vitalitätskörpers und dem höheren Selbst genügend Mineralien in die Knochen einbauen.

Körperliche Ursachen: Mangel an Vitamin D und erbliche Anlage.

Mentaltraining: »Ich habe Kraft, meine Interessen durchzusetzen.«

Heilfarbe/n, Edelstein/e: Grün, Orange; Aventurin.

Psycho-Edelstein-Essenz: PEE für das Wurzel- und Milz-Chakra.

Aromastoff/e: Wacholder.

Nachgewiesene Vitalstoffmängel: Vit. D (Lebertran), Kieselsäure, (tgl. rohe vorher eingeweichte Hirse), Ca.

Homöopathie: Siehe Kapitel XI unter Rachitis.

Naturheilkunde: Vit. D nur bei Rachitis einsetzen, bei gesunden Kindern wirkt es auf den Körper verhärtend. Vorbeugend wirkt vor allem reichliche Lichtzufuhr. Außerdem Apatit/Phosphorus comp. Weleda, Conchae/Quercus S für Säuglinge, K für Kleinkinder. Morgens 1–2 x tgl. 5 Tr. von Apatit/Phosphorus, abends 1–2 Msp. Conchae/Querc. Pulver.

Radioaktivität: Siehe Strahlenschäden.

Rheumatismus:

Häufigste psychosomatisch-metaphysische Ursache: Verdrängte Gefühle (Aggressionen) führen zu Schuldgefühlen. Aggressionen werden gegen die eigene Person gerichtet und verursachen erhöhte Spannung in Gelenken und Muskeln. Hierdurch kommt es zu Verkrampfungen der Emotions- und Denkkörper und Stagnation in Bauch-Chakren und Vitalitätskörper. Das höhere Selbst kann den Vitalitätskörper nicht genügend erwärmen.

Körperliche Ursachen: Wird durch Streptokokken verursacht. Die verursachende Infektion ist chronisch und sitzt meist in den Mandeln, häufig in einem schmerzlosen Granulom der Zahnwurzel und gelegentlich in der Gallenblase, an den Herzklappen oder einem nicht lokalisierbaren Organ. Da der Rheumatismus als Infektionskrankheit aufzufassen ist, wird er durch alle Einflüsse begünstigt, die den Ausbruch von Infektionen fördern, d.h. die Widerstandskraft vermindern, wie Nässe, Kälte, Unterernährung, Vitaminmangel, Genußgifte, Überanstrengung, Mangel an Bewegung und frischer Luft usw.

Mentaltraining: »Ich drücke meinen Protest mutig aus und verhindere dadurch Selbstschädigung.«

Heilfarbe/n, Edelstein/e: Blau, Grün; Bernstein, Jaspis, Smaragd.

Psycho-Edelstein-Essenz: PEE für das Milz- und Solarplexus-Chakra.

Aromastoff/e: Koriander, Rosmarin, Wacholder.

Nachgewiesene Vitalstoffmängel: Vit. C, B6, Cu, Ca, Zn, Mn, Lebertran. Verbot von Fleisch, Fisch dagegen erlaubt.

Homöopathie: Siehe Kapitel XI unter Gliederschmerzen.

Naturheilkunde: Eiweißarm essen, mäßig trinken, Yin-Yang-Diät (siehe Kapitel VI, Nr. 20), kein Schweinefleisch. Am wirksamsten ist Bienen- bzw. Ameisengift. Syvimansalbe, Forapin-Salbe und -Liniment, Salben auf pflanzlicher Grundlage: Rhus Rheuma Gel, Arthrosenex-Salbe. Innerlich: Arthrodynat, Rheuma-Pasc, Uriginex. Als Einzelmittel Harpagophytum D3 Tbl. Gut für Dauergebrauch: Birkenblättertee tgl. 2 Tassen oder Rheumex-Tee. Moorbäder.

Reisekrankheit:

Körperliche Ursachen: Reizung des Gleichgewichtsorgans im Ohr durch Bewegungen des Fahrzeugs. Einige Menschen reagieren anlagebedingt empfindlich.

Heilfarbe/n, Edelstein/e: Blau, Grün; Karneol.

Psycho-Edelstein-Essenz: PEE für Solarplexus-, Wurzel-, Milz-Chakra.

Aromastoff/e: Dill, Mimose, Minze.

Nachgewiesene Vitalstoffmängel: Vit. B6, jede Stunde eine Msp. Ingwerpulver oder vor Reiseantritt einen knappen Teelöffel.
Homöopathie: Cocculus oligoplex.

Reizblase: Siehe auch Harnwegserkrankungen und Nierenerkrankungen.
Häufigste psychosomatisch-metaphysische Ursache: Seelischer Druck, Erwartungsängste und mangelndes Loslassen wirken überstark verkrampfend auf den Emotionskörper und das für die Blase zuständige Wurzel-Chakra ein.
Körperliche Ursachen: Reizung der Blasenschleimhaut durch Infektion oder der Blasennerven durch Geschlechtsverkehr, Radfahren, Abkühlung, Verstopfung, scharfe Getränke und Gewürze usw.
Mentaltraining: »Ich setze mich nicht unter Druck, sondern entspanne mich.«
Heilfarbe/n, Edelstein/e: Blau; Amethyst, Rosenquarz.
Psycho-Edelstein-Essenz: PEE für das Wurzel- und Herz-Chakra.
Aromastoff/e: Basilikum, Kamille, Melisse.
Nachgewiesene Vitalstoffmängel: Vit.-B-Komplex, besonders B1, B12, Lecithin, Folsäure, Mg, Zn.
Homöopathie: Siehe Kapitel XI unter Harndrang.
Naturheilmittel: Inconturina 3 x tgl. 20 Tr., Rhoival.

Rückenschmerzen: Siehe auch Bandscheibenleiden.
Häufigste psychosomatisch-metaphysische Ursache: Überlastung durch Arbeit und Verpflichtungen oft aus Verlangen nach Lob und Anerkennung. Dadurch zuviel Belastung auf der Wirbelsäule. Oft verhindert die karmische Willensschwäche ein starkes Eingreifen des höheren Selbst zur Korrektur der Wirbelsäule. Muskelverspannungen entstehen durch Überreizung des Emotionskörpers mit Wirkung auf die Wirbelsäule. Bei Nerven- oder

Ischiasschmerzen greift dieser Körper auch stark ein und führt zu Abbauvorgängen.

Körperliche Ursachen: In erster Linie Erkrankungen der Wirbelsäule (rheumatisch, tuberkulös, selten durch Geschwülste). Verschleißerscheinungen der Wirbelsäule mit deformierenden Veränderungen an den Wirbelkörpern und den Bandscheiben. Ist eine Wirbelsäulenerkrankung auszuschließen und kommen Prellungen, Stauchungen oder eine einfache Überanstrengung nicht in Frage, muß an eine Rippenfellentzündung, eine Angina pectoris, ein Gallen- oder Nierenleiden gedacht werden.

Mentaltraining: »Ich muß mir Lob und Anerkennung nicht erkaufen, sondern kann um meiner selbst willen geliebt werden.«

Heilfarbe/n, Edelstein/e: Alle Farben; Aventurin, Magnesit.

Psycho-Edelstein-Essenz: PEE für das Wurzel- und Milz-Chakra.

Aromastoff/e: Wacholder, Ysop.

Nachgewiesene Vitalstoffmängel: Ca, Vit. C, E, B-Komplex, besonders B3, Mg, Bromelain, Kieselsäure.

Homöopathie: Siehe Kapitel XI unter Rückenschmerzen.

Naturheilkunde: Chiropraktik, Injektionen Vitorgan z. B. Neychondrin oder Disci-Mittel, Schwimmen (Rücken), Yogaübungen, Rückengymnastik, Schröpfen, Disci cp. c. Arg. gbl., Disc/Visc. cp. c. St. gbl., Chirofossat, Spondylonal.

Schizophrenie: Siehe auch Angst, Geisteskrankheiten.

Häufigste psychosomatisch-metaphysische Ursache: Durch Schädigung des Wurzel-Chakras (der Nieren) werden Bewußtseinskräfte aus diesem freigesetzt und dringen in das klare Tagesbewußtsein ein, wo sie gegen die Vernunft des höheren Selbst ankämpfen. Der Schizophrene kann die Realität der Welt nicht ertragen. Er ist in seinem Wollen gespalten und flieht in eine Scheinwelt.

Körperliche Ursachen: Erbliche Anlage, lebensgeschichtliche

Entwicklung und Bedingungen der Umwelt. In neuerer Zeit auch Erforschung von Stoffwechselstörungen durch die orthomolekulare Medizin.

Mentaltraining: »Ich verankere mich im höheren Selbst, integriere (vereinige) mein Bewußtsein und überwinde so die Gegen- und/oder Spaltungskräfte.«

Heilfarbe/n, Edelstein/e: Blau, Violett; Edelsteine: siehe Geisteskrankheiten.

Psycho-Edelstein-Essenz: PEE für das Solarplexus-, Milz-, Wurzel-Chakra u.a.

Aromastoff/e: Eisenkraut, Schafgarbe, Zeder.

Nachgewiesene Vitalstoffmängel: Vit. C, Mg, Zn, Vit. E, Vit. B3, B6, Mn, Selen, Tryptophan, Lebertran. Der Folsäure- und der Cu-Spiegel dürfen weder zu niedrig noch zu hoch sein. Forscher fanden, daß Nahrungsmittelunverträglichkeiten (meistens Bohnenkaffee, Colagetränke, Schokolade, Milchprodukte, Weizen) schizophrenieähnliche Krankheitsbilder verursachen können, ebenso wie auch die reduzierte Zufuhr von Vit. C, Mg, Zn.

Homöopathie und Naturheilkunde: Behandlung nur durch den Psychiater, am besten mit Ausbildung in anthroposophischer Medizin und/oder in klassischer Homöopathie.

Schlafstörungen: Siehe auch Kapitel XIII (Psychosomatische Krankheiten).

Häufigste psychosomatisch-metaphysische Ursache: Mangelhafte Loslösung von Alltagsproblemen bzw. inneren Konflikten, Ängstlichkeit und oft versteckte Depressionen. Hierdurch werden Milz- und Solarplexus-Chakra stark belastet und verhindern, daß sich Emotions- und Denkkörper beim Einschlafprozeß vorübergehend vollständig vom Vitalitäts- und physischen Körper lösen.

Körperliche Ursachen: Negative Begleiterscheinung der modernen Zivilisation. Unter den vielen Ursachen sind in erster Linie zu nennen: Lärm, Hetze, Zeitdruck, Reizüberflutung, einseitige Überbeanspruchung, unbefriedigende, weil zu mechanisierte Arbeit, Mangel an körperlicher Bewegung, wirtschaftliche und private Sorgen, unbewältigte Konflikte, zu spätes und schweres Essen; auch bei Krankheiten und körperlichen Störungen wie Fieber, Schmerzen, Störung der Gehirndurchblutung, nächtlichem Blutdruckabfall, seelischen Krankheiten, Genußgiften wie Kaffee, Schwarztee, Colagetränke usw.

Mentaltraining: »Ich löse mich von meinen Problemen und falle in erholsamen Schlaf.«

Heilfarbe/n, Edelstein/e: Blau; Amethyst, Rosenquarz, Saphir.

Psycho-Edelstein-Essenz: PEE für das Solarplexus- und Milz-Chakra.

Aromastoff/e: Lavendel, Melisse, Ylang-Ylang.

Nachgewiesene Vitalstoffmängel: Vit. B1, B3, B6, B12, Mg, Ca, K, Phosphor in potenzierter Form, Tryptophan, Phenylalanin. Verbot von Koffein (Bohnenkaffee, Schwarztee, Coca-Cola, Schokolade, Kakao) in jeder Form und zu jeder Tageszeit.

Homöopathie: Siehe Kapitel XI unter Schlaf, Erwachen und Schlafstörungen.

Naturheilkunde: Nichts mehr nach 18 Uhr essen. Abends Spaziergang von mindestens 1/2 Stunde, 3–4 Drag. Kavasporal comp. oder 1/2 Glas Wein, mit Wasser vermischt. Bei nächtlichem Aufwachen Dragées oder Wein. Abschalten lernen und sich auf beruhigende und religiöse Gedanken einstimmen.

Schlaganfall:

Häufigste psychosomatisch-metaphysische Ursache: Schicksalsschlag zwingt zu Ruhe und Nachdenken, auch über den Sinn des Lebens. Meistens löst sich krankes (rotes und schwarzes) Chi aus Wurzel-, Solarplexus- und Herz-Chakren, strömt kopfaufwärts und kann den Bruch oder die Verlegung eines Gehirngefäßes verursachen. – Bei der Arteriosklerose wirken Emotions- und Denkkörper auf die Gehirngefäße ein.

Körperliche Ursachen: Gefäßruptur oder Gefäßverschluß infolge einer Embolie, einer örtlichen Thrombose, eines plötzlichen Blutdruckabfalles. Weitere Ursachen: Hochdruckkrankheit, Arteriosklerose, bestimmte Gehirnkrankheiten wie Tumoren, Gefäßgeschwülste, Aneurysmen, Gehirnlues.

Mentaltraining: »Ich nutze die Zeit der körperlichen Inaktivität zum spirituellen Wachstum.«

Heilfarbe/n, Edelstein/e: Grün, Orange; Jaspis, Hämatit.

Psycho-Edelstein-Essenz: PEE für das Wurzel-, Herz- und Solarplexus-Chakra.

Aromastoff/e: Thymian, Wacholder.

Nachgewiesene Vitalstoffmängel: Vit. E, C, F, Lecithin, Lebertran.

Homöopathie: Siehe Kapitel XI unter Lähmung nach Schlaganfall und Lähmung, halbseitig.

Naturheilkunde: Akuter Schlaganfall: unverzügliche Krankenhauseinweisung! Sofort (vorrätig gehaltene) Bullrichs Vitaltabletten oder Kaisers Natrontabletten (15 Tabletten in einem Glas Wasser aufgelöst) trinken. Dies kann evtl. Lähmungen zurückbilden, auch Hypophysinum D12, 50 Tropfen (über einige Stunden in Wasser verdünnt) trinken oder Arnica LM 30 ebenso. Vorbeugung: Regelmäßig Blutdruck kontrollieren lassen. Wenig Eiweiß, salzarm essen, viel Bewegung, keine Aufregung, besonders Wutanfälle sind schlecht. Mistel, Knoblauchpräparate, Rutin; Arnica LM 30 auch bei eingetretenem Schlaganfall. Vor- oder Nachbehandlung auch mit Scleron. Aderlaß oder Blutegel vom Arzt oder Heilpraktiker.

Schmerzen und Schmerzüberempfindlichkeit:

Häufigste psychosomatisch-metaphysische Ursache: Durch psychische Überlastung und Überempfindlichkeit greifen Emotions-

und Denkkörper zu hart in das Nervengebiet ein. Die Nerven können vom Vitalitätskörper nicht genügend aufgebaut werden, so daß sie degenerieren. Der Nervenabbau verursacht Schmerzen.

Heilfarbe/n, Edelstein/e: Blau; Jade, Aquamarin.
Psycho-Edelstein-Essenz: PEE für das Wurzel-Chakra.
Aromastoff/e: Kamille, Schafgarbe.
Nachgewiesene Vitalstoffmängel: Cu, Tryptophan, Phenylalanin. Koffein (Thein) erhöht nachweislich Schmerzempfindlichkeit.
Homöopathie: Siehe Kapitel XI unter Schmerzen.

Schuppenflechte: Siehe Psoriasis.

Schwangerschaftsbeschwerden:
Häufigste psychosomatisch-metaphysische Ursache: Überforderung der Mutter durch die neue Lebenssituation und Angst vor der neuen Aufgabe oder dem Leben schwächen vor allem das Wurzel-Chakra (und damit die Nieren) und den Vitalitätskörper.
Körperliche Ursachen: Erbrechen bis zu zehnmal am Tag. Die Ursache ist eine schwangerschaftsbedingte, hormonelle Umstellung, die zu einer Störung des Gleichgewichts im vegetativen Nervensystem führt. Schwangerschaftsstreifen: Entstehen durch Zerstörung und Zerreißung der elastischen Fasern aufgrund von mechanischen, toxischen und hormonellen Einflüssen.
Mentaltraining: »Ich nehme mutig die Lebenssituation an und freue mich auf mein Kind.«
Heilfarbe/n, Edelstein/e: Alle Farben; Citrin, Malachit.
Psycho-Edelstein-Essenz: PEE für das Wurzel- und Solarplexus-Chakra.
Aromastoff/e: Lavendel, Rose.
Nachgewiesene Vitalstoffmängel: Vit. B6, B2, B3, A, E, Folsäure, Ca, K, Cu, Bioflavonoide, Fe, Zn, Lebertran. Gegen Schwanger-

schaftsstreifen: Vit. E innerlich und als Salbe, Vit. C, B3, B6, Zn, Kieselsäure.

Homöopathie: Siehe Kapitel XI unter Erbrechen, in der Schwangerschaft.

Naturheilkunde: Bei Übelkeit und Erbrechen Nausyn mehrmals tgl. 1 Tbl., während 2 bis 4 Wochen, Vorbeugung gegen Hautstreifen: intensive Hautpflege mit Hautfunktionsöl. Krampfadern und Venenstauungen Weleda Hauttonikum 1–2 x tgl. leicht – besonders auf Unterschenkel – einreiben. Milchbildung: Weleda Milchbildungstee.

Schwindel:

Häufigste psychosomatisch-metaphysische Ursache: Man sieht nicht die Realität und macht sich etwas vor. Die unrealistischen – jedoch feinstofflich konkreten – Bilder aus den Emotions- und Denkkörpern führen zu Verspannungen des Vitalitätskörpers im Innenohr und/oder Kleinhirn.

Körperliche Ursachen: Ohrerkrankungen, Arterienverkalkung, Blutarmut, Herzkrankheiten, fieberhafte Erkrankungen, Alkoholvergiftung, Erkrankungen des Kleinhirns usw.

Mentaltraining: »Ich versuche die Realität zu sehen.«

Heilfarbe/n, Edelstein/e: Blau; Jaspis, Malachit.

Psycho-Edelstein-Essenz: PEE für Solarplexus- und Wurzel-Chakra.

Aromastoff/e: Lavendel.

Nachgewiesener Vitalstoffmangel: Mg, Chrom, K, Vit. B1, B2, B6, Lecithin, Vit. A.

Homöopathie: Siehe Kapitel XI unter Schwindel.

Naturheilkunde: Abklärung der Ursachen durch Arzt oder Heilpraktiker. Mittel: Vertigoheel, Cocculus oligoplex, Tebonin, Cerebellum cp. Besser homöopathische Einzelmittel geben.

Seekrankheit: Siehe Reisekrankheit.

Senilität (Verwirrtheit, Vergeßlichkeit):

Häufigste psychosomatisch-metaphysische Ursache: Man will Unangenehmes aus der Erinnerung vertreiben und verdrängt hierbei Probleme aus der Tagesrealität. U.a. bestehen auch Streßfolgen, und es liegt oft ein Mangel an Optimismus und Vielseitigkeit vor. All dies baut regenerierendes Chi im Vitalitätskörper und den Chakren stark ab.

Körperliche Ursachen: Schwund der Gehirnrinde. Im Vordergrund stehen Gedächtnis- und Merkschwäche, besonders Neues wird rasch wieder vergessen. Die Kranken werden schwierig, nörglerisch, mißtrauisch und häufig krankhaft geizig. Es kann besonders beim Mann auch zur sexuellen Enthemmung kommen.

Mentaltraining: »Ich betrachte die Ereignisse meines Lebens ruhig und stelle fest, daß alles für mich sinnvoll war.«

Heilfarbe/n, Edelstein/e: Grün, Gelb; Beryll, Jaspis.

Psycho-Edelstein-Essenz: PEE für Wurzel-, Herz-Chakra.

Aromastoff/e: Salbei, Myrrhe, Weihrauch.

Nachgewiesene Vitalstoffmängel: Vit. C, E, B-Komplex, besonders B1, B12, A, Mg, Selen, K, Folsäure, Cystein, Methionin, Taurin, Bioflavonoide, Biotin, Cholin, Lecithin.

Naturheilkunde: Siehe Altern, verfrühtes, Lebensverlängerung und Alzheimer-Krankheit.

Sonnenallergie: Siehe Allergie und Ekzem (hier unter: »Nachgewiesene Vitalstoffmängel«).

Sport (Leistungsabfall):

Häufigste psychosomatisch-metaphysische Ursache: Schwächung vor allem der physischen und psychischen Energie der Milz-, Solarplexus- und Wurzelchakren.

Mentaltraining: »Durch Zuversicht und gezielten Willen aktiviere ich meine Kräfte.«

Heilfarbe/n, Edelstein/e: Karneol, Lapislazuli.

Psycho-Edelstein-Essenz: PEE für Milz-, Solarplexus- und Wurzel-chakren.

Aromastoff/e: Eisenkraut, Jasmin, Ysop.

Nachgewiesene Vitalstoffmängel: Vit.-B-Komplex, besonders B1, B6, B2, C, E, D, Ca, Phosphor in potenzierter Form, hochwertige Kohlehydrate, Leucin, Isoleucin, Valin, Pangansäure, Vit. B3, Sportverletzungen: Vit. C, E, Zn, Bioflavonoide, Carnitin.

Homöopathie: Crataegus D1, Kalium carb. D6, Arnica D6, Rhus tox. D12, Ferrum met. D6.

Naturheilkunde: Bewegungstherapie, Massage u.a.m.

Star, grauer: Siehe Augenkrankheiten.

Star, grüner: Siehe Augenkrankheiten.

Strahlenschäden (Vorbeugung gegen Radioaktivität):

Mentaltraining: »Ich überwinde meine Angst und stärke damit meine Widerstandskraft gegen radioaktive Strahlung.«

Heilfarbe/n, Edelstein/e: Grün; Amethyst, Chrysolith, Mala-chit.

Psycho-Edelstein-Essenz: PEE für Wurzel-, Hals- und Solarplexus-Chakren.

Aromastoff/e: Geranie, Tea-Tree.

Nachgewiesene Vitalstoffmängel: Erhöhte Empfindlichkeit gegen Radioaktivität entsteht durch einen Calcium- und Selenmangel (siehe »Calcium« und »Selen« im Kapitel XIV). Wie alle Mine-ralstoffe, so wird vor allem Calcium nur bei weitgehend intakter Magensäure und genügend Verdauungsfermenten aufgenom-men.

Homöopathie: Radium bromatum C 1000 (einmal pro Monat 5 Kügelchen lutschen), Calcium phos. D3 Tabl., Selenium D3 Tabl. Eine weitere Vorbeugung gegen Radioaktivität ist das homöopathische Mittel Scorpio europaeus D30 von Staufen-Pharma, einmal pro Woche mit 5 Tropfen in Wasser verdünnt genommen. Außerdem: Mistelpräparate und -gel (z. B. von Wala: Viscum/Echinacea und Echinacea/Viscum comp. Gelatum), Bitterstoffe (z. B. Anethol 36, Iberogast).

Naturheilkunde: Man hole sich Rat in Naturheilpraxen. Vorsicht mit künstlichen Calciumgaben bei Nierenleiden! Weiterhin bietet milchsauer vergorenes Gemüse (z. B. Sauerkraut) auch einen gewissen Strahlenschutz. Auch Meeresalgen als gekochtes Gemüse oder Tabletten beugen den Schäden durch radioaktive Strahlung vor. Meeresalgen und Miso (enthält Milchsäure, Miso siehe Kapitel VII) wurden – rein zufällig – beim Atombombenversuch 1945 auf Nagasaki getestet. Nachdem die Bombe gefallen war, fragte sich der japanische Arzt Dr. Akuzuki in einem Krankenhaus in Nagasaki, das 1,7 km von der Abwurfstelle der Bombe entfernt lag, warum niemand vom Krankenhauspersonal Strahlenschäden aufwies. Der Arzt brauchte 25 Jahre Forschungsarbeit, um festzustellen, daß die Hauptursache dafür die heiße Misosuppe (pro Tasse 1 Teel. Miso in heißes – nicht mehr kochendes – Wasser mit Holzlöffel verrühren) mit (jodhaltigen) Meeresalgen war, welche das Krankenhauspersonal zweimal am Tag als Zwischenmahlzeit zu sich genommen hatte.

Streß:

Häufigste psychosomatisch-metaphysische Ursache: Der Streß überreizt die Emotions- und Denkkörper über das Nervensystem, oder innerseelische Konflikte und Neurosen schwächen die feinstofflichen Körper, insbesondere den Vitalitätskörper und die aufbauenden Chi-Kräfte des Emotionskörpers (besonders der Nieren).

Mentaltraining: »Ich bin ruhig und gelassen.«
Heilfarbe/n, Edelstein/e: Grün; Malachit, Turmalin.

Psycho-Edelstein-Essenz: PEE für das Wurzel- und Solarplexus-Chakra.

Aromastoff/e: Jasmin, Kamille, Melisse, Sandelholz, Zitrone.

Nachgewiesene Vitalstoffmängel: Vit. B6, Pantothensäure, Vit. C, K, Mg, Phosphor in potenzierter Form, Methionin, Phenylalanin, Tyrosin, Vit.-B-Komplex, Ca, Fe, Mn, Cu.

Naturheilkunde: Kava-Kava-Präparate oder Dysto-loges.

Süchte: Siehe Alkoholismus.

Taubheit: Siehe Ohrenkrankheiten.

Therapieresistenz:
Häufigste psychosomatisch-metaphysische Ursache: Der Vitalitätskörper ist zu schwach (was meistens karmisch bedingt ist), oder er ist blockiert und kann nicht auf die feinstofflichen Kräfte eines biologischen Medikamentes reagieren.

Heilfarbe/n, Edelstein/e: Grün, Rot; Citrin, Turmalin.

Psycho-Edelstein-Essenz: PEE für das Solarplexus- und Milz-Chakra.

Aromastoff/e: Kamille.

Nachgewiesene Vitalstoffmängel: Vit. A, Folsäure, Vit. B12, C, Pantothensäure, Cholin.

Homöopathie: Conium, Medorrhinum, Sulfur, Thuja, je nach Konstitutionstyp.

Thrombose: Siehe Venenleiden.

Thymusdrüsenschwäche: Siehe auch Immunschwäche.
Häufigste psychosomatisch-metaphysische Ursache: Die Drüse funktioniert besser durch Freude, Dankbarkeit und das Gefühl der Sicherheit. Wenn diese Emotionen vorliegen, zirkuliert das Chi im Vitalitätskörper optimal und die Chakren arbeiten richtig.

Mentaltraining: »Ich lebe mein Leben in Freude und Dankbarkeit.«

Heilfarbe/n, Edelstein/e: Grün, Orange; Beryll, Prasem.

Psycho-Edelstein-Essenz: PEE für Herz- und Hals-Chakra.

Aromastoff/e: Geranie, Wacholder.

Nachgewiesene Vitalstoffmängel: Folsäure, Vit. A, B12, Zn, Cholin, Methionin.

Naturheilkunde: Täglich dreimal auf das Brustbein klopfen. Neythymun, Lymphozil forte.

Tinnitus: Siehe Ohrgeräusche, unter Ohrleiden.

Trigeminusneuralgie: Siehe Nervenschmerz.

Übergewicht: Siehe Fettsucht.

Übersäuerung:

Häufigste psychosomatisch-metaphysische Ursache: Aufgrund von Streß und unterdrücktem Ärger greifen die Emotions- und Denkkörper zu stark in den Stoffwechsel des Vitalitätskörpers und der ätherischen Chakren ein und erschaffen ein saures Milieu.

Körperliche Ursachen: Stoffwechsel-Azidose: Anhäufung von organischen Säuren im Blut infolge von Stoffwechselstörungen oder Vergiftungen z. B. mit Salicylsäure, Alkohol. Wenn durch Vitamin-B1-Mangel die Brenztraubensäure nicht weiterverarbeitet werden kann, führt dies zur Azidose. Ferner kann die Ausscheidung der Säure durch die Niere gestört sein. Weitere Ursachen: Leber- und Zuckerkrankheit, falsche Diät oder Medikamente.

Respiratorische Azidose: entsteht durch ungenügende Ausatmung von Kohlendioxid bei Lungenkrankheiten.

Mentaltraining: »Ich manage meinen Streß durch Bewegung und Entspannung.«

Heilfarbe/n, Edelstein/e: Grün, Gelb; Jaspis, Bernstein.

Psycho-Edelstein-Essenz: PEE für das Wurzel- und Solarplexus-Chakra.

Aromastoff/e: Basilikum, Jasmin, Melisse.

Nachgewiesene Vitalstoffmängel: Ca, Mg, K, Vit.-B-Komplex, Lecithin, Chrom, Vit. B3, A, F. Übersäuerung bedeutet Abfall des Blut-pH-Wertes unter 7,3.

Naturheilkunde: Basische Kost, Basofer.

Umweltbelastung:

Häufigste psychosomatisch-metaphysische Ursache: Wir alle wurden aus karmischen Gründen in diesem Zeitalter der Vergiftung geboren. Menschen mit schwacher Konstitution (d.h. angeborenem kränklichem Vitalitätskörper) sind karmisch stärker belastet. Umweltgifte und Radioaktivität schädigen hauptsächlich den Vitalitätskörper.

Heilfarbe/n, Edelstein/e: Grün, Orange; Citrin, Turmalin.

Psycho-Edelstein-Essenz: PEE für das Wurzel- und Milz-Chakra.

Aromastoff/e: Eisenkraut, Ingwer, Zitrone.

Nachgewiesene Vitalstoffmängel: Lt. Blutanalyse fehlen am häufigsten Vitamine A, C, E, B-Komplex, Fe, Ca, Mg, Selen, Zn, Chrom und alle essentiellen Aminosäuren.

Naturheilkunde: Haaranalyse; Algen, Meerwasser; Elektrosmog vermeiden.

Urticaria: Siehe Nesselsucht.

UV-Schutz: Siehe bei Ekzem (unter »Nachgewiesene Vitalstoff-mängel«).

Vegetative Dystonie: Siehe Nervenschwäche.

Venenleiden:

Häufigste psychosomatisch-metaphysische Ursache: Seelische Erschöpfung und zu wenig seelische Auftriebskräfte. Die typische seelisch-geistige Haltung des Venenleidenden führt zu einer Chi-Schwäche, besonders des aufsteigenden Chi im Vitalitätskörper und einer Vitalitätsminderung der Milz- und Solarplexus-Chakren.

Körperliche Ursachen: Angeborene Bindegewebsschwäche. Venenentzündung: Ansiedlung von Bakterien, die meist aus Mandeln und Zähnen stammen, in Gebieten mit verlangsamtem Blutstrom. Als Komplikation nach Operationen, Entbindungen usw., bei denen der Patient ruhig liegen muß.

Mentaltraining: »Ich lasse mich nicht von den Schwerekräften überwältigen, ich habe täglich mehr Auftrieb.«

Heilfarbe/n, Edelstein/e: Blau, Grün; Karneol, Prasem.

Psycho-Edelstein-Essenz: PEE für Milz- und Solarplexus-Chakra.

Aromastoff/e: Schafgarbe, Zitrone.

Nachgewiesene Vitalstoffmängel: Krampfadern: Bioflavonoide, Vit. C, E, Lecithin, Ballaststoffe, Zwiebeln und Knoblauch. Venenentzündung: Vit. C, E, Rutin, B-Komplex, Ca.

Homöopathie: Siehe Kapitel XI unter Krampfadern.

Naturheilkunde: Wassertreten, viel Gehen, elastische Binden. Kupfer: Lotio Pruni c. Cupr., Venalot, Venorutin, Blutegel, Phlogenzym.

Verbrennungen:

Häufigste psychosomatisch-metaphysische Ursache: Karmisch bedingter Schock.

Heilfarbe/n, Edelstein/e: Blau, Grün; Amethyst, Chrysokoll.

Psycho-Edelstein-Essenz: PEE für Hals- und Wurzel-Chakra.

Aromastoff/e: Geranie, Kamille.

Nachgewiesene Vitalstoffmängel: Vit. C, B-Komplex, E, F, B2, B3, A, Biotin, Folsäure, B6, Ca, K, alle essentiellen Aminosäuren.

Homöopathie: Siehe Kapitel XI unter Verbrennungen.

Naturheilkunde: Verbrannte Stelle sofort unter Leitungswasser halten, dadurch Schmerzlinderung und Herauslösen giftiger Produkte. Dem kalten Wasser oder 1 % Salzlösung wird Combudoron-Flüssigkeit im Verhältnis von 1:10 zugesetzt. Dieses Bad soll alle 6 Stunden erneuert werden. Ist Bad nicht möglich, dann dicke befeuchtete Mullauflagen. Abheilende Brandwunden mit Combudoron-Salbe behandeln.

Verstopfung: Siehe auch Kapitel XIII (Psychosomatische Krankheiten).

Häufigste psychosomatisch-metaphysische Ursache: Durch ungeeignete Erziehungsmaßnahmen zur geregelten Stuhlabgabe entstehen beim Kind Trotz gegenüber den Wünschen der Mutter, oft auch Ekel, Verkrampfungen, Geiz und Verarmungsängste. Bei einer Verstopfung wirken Emotions- und Denkkörper aufgrund der gespannten Probleme verspannend und austrocknend auf den Darm, oder sie greifen zu wenig ein, und der Darm erschlafft.

Körperliche Ursachen: Atonisch: Bewegungsarmut, schlackenarme Kost, schlaffe Bauchdecke, Magen-Darmsenkung, angeboren, Schilddrüsenunterfunktion, Eierstockschwäche, Nebennierenschwäche, Herzschwäche; bestimmte Medikamente wie Adrenalin, Atropin, Morphium, Opium, Tannin, Wismut, Bolus, Uzara, Gehirn- und Rückenmarksleiden. *Spastisch:* vegetative Dystonie, Reflexe bei Magengeschwür, Gallensteinleiden, Nierensteinleiden, nach Bauchoperationen, nach Ruhr, Appendizitis, Gehirnhautentzündung; toxische Reizung des vegetativen Nervensystems: Blei, Nikotin; Darmverengung durch Karzinom, Strikturen, Darmverschluß.

Mentaltraining: »Ich lasse den natürlichen Vorgängen ihren Lauf.«

Heilfarbe/n, Edelstein/e: Grün, Orange; Chrysolith, Beryll.

Psycho-Edelstein-Essenz: PEE für das Solarplexus- und Milz-Chakra.

Aromastoff/e: Fenchel, Majoran.

Nachgewiesene Vitalstoffmängel: Vit.-B-Komplex, besonders B1, Folsäure, Mg, Zn, Lecithin, K, Ca, Cholin. Bei hartem und trockenem Stuhl fehlen Ballaststoffe in der Nahrung.

Homöopathie: Siehe Kapitel XI unter Verstopfung und Stuhl.

Naturheilkunde: Verstopfung: Yin-Yang-Diät, ballaststoffreich (siehe Kapitel VI, Nr. 20); abends 2-3 Eßl. Leinsamen, in heißem Wasser 10 Min. eingeweicht; Agiolax, Normacol.

Vitiligo (Weißfleckenkrankheit der Haut):

Häufigste psychosomatisch-metaphysische Ursache: Kontaktschwäche, Unsicherheitsgefühl und Entscheidungsschwäche, die meistens aus einem vergangenen Leben stammen, irritieren vor allem das Milz-Chakra und beeinträchtigen das höhere Selbst. Diese können in der Folge nicht mehr genügend Magensäure und Fermente bilden. Es kommt zur Resorptionsschwäche von Aufbaustoffen, und dadurch entstehen die weißen Hautflecken.

Körperliche Ursachen: Wahrscheinlich durch Mangel an Magensäften, hormonelle Störungen oder auch nervlich hervorgerufen.

Mentaltraining: »Ich nehme Kontakt zu anderen Menschen auf und gewinne dadurch Sicherheit.«

Heilfarbe/n, Edelstein/e: Rot, Grün; Lapislazuli.

Psycho-Edelstein-Essenz: PEE für das Wurzel- und Milz-Chakra.

Aromastoff/e: Bergamotte, Immortelle.

Nachgewiesene Vitalstoffmängel: Vit.-B-Komplex, besonders B6, Cu, PABA, Zn, Mn, Phenylalanin, Kieselsäure.

Homöopathie: Luesinum D200 alle 4 Wochen eine Gabe; Sepia, Silicea.

Wadenkrämpfe:

Häufigste psychosomatisch-metaphysische Ursache: Bei Wadenkrämpfen liegt eine Übersäuerung – meist durch Streß und
unterdrückten Ärger hervorgerufen – vor. Die Übersäuerung
veranlaßt den Emotionskörper, verkrampfend in Wadenmusku-
latur und Venen einzugreifen. Auch sind vor allem Solarplexus-
und Wurzel-Chakren betroffen.

Natürliche Ursachen: Manchmal Calciummangel, häufiger Ma-
gnesiummangel, Symptom einer Kreislaufstörung, Austrocknung des Körpers nach Hitzschlag, hohem Fieber und bei verschiedenen Nervenkrankheiten.

Mentaltraining: »Ich meide Verkrampfung und genieße die Entspannung.«

Heilfarbe/n, Edelstein/e: Blau; Jaspis, Hämatit.

Psycho-Edelstein-Essenz: PEE für Solarplexus- und Wurzel-Chakra.

Aromastoff/e: Kamille.

Nachgewiesene Vitalstoffmängel: Zn, Cu, K.

Homöopathie: Siehe Kapitel XI unter Wadenkrampf.

Wahnsinn: Siehe Geisteskrankheiten, Schizophrenie.

Warzen:

Häufigste psychosomatisch-metaphysische Ursache: Warzen sind
Ausdruck einer Übersäuerung (siehe dort), bzw. bilden sich nur
in einem Stoffwechsel, der übersäuert ist. Die Chi-Energien des
Vitalitätskörpers wehren sich gegen das Eingreifen des Emo-
tions- und Denkkörpers, vergrößern sich und beginnen zu
wuchern.

Körperliche Ursachen: Warzenvirus. Übertragung möglich.

Mentaltraining: »Ich verwandle den Ärger in Gelassenheit.«

Heilfarbe/n, Edelstein/e: Grün, Gelb; Koralle, Jade.

Psycho-Edelstein-Essenz: PEE für das Wurzel- und Milz-Chakra.

Aromastoff/e: Eukalyptus, Zitrone.
Nachgewiesene Vitalstoffmängel: Vit. E, Mg, Meeresalgen.
Homöopathie: Siehe Kapitel XI unter Warzen.
Naturheilkunde: Äußerlich Schöllkrautsaft oder Thujatinktur.

Wasseransammlung:

Häufigste psychosomatisch-metaphysische Ursache: Verlangsamung und Stagnation der Lebensenergie und Interessen. Hierdurch greifen Emotions- und Denkkörper zu schwach in den Vitalitätskörper ein. Letzterer wird zu träge, um das Wasser genügend zu bewegen.

Körperliche Ursachen: Herzschwäche (doppelseitig in den Unterschenkeln), im Gesicht und an den Beinen typisch für Nierenentzündung, Zellulitis, Hungerödem. Wasser kann sich auch in den Körperhöhlen ansammeln: Bauchwassersucht, Brustwassersucht in Lunge, Herzbeutelwassersucht, Gehirnödem, Gelenkwassersucht. In Lymphspalten und Unterhaut. Bei Herzkrankheiten, Leberkrankheiten, Nierenkrankheiten, Vergiftungen.

Mentaltraining: »Ich gehe mit Schwung an meine Tätigkeiten.«
Heilfarbe/n, Edelstein/e: Grün, Rot; Onyx, Achat.
Psycho-Edelstein-Essenz: PEE für das Solarplexus- und Milz-Chakra.
Aromastoff/e: Wacholder.
Nachgewiesene Vitalstoffmängel: Vit. B6, B3, E, C, K, Kieselsäure.
Homöopathie: Siehe Kapitel XI unter Wassersucht.
Naturheilkunde: Wenig trinken, Herz stärken z. B. mit Cefasillan, Apocynum Ptk., Einzelmittel, Reis.

Wechseljahrsbeschwerden: Siehe Klimakterium.

Wirbelsäulenleiden: Siehe Rückenschmerzen.

Wundheilung, verzögerte:

Häufigste psychosomatisch-metaphysische Ursache: Eine gewisse Wehrlosigkeit und Verletzbarkeit der Außenwelt gegenüber. Oft liegt auch eine zu unrealistischen Anschauungen neigende Lebenshaltung vor. Diese schwächt alle feinstofflichen Körper, die dann nicht fest genug in Stoffwechsel und Blut eingreifen können.

Körperliche Ursachen: Mangelnde Abwehrkraft gegen die Infektion mit Mikroorganismen.

Mentaltraining: »Ich werde mich gegen die Außenwelt bewußter zur Wehr setzen.«

Heilfarbe/n, Edelstein/e: Blau, Grün; Hämatit, Saphir, Topas.

Psycho-Edelstein-Essenz: PEE für das Wurzel- und Milz-Chakra.

Aromastoff/e: Kamille, Lavendel.

Nachgewiesene Vitalstoffmängel: Vit. E, B1, A, C, Bioflavonoide, Zn, Pantothensäure, Argenin. Bei Wundliegen besonders Vit. C und Bioflavonoide.

Homöopathie: Siehe Kapitel XI unter Wunden.

Naturheilkunde: Calendulasalbe, Wecesin Streupuder.

Zähneknirschen:

Häufigste psychosomatisch-metaphysische Ursache: Unterdrückte Wut und Aggressionen überreizen die Emotions- und Denkkörper und greifen überstark in die Kaumuskulatur ein.

Körperliche Ursachen: Große Erregung meist im Schlaf; Schädigung des Zahnschmelzes und Durchblutungsstörungen der Pulpa sind die Folgen. Es liegt oft ein Calciummangel und eine latente Tetanie vor.

Mentaltraining: »Bei Wut und Aggression versuche ich, es offen auszusprechen.«

Heilfarbe/n, Edelstein/e: Grün, Orange; Rubin, Koralle.

Psycho-Edelstein-Essenz: PEE für das Wurzel- und Solarplexus-Chakra.

Aromastoff/e: Melisse, Kamille.
Nachgewiesene Vitalstoffmängel: Vit. C, A, J, Pantothensäure, Ca oder Mg (2 Eßl. Sesamsamen vor dem Schlafengehen).
Homöopathie: Siehe Kapitel XI unter Zähneknirschen.
Naturheilkunde: Zincum, Stannum met. D4 Trit. mehrmals tgl. 1 Msp.

Zahnfleischerkrankungen:

Häufigste psychosomatisch-metaphysische Ursache: Einflüsse der Außenwelt werden zu stark aufgenommen. Zudem besteht u.a. eine unrealistische Lebenshaltung. All dieses schwächt besonders die Milz- und Wurzel-Chakren, woraufhin eine Stagnation im Vitalitätskörper die Zahnfleischerkrankungen auslöst.
Körperliche Ursachen: Mangelhafte Mundpflege, Verschmutzungen und Zahnstein. Schlechtsitzende Prothesen und Füllungen. Verbrennungen und Verätzungen, Begleiterscheinungen von körperlichen Allgemeinerkrankungen, Bleivergiftung, Quecksilbervergiftung, Wismutentzündung, Zuckerkrankheit, Nierenentzündung, Vitaminmangel, besonders Vitamin C, Blutkrankheiten, Infektionskrankheiten und Allergien.
Heilfarbe/n, Edelstein/e: Grün; Hämatit, Rosenquarz.
Psycho-Edelstein-Essenz: PEE für Milz- und Solarplexus-Chakra.
Aromastoff/e: Kamille, Salbei.
Nachgewiesene Vitalstoffmängel: Vit. C, Bioflavonoide, Vit. B1, B12, A, E, D, Folsäure, Mg, K, Zn, Ca, P, Vit. B6.
Homöopathie: Siehe Kapitel XI unter Zahnfleisch.
Naturheilkunde: Parodontose: Massagen des Zahnfleisches mit Weleda-Mundwasser oder Zahnfleischbalsam flüssig Wala.
Zahnfleischentzündungen: Mundspülungen mit Calendula Essenz 20 %.

Zahnkrankheiten, Vorbeugung:

Häufigste psychosomatisch-metaphysische Ursache: Schwierigkei-

ten mit dem optimalen Einsatz der Energie, der Durchsetzungskraft oder der Fähigkeit, Probleme anzupacken. Das höhere
Selbst steuert – vom Karma bestimmt – den Energieeinsatz und
die Durchsetzungskraft und somit Zahnsubstanz und Knochenaufbau über das Wurzel-Chakra (oder die Nieren).

Mentaltraining: »Ich packe die Probleme mutig an.«

Heilfarbe/n, Edelstein/e: Grün, Rot; Aquamarin, Turmalin.

Psycho-Edelstein-Essenz: PEE für Wurzel- und Milz-Chakra.

Aromastoff/e: Sandelholz, Zypresse.

Nachgewiesene Vitalstoffmängel: Vit. C, Bioflavonoide, Ca: Ph. im
Verhältnis 10:4, z. B. als Calcium phos. D3 von »Biochemie«,
Vit. A, E, D, Folsäure, K, Zn.

Homöopathie: Siehe Kapitel XI unter Zähne.

Naturheilkunde: Einzelmittel, besonders Staphisagria, Chamomilla, Cepa D3 stdl. 10 Tr. im Wechsel mit Merc. vivus D6 1 Tbl.
Nach operativen Eingriffen Arnica LM 30. Tägliches halbstün-
diges Kaugummikauen (von zuckerfreiem Kaugummi) stärkt
nachweisbar Zahnfleisch und Zähne.

Zellulitis:

Häufigste psychosomatisch-metaphysische Ursache: Ein Mangel
an echten, bewegenden Interessen läßt die Emotions- und Denkkörper zu schwach in die Bauch-Chakren und den Vitalitätskörper eingreifen, so daß es zu Lymphstauungen und schlaffen
Muskeln kommt.

Körperliche Ursachen: Meist Folge von Durchblutungsstörungen, Erfrierungen, Krampfadern, Infekte der Lymphbahnen.

Mentaltraining: »Ich bin agil und flexibel.«

Heilfarbe/n, Edelstein/e: Grün, Orange; Calzedon, Karneol.

Psycho-Edelstein-Essenz: PEE für das Wurzel- und Hals-Chakra.

Aromastoff/e: Rosmarin, Wacholder, Lavendel, Zeder.

Nachgewiesene Vitalstoffmängel: Zn, Vit. B6, C, Bioflavonoide,
hochwertiges Eiweiß von Seefisch und Sojaprodukten.

Naturheilkunde: Bäder, Massage, Gymnastik, Yoga, Akupunktur-Elektrostimulation.

Zittern:

Häufigste psychosomatisch-metaphysische Ursache: Eine Übersäuerung – oft durch Angst, Streß und unterdrückten Ärger ausgelöst – verursacht ein saures Zellmilieu. Hierdurch sind Emotions- und Denkkörper überreizt und wirken auf Muskeln und Nerven ein. Von den Chakren sind Solarplexus- und dann Wurzel-Chakra am stärksten betroffen.

Körperliche Ursachen: Je nach Krankheit verschiedene Arten von Zittern, Zittern aus Angst, Erregung, Kälte, Überfunktion der Schilddrüse, Alkoholismus, hohem Alter, Schüttellähmung usw.

Mentaltraining: »Ich gehe mit Ruhe und Mut an meine Probleme.«

Heilfarbe/n, Edelstein/e: Rot; Zitrin.

Psycho-Edelstein-Essenz: PEE für das Solarplexus- und Wurzel-Chakra.

Aromastoff/e: Jasmin, Melisse.

Nachgewiesene Vitalstoffmängel: Vit. C, Bioflavonoide, Mg, K, Zn, Ca.

Homöopathie: Siehe Kapitel XI unter Zittern.

Naturheilkunde: Magnesium, Zincum, Einzelmittel Dysto-loges.

Zungenveränderungen:

Häufigste psychosomatisch-metaphysische Ursache: Übermäßige intellektuelle Arbeit und Sorgen belasten das Milz-Chakra und damit die Zunge. Entzündungen der Zunge werden vom Vitalitätskörper verursacht und degenerative Vorgänge über das Eingreifen von Emotions- und Denkkörper.

Körperliche Ursachen: Zungenentzündung: Begleiterscheinung anderer Erkrankungen wie Infektionskrankheiten: Scharlach,

Typhus, Verletzungen, Verbrühungen. *Zungenbrennen z. B. bei* der perniziösen Anämie. *Zerklüftungen der Zunge:* durch Einrisse auf der Oberfläche, konstitutionell.

Mentaltraining: »Ich entspanne mich bei einem künstlerischen Hobby.«

Heilfarbe/n, Edelstein/e: Blau, Grün; Prasem.

Psycho-Edelstein-Essenz: PEE für das Milz- und Herz-Chakra.

Aromastoff/e: Myrrhe.

Nachgewiesene Vitalstoffmängel: (Entzündung, Furchenzeichnung:) Mangel an B-Vitamin, besonders B1, B6, B12, C, Bioflavonoide.

Homöopathie: Siehe Kapitel XI unter Zunge.

Naturheilkunde: Zungenentzündung: Spülungen mit Calendula Essenz 1 Eßl. auf 1/4 l Wasser. Bolus Eucalypti comp. Pulver auf entzündete Stellen auftragen und möglichst lange einwirken lassen. Gutes Desinfektionsmittel ist auch Salviathymol.

Zuckerkrankheit: Siehe Diabetes.

Ähnliches soll durch Ähnliches geheilt werden.
Samuel Hahnemann, 1755–1843

XI. Kleines homöopathisches Repertorium

Einführung in die Homöopathie

Die Homöopathie wurde in der zweiten Hälfte des 18. Jahrhunderts von Samuel Hahnemann entwickelt. Sie baut sich auf dem Lehrsatz »Ähnliches soll durch Ähnliches geheilt werden« auf, d.h., die Behandlung soll mit demjenigen Mittel erfolgen, welches bei gesunden Menschen die meisten ähnlichen Symptome erzeugt und nun in verdünnter (potenzierter) Form diese Beschwerden beim Kranken zu beseitigen vermag.

Die Prüfung der Substanzen am Gesunden wurde von Hahnemann selbst und seinen Nachfolgern durchgeführt. Daneben fanden aber auch toxikologische Informationen über die entsprechenden Substanzen Berücksichtigung. Die gesamten bei der Prüfung am Gesunden erhaltenen Symptome wurden im sogenannten Arzneimittelbild zusammengestellt. Die Sammlung aller geprüften Mittel wird als »Materia Medica« bezeichnet, die größte umfaßt 12 Bände.

Um aus dem »Gift« für den Gesunden ein Heilmittel für den Kranken zu machen, bedarf es der Verdünnung (Potenzierung) des entsprechenden Stoffes. Es gibt drei Arten von Verdünnungen oder Potenzen. 1. Die Dezimalpotenzen, kurz D-Potenzen genannt. Die Potenzierung erfolgt hier in den Stufen von 1:10; 2. die Centisimalpotenzen, kurz C-Potenzen genannt, in den Verdünnungsstufen 1:100; und 3. die LM-Potenzen in den Verdünnungsstufen 1:50 000. Bei einer D6 wird also die Verdünnung von 1:10 sechsmal wiederholt, so daß am Schluß eine Verdünnung von 1:1 000 000 entsteht.

Hahnemann arbeitete viele Jahre ausschließlich mit den C-Potenzen. Erst im Alter entwickelte er die LM-Potenzen. Wir arbeiten in unserer Praxis hauptsächlich mit der LM 30, LM 45, LM 60 und höher, und zwar beginnen wir meist mit der LM 30 und gehen bei der nächsten Verordnung auf die nächsthöhere Potenz über. Nach mehrjährigen Versuchen wählten wir hauptsächlich deshalb diese Mittel, weil in diesen extrem hohen Verdünnungen nur noch feinstoffliche Kräfte oder Informationen wirken, ohne Behinderung durch Materie. Tatsächlich wirken sie auch besser und nachhaltiger als niedrige oder mittlere Potenzen.

Dosierung der LM-Potenzen: Vor jeder Einnahme wird das Medikament 10mal kräftig geschüttelt – so wie man ein Thermometer »herunterschlägt«. Bei *chronischen* Krankheiten werden einmal täglich 5 Tropfen auf 1/2 Glas Wasser am besten vor dem Schlafengehen oder vor dem Frühstück genommen. In *akuten* Fällen kann das Medikament in kurzen Intervallen verabreicht werden; wenn erforderlich, im Abstand von einer Stunde. Notfalls werden die Tropfen ohne Wasser auf die Lippen geträufelt. Normalerweise wird bei akuten und subakuten Krankheiten das Medikament 2–3mal täglich nüchtern gegeben. Manche Medikamente werden in niedrigen Potenzen gegeben, um auch eine Wirkung auf den physischen Körper zu erzielen. Dies ist aber dann in der Arzneimittelliste (Kapitel XII) unter dem Mittel vermerkt.

Wir verwenden die LM-Potenzen der Firma Arcana in flüssiger Form. Die Firmen Deutsche Homöopathie Union, Staufen-Pharma und Dr. Zinser liefern die Mittel in Kügelchenform. 5 Kügelchen entsprechen 5 Tropfen und können verdünnt oder direkt auf die Zunge genommen werden. Allerdings liefern die drei genannten Firmen nicht alle Mittel. Jeder Apotheker berät Sie gerne, wo, wie schnell und zu welchem Preis Sie Ihr Mittel bekommen können.

D- und C-Potenzen gibt es außer in flüssiger und Kügelchen-Form auch noch als Milchzuckertabletten oder Pulver, für äußere Anwendung auch als Essenz oder Salbe sowie auch als Zäpfchen und Injektionslösung in Ampullen.

Mittelwahl: In der Homöopathie werden keine Krankheiten wie Angina pectoris, Arteriosklerose, Nephritis oder Hepatitis erfaßt und behandelt, sondern es werden zunächst die Krankheitszeichen (Symptome), wie sie der Körper bildet, notiert, seien dieselben nun körperlich, seelisch oder geistig. Auch die Umstände (Modalitäten), die ein Symptom verschlimmern oder bessern, oder Begleitbeschwerden bzw. »Als-ob-Symptome« sind für die Mittelwahl wichtig.

Wichtig ist, das Ihrer Persönlichkeit und Ihren Beschwerden ähnlichste Mittel zu finden. Im richtigen Fall soll das gewählte Mittel wie der Schlüssel ins Schloß (Krankheit) passen, z. B. muß bei Kopfschmerzen zunächst einmal die Art des Kopfschmerzes berücksichtigt werden, wie drückender, stechender oder ziehender Kopfschmerz. Durch was wird er besser, z. B. in der frischen Luft oder durch Hinlegen? Der Schmerz ist so, als ob … (»Als-ob-Symptom«), z. B., als ob ein Nagel eingetrieben würde oder als ob der Kopf mit einem Band zusammengeschnürt würde. Was hat den Kopfschmerz ausgelöst, z. B. Kaffee, Alkohol oder Schlafmangel? Auf welcher Kopfseite sitzt der Schmerz, wohin strahlen die Schmerzen aus usw.?

Aus den vielen Tausenden von Symptomen haben wir Ihnen in diesem Kapitel ein paar hundert wichtige alphabetisch aufgelistet, so daß Sie ohne große Mühe vielleicht auch Ihr Symptom mit der Mittelangabe finden können. Da bei den meisten Symptomen mehrere Mittel angegeben sind, ist es nun nötig, zwischen den angegebenen dasjenige auszuwählen, welches zu Ihrer Persönlichkeit oder Ihren Beschwerden am besten paßt.

Die Differenzierung können Sie anhand der kleinen Arzneimittelliste in Kapitel XII vornehmen.

Sie sollten sich dann zunächst für ein Mittel entscheiden und möglichst nicht mehrere Mittel gleichzeitig nehmen, da die klassische Homöopathie nach Hahnemann im Idealfall immer nur ein Mittel, das aber möglichst ähnlich den Beschwerden, verabreicht. Ist das Mittel richtig gewählt, so hilft es bei akuten Krankheiten in wenigen Stunden, spätestens Tagen; bei chronischen Krankheiten in 2–4 Wochen.

Haben Sie ein ganzes Bündel von Beschwerden, dann begeben Sie sich besser in die Behandlung eines *klassischen* Homöopathen (homöopathischer Arzt oder Heilpraktiker). Dieser verfügt über umfangreiche Symptomenverzeichnisse (Repertorien) und ist darin geschult, mit besonderen Techniken, heute sogar durch Computer unterstützt, Ihr Heilmittel zu finden.

Hindernisse für die Heilwirkung der Mittel: gleichzeitige Einnahme von lebenskraftunterdrückenden Arzneien wie Kortison, Antibiotika, Genuß von Kaffee und Alkohol, mentholhaltige Zahnpasten (besser z. B. Elmex ohne Menthol verwenden), gleichzeitige Einnahme von Kampfer, totale Erschöpfung (denn die homöopathische Behandlung erfordert eine gewisse Reaktionsbereitschaft).

Gehen Sie nie ein Risiko ein! Ein Husten kann harmlos sein, es kann aber auch einmal ein Bronchialkarzinom dahinterstecken. Deshalb: Wenn Symptome verdächtig auf schwerwiegende Krankheiten sind oder hartnäckig längere Zeit bestehen oder nicht auf die Behandlung reagieren, die Sache unbedingt vom Fachmann abklären lassen. Manche fürchten, sie würden sich dann der »Schulmedizin« ausliefern. Diese Menschen können ja auch zu einem Arzt oder seriösen Heilpraktiker mit der Fachrichtung »Klassische Homöopathie« gehen. Also: Lieber die zur Verfügung stehende Hilfe der Fachleute nutzen als sich einer gefährlichen Krankheit ausliefern!

Wie finde ich mich schnell im Symptomenverzeichnis (Repertorium) zurecht?

Das Verzeichnis ist alphabetisch geordnet. Ein bestimmtes Symptom findet man also unter dem betreffenden Stichwort. Ist ein bestimmter Körperteil befallen, so muß auch unter diesem nachgeschlagen werden, z. B. Haarausfall unter Haarausfall aber auch unter Kopf; Krampfadern unter Krampfadern, aber auch unter Beine.

Repertorium (Symptomenverzeichnis)

Abmagerung: China, Ferrum met., Jodum, Lycopodium, Natrium mur., Phosphorus, Silicea

Abszesse: Hepar sulf., Lachesis, Mercurius, Silicea

Afterblutung: Hamamelis, Phosphorus

Afterfissur: Berberis, Nitricum acid., Silicea

Afterfistel: Causticum, Nitricum acid., Silicea

After, Hautausschlag: Hepar sulf., Natrium mur., Nitricum acid., Sulfur

Afterjucken: Nux vom., Sulfur

Afterschmerz: Aesculus, Collinsonia, Colocynthis, Lycopodium, Mercurius, Sulfur

Afterschmerz, brennender: Arsenicum, Carbo veg., Hepar sulf., Mercurius, Nitricum acid., Sulfur

Afterschmerz, wie Splitter: Nitricum acid.

Afterschmerz, stechender: Arsenicum, Kalium carb., Mercurius, Nitricum acid., Silicea

Afterschmerz vor Stuhlgang: Nux vomica

Afterschmerz, während Stuhlgang: Calcium carb., Collinsonia, Nitricum acid., Silicea, Sulfur

After, wund: Graphites, Natrium mur., Nitricum acid., Sulfur

Allergieneigung: Acid. formicicum, Apis, Galphimia, Rhus tox.

Altersherz: Aurum, Crataegus

Ameisenlaufen, auf der Haut: Aconitum, Mezereum, Ranunculus bulb.

Anämie: Arsenicum, China, Ferrum met., Natrium mur., Pulsatilla

Anämie nach einer Blutung: China, Ferrum met.

Angina pectoris: Arnica, Aurum met., Cactus gr., Lachesis, Naja, Spigelia

Angst: Aconitum, Arsenicum, Kalium phos., Lachesis, Phosphorus, Sepia (Angst hat im allgemeinen kein konkretes Objekt, im Gegensatz zu Furcht, deshalb ist die Furcht vor etwas bestimmten im Abschnitt FURCHT zu finden.)

Angst beim Alleinsein: Arsenicum, Phosphorus

Angst wird in der Brust empfunden: Aconitum, Arsenicum, Phosphorus

Angst in einer Menschenmenge: Ambra

Angst, nachts: Arsenicum, Lachesis, Pulsatilla, Sulfur

Angst vor einer Verabredung: Argentum nitr., Gelsemium

Angst vor der Zukunft: Cicuta virosa, Jodum, Lachesis, Natrium mur., Pulsatilla

Anstrengung verschlimmert: Arnica, Carbo veg., Digitalis, Jodum, Natrium mur., Rhus tox.

Appendizitis: Bryonia, Hepar sulf., Lycopodium, Mercurius, Silicea

Appetit, fehlt: China, Ferrum, Lycopodium

Arme pelzig: Aconitum, Apis, Gelsemium, Pulsatilla, Rhus tox., Secale

Armschmerz, links: Kalmia, Rhus tox.

Armschmerz, rheumatisch: Bryonia, Chelidonium, Colchicum, Ferrum met., Kalmia, Lycopodium, Rhododendron, Rhus tox., Sanguinaria, Sulfur

Arteriosklerose: Arnica, Aurum met., Crataegus, Kalium jod., Plumbum met., Sulfur, Viscum alb.

Arthrose: Stannum praep. D8, allmählich übergehen zu Stannum met. D4, Arnica D3, Equisetum D15, Sulfur D30, Mandragora D12

Asthma: Arsenicum, Cuprum, Ipecacuanha, Kalium carb., Sulfur

Asthma, nachts: Arsenicum, Sulfur

Asthma nach Unterdrückung von Hautausschlägen: Pulsatilla, Sulfur

Atemgeräusche, Rasseln: Causticum, Hepar sulf., Ipecacuanha, Lycopodium, Pulsatilla

Atemnot, erschwertes Atmen: Arsenicum, Bryonia, Carbo veg., Cuprum ars., Hepar sulf., Ipecacuanha, Lachesis, Lycopodium, Mercurius cor., Pulsatilla, Silicea, Sulfur

Atemnot nach Anstrengung: Arsenicum, Calcium carb., Kalium carb., Natrium mur., Pulsatilla

Auffahren durch ein Geräusch: Borax, Kalium carb., Natrium mur.

Auffahren während des Schlafes: Hyoscyamus

Auffahren durch Schreck: Borax, Hyoscyamus, Lycopodium, Natrium carb., Natrium mur., Phosphorus, Sulfur

Aufstoßen: Argentum nitr., Carbo veg., China, Pulsatilla, Sulfur

Aufstoßen bessert: Argentum nitr., Carbo veg., Ignatia, Lycopodium

Aufstoßen, Luft: Argentum nitr., Lycopodium, Pulsatilla

Aufstoßen, sauer: Calcium carb., Lycopodium, Natrium phos., Nux vom., Sulfur

Aufstoßen, wäßrig: Carb. veg., Lycopodium, Silicea, Sulfur

Augen, Absonderung eitrig: Argentum nitr., Calcium carb., Hepar sulf., Mercurius

Augenbindehaut gelb: Carduus mar., China, Crotalus h., Lachesis

Augenbindehaut rot: Allium cepa, Apis, Argentum nitr., Belladonna, Euphrasia, Glonoinum, Sulfur

Augenentzündung: Apis, Belladonna, Mercurius, Pulsatilla, Rhus tox., Sulfur

Augen, Entzündung der Bindehaut: Apis, Arg. nitr., Belladonna, Calcium carb., Euphrasia, Rhus tox., Sulfur

Augenentzündung nach Verletzung: Arnica, Hepar sulf., Pulsatilla, Sulfur

Augenjucken: Allium cepa, Apis, Calcium carb., Mercurius, Pulsatilla, Sulfur

Augenlid, Gerstenkörner: Lycopodium, Pulsatilla, Silicea, Staphisagria, Sulfur

Augenlidschwellung: Apis, Argentum nitr., Arsenicum, Euphrasia, Kalium carb., Mercurius, Rhus tox.

Augenringe: China, Nux vom., Secale

Augen, Sandgefühl: Natrium mur., Sulfur

Augenschmerz: Belladonna, Bryonia, Chamomilla, Lycopodium, Mercurius, Spigelia

Augenschmerz, brennend: Allium cepa, Apis, Arsenicum, Ruta, Sulfur

Augenschmerz, drückend: Mercurius, Natrium mur.

Augenschmerz, stechend: Apis, Kalium carb., Spigelia, Sulfur

Augenschwellung: Apis, Arsenicum, Kalium carb., Rhus tox.

Ausfluß (Fluor): Mercurius, Pulsatilla, Sepia, Sulfur

Ausfluß, gelb: Hydrastis, Sepia, Sulfur

Auswurf, eitrig: Lycopodium, Phosphorus, Silicea

Auswurf, klebrig: Coccus cacti, Hydrastis, Kalium bichr., Senega

Auswurf, morgens: Carbo veg., Hepar, Sepia, Sulfur

Auswurf, übelriechend: Calcium carb., Lycopodium, Phelandrium, Stannum

Auswurf, weiß: Natrium mur., Phosphorus, Sepia

Auswurf, zäh: Calcium carb., Kalium bichrom.

Ausziehen, nachts verschlimmert: Pulsatilla, Rhus tox.

Baden verschlechtert: Rhus tox., Sepia, Sulfur

Bauchauftreibung: Argentum nitr., Asa fötida, Calcium carb., Carbo veg., China, Lycopodium

Bauchauftreibung nach dem Essen: Carbo veg., China, Lycopodium, Nux vom.

Bauch empfindlich gegen Gürtel oder Kleidung: Lachesis

Bauchfellentzündung: Belladonna, Bryonia, Chamomilla, Mercurius, Pyrogenium, Silicea

Bauchhaut kalt: Arsenicum, Calcium carb.

Bauch, Leerempfindung: Cocculus, Pulsatilla, Sepia

Bauchschmerzen, Wehtun, dumpfer Schmerz: Bryonia, Colocynthis, Pulsatilla, Sepia

Bauchschmerz, abwärtsdrückender: Belladonna, Sepia

Bauchschmerz, brennender: Arsenicum, Phosphorus

Bauchschmerz, drückender: Lycopodium, Nux vom., Pulsatilla, Sepia, Sulfur

Bauchschmerz, drückender während der Regel: Pulsatilla

Bauchschmerz während Durchfall: Chamomilla, Colocynthis

Bauchschmerz nach dem Essen: Chamomilla, Colocynthis, Pulsatilla

Bauchschmerz, enge Kleidung verschlimmert: Lachesis

Bauchschmerz, krampfartig: Belladonna, Chamomilla, Chelidonium, Colocynthis, Magnesium phos.

Bauchschmerz, krampfartig vor der Regel: Belladonna, Chamomilla, Colocynthis, Magnesium phos.

Bauchschmerz, krampfartig vor Stuhlgang: Colocynthis, Magnesium carb., Podophyllum

Bauchschmerz, schneidender: Colocynthis, Magnesium carb.

Bauchschmerz, stechender: Bryonia, Colocynthis

Bauchschmerz, Unterleib vor der Regel: Lachesis, Sepia

Bauchschmerz, Wärme bessert: Chamomilla, Magnesium phos.

Bauchschmerz, muß sich zusammenkrümmen: Colocynthis

Bauch, Spannungsgefühl: Chamomilla, Cuprum, Nux vom.

Beine, Geschwüre: Carbo veg., Lachesis, Lycopodium, Pulsatilla, Secale, Silicea

Beine, Jucken: Apis, Arsenicum, Carbo veg., Pulsatilla, Rhus tox., Sepia, Silicea, Sulfur

Beine, Krampfadern: Arnica, Carbo veg., Hamamelis, Pulsatilla, Sulfur

Beine, Lähmung: Conium, Gelsemium, Plumbum

Beine, Unruhe: Rhus tox., Zincum

Beinschmerz: Causticum, Chelidonium, Colocynthis, Gelsemium, Lycopodium, Pulsatilla, Rhus tox., Sulfur

Beinschmerz, Bewegung bessert: Ferrum met., Pulsatilla, Rhododendron, Rhus tox.

Beinschmerz, nachts: Bryonia, Mercurius, Nitricum acid., Rhus tox.

Beinschwellung, wassersüchtig: Apis, Digitalis, Helleborus, Mercurius

Beine, Schwäche: Causticum, Conium, Gelsemium, Zincum

Beleidigt, leicht: Lycopodium, Natrium mur., Nux vom., Sepia, Sulfur

Benommenheit: Belladonna, Conium, Gelsemium, Lycopodium, Nux vom., Opium, Sulfur

Bewußtlosigkeit: Belladonna, Carbo veg., China, Lachesis, Nux vom., Opium, Pulsatilla, Sulfur

Bewußtlosigkeit bei Fieber: Belladonna, Muriaticum acid., Opium, Phosphorus

Bewußtlosigkeit beim Knien in der Kirche: Sepia

Bewußtlosigkeit, schnell vorübergehend: Ignatia, Pulsatilla

Bewußtlosigkeit im überfüllten Zimmer: Phosphorus, Pulsatilla

Blähungen: Argentum nitr., Calcium carb., Carbo veg., China, Lycopodium

Blähungsabgang, vermehrt: Argentum nitr., Carbo veg., Lycopodium, Nux vom., Sulfur

Blasenschmerz (Harnblase): Apis, Belladonna, Cantharis, Equisetum, Pulsatilla

Blasenschmerz am Anfang des Urinierens: Cantharis, Causticum, Mercurius

Blasenschmerz, brennend: Apis, Arsenicum, Berberis, Cantharis, Pulsatilla, Terebinthina

Blasenschmerz, drückend: Sepia, Staphisagria

Blausucht (Cyanose): Carbo veg., Digitalis, Veratrum album

Blutandrang (Kongestion): Belladonna, Ferrum met., Glonoinum, Sepia, Sulfur

Blutdruck, erhöht: Arnica, Aurum met., Crataegus, Plumbum, Rauwolfia, Sulfur, Vicum album

Blutdruck, erniedrigt: Camphora, Convallaria, Kalium carb., Lachesis, Spartium scoparium, Veratrum album

Bluthusten: China, Ferrum met., Hamamelis, Ipecacuanha, Millefolium, Phosphorus

Blutung: Arnica, Calcium carb., Crotalus h., Erigeron, Hamamelis, Millefolium, Phosphorus

Boshaft: Aurum met., Lycopodium, Nux vom.

Bronchien, Entzündung: Bryonia, Drosera, Pulsatilla, Veratrum

Brustdrüsenschmerzen: Conium, Mercurius, Phytolacca, Silicea

Brustkorb, Angstgefühl: Aconitum, Arsenicum, Phosphorus

Brustkorb, Beklemmung: Arsenicum, Aurum, Cactus, Ignatia, Kalium carb., Phosphorus, Spigelia

Brustkorb, Blutandrang: Belladonna, Cactus, Lachesis, Phosphorus, Sepia, Spongia, Sulfur

Brustkorb, Ekzem: Graphites, Petroleum, Sulfur

Brustkorb, Hautausschläge: Petroleum, Phosphorus, Psorinum, Sepia, Sulfur

Brustkorb, Schmerzen an der Seite: Bryonia, Lycopodium, Pulsatilla, Ranunculus bulb.

Brustkorb, Schmerzen wie wund: Arnica, Phosphorus

Brustkorb, Schmerzen wie wund beim Husten: Bryonia, Phosphorus, Ranunculus bulb., Spongia

Brustkorb, Stechen rechts beim Einatmen: Bryonia, Kalium carb., Spigelia

Brustkorb, zusammenschnüren: Cactus, Carbo veg., Lachesis, Sulfur

Brustschmerzen beim Atmen: Kalium carb., Spigelia

Brustschmerzen beim Husten: Bryonia, Lycopodium, Phosphorus, Spongia, Sulfur

Brustschmerzen hinter dem Brustbein: Bryonia, Pulsatilla

Brustschmerzen, drückend: Kalium carb., Natrium mur.

Brustschmerzen, stechend: Bryonia, Kalium carb., Spigelia

Brustschmerzen, stechend beim Einatmen: Bryonia, Kalium carb., Phosphorus, Ranunculus bulb.

Brustschmerzen, stechend beim Husten: Bryonia, Jodum, Lycopodium, Phosphorus

Brustwassersucht: Apis, Apocynum, Digitalis, Helleborus, Scilla

Brust, weibliche, Entzündung: Belladonna, Bryonia, Hepar sulf., Lycopodium, Silicea

Brust, weibliche, Krebs: Arsenicum, Carbo anim., China, Condurango, Conium, Hepar sulf., Lachesis, Lycopodium, Nitricum acid., Phytolacca, Sepia, Silicea

Brust, weibliche, Knoten: Conium, Jodum, Phytolacca, Silicea

Brust, weibliche, Schwellung: Bryonia, Calcium carb., Hepar sulf., Mercurius, Phytolacca, Pulsatilla, Silicea

Colitis mucosa: Arsenicum, Mercurius, Potentilla anserina

Darmverschluß (Ileus): Belladonna, Colocynthis, Nux vom.

Demütigung, Beschwerden nach: Ignatia, Natrium mur., Staphisagria

Diabetes mellitus: Lacticum acid., Lycopodium, Phosphor acid., Syzygium jambolatum

Druck verschlimmert: Hepar sulf., Jodum, Lachesis

Drüsenschwellung: Barium carb., Barium jod., Belladonna, Calcium carb., Conium, Hepar sulf., Kalium jod., Mercurius, Silicea

Drüsenschwellung (Achselhöhle): Conium, Lycopodium, Mercurius, Silicea

Drüsenverhärtungen: Badiaga, Barium carb., Calcium fluor., Conium, Mercurius, Silicea

Durchblutungsstörungen: Cuprum ars., Lachesis, Secale, Gingko biloba

Durchfall: Aloe, China, Mercurius, Podophyllum, Rheum

Durchfall bei kleinsten Diätfehlern: Pulsatilla

Durchfall bei Kindern: Calcium carb., Chamomilla, Silicea, Sulfur

Durchfall, Milch verschlimmert: Calcium carb., Lycopodium, Sepia

Durchfall, morgens: Bryonia, Podophyllum, Sulfur

Durchfall in heißem Wetter: Arsenicum, Bryonia, China

Durchfall bei Zahnung: Calcium carb., Calcium phos., Chamomilla, Silicea

Eierstockentzündung: Apis, Belladonna, Bryonia, Pulsatilla

Eierstockschmerzen: Apis, Belladonna, Lachesis

Eierstockzysten: Apis

Eifersucht: Hyoscyamus, Lachesis

Eigensinn: Calcium carb., Chamomilla, Ignatia, Lycopodium, Silicea

Eile: Argentum nitr., Belladonna, Hepar sulf., Jodum, Lachesis, Natrium mur., Sulfur

Eile, um die verabredete Zeit einzuhalten: Argentum nitr.

Empfindlich, überempfindlich: Coffea, Ignatia, Jodum, Natrium mur., Nux vom., Pulsatilla, Silicea

Empfindlich gegen Geräusch: Belladonna, Chamomilla, Coffea, Lachesis, Nux vom., Sepia, Silicea

Empfindlich gegen Schmerz: Belladonna, Chamomilla, Hepar sulf., Ignatia, Nux vom.

Entzündung, äußerlich: Belladonna, Chamomilla, Echinacea, Hepar sulf., Lachesis, Pulsatilla, Silicea

Entzündung, Drüsen: Belladonna, Calcium carb., Hepar sulf., Mercurius, Silicea

Entzündung, innerlich: Belladonna, Bryonia, Chamomilla, Echinacea, Lachesis, Mercurius, Phosphorus

Epilepsie: Calcium phos., Cuprum met., Cicuta virosa, Magnesium phos., Nux vomica, Zincum met.

Erbrechen: Arsenicum, Ipecacuanha, Nux vom., Pulsatilla

Erbrechen mit Durchfall: Arsenicum, Cuprum met., Ipecacuanha, Pulsatilla, Veratrum album

Erbrechen nach dem Essen schlimmer: Bryonia, China, Ipecacuanha

Erbrechen beim Fahren im Auto: Cocculus, Petroleum, Tabacum

Erbrechen von Galle: Bryonia, Mercurius, Nux vom., Pulsatilla

Erbrechen bei Kopfschmerzen: Arsenicum, Belladonna, Ipecacuanha, Natrium mur., Nux vom., Pulsatilla

Erbrechen, sauer: Calcium carb., Iris, Lycopodium, Natrium phos., Robinia

Erbrechen während der Schwangerschaft: Nux vom., Sepia

Erfrierung, Folgen von: Abrotanum, Agaricus, Petroleum, Pulsatilla

Erkältung, Neigung zu: Calcium phos., Hepar sulf., Nux vom., Silicea, Tuberculinum

Erregung, erregbar: Argentum nitr., Arsenicum, Belladonna, Calcium phos., Chamomilla, Coffea, Hyoscyamus, Nux vom., Silicea

Erwachen: siehe Schlaf

Erwachen, beim Erwachen schlechter: Lachesis, Nux vom., Sepia, Sulfur

Essen, nach dem Essen schlechter: Bryonia, Calcium phos., Colocynthis, Lycopodium, Nux vom., Pulsatilla, Sulfur

Essen, Folgen von Schwelgerei: Bryonia, Carbo veg., Nux vom., Pulsatilla

Essen, weigert sich zu essen: Veratrum alb.

Fasten: Jodum, Sepia

Faulheit: Calcium carb., Calcium phos., Lycopodium, Nux vom., Sepia, Sulfur

Fett, verschlechtert: Carbo veg., Pulsatilla

Fettleibigkeit: Aurum met., Calcium carb., Graphites, Pulsatilla, Sulfur

Fieber, Entzündungsfieber: Aconitum, Belladonna, Lachesis, Rhus tox., Sulfur

Fieber, Hitze allgemein: Belladonna, Ferrum phos., Gelsemium, Phosphorus

Fieber, katarrhalisches: Aconitum, Bryonia, Hepar sulf.

Fieber ohne Schüttelfrost: Arsenicum, Belladonna, Bryonia, Rhus tox.

Fingergelenke, Gichtknoten: Lycopodium, Sulfur, Urtica urens

Finger, Kälte: Calcium carb., Digitalis, Kalium carb., Sulfur

Fingernägel, spröde: Silicea

Finger, Schmerz: Caulophyllum, Colchicum, Phytolacca, Rhododendron, Rhus tox., Silicea

Finger, Schmerz, rheumatisch: Caulophyllum, Colchicum

Fingerumlauf (Panaritium): Apis, Hepar sulf., Silicea

Fluchen, Neigung zu: Anacardium, Lycopodium, Nitricum acid., Nux vom.

Frieren, Kälte im allgemeinen: Apis, Arsenicum, Calcium carb., Hepar sulf., Lycopodium, Nux vom., Silicea, Veratrum

Frieren, innerlich: Apis, Arsenicum, Calcium carb., Hepar sulf., Natrium mur., Nux vom., Silicea

Frieren, nachmittags: Apis, Arsenicum, Lycopodium, Nux vom.

Fröhlich, ausgelassen, vergnügt: Coffea, Hyoscyamus, Lachesis

Frostbeulen, Folgen von: Agaricus, Nitricum acid., Petroleum, Pulsatilla

Furcht: Aconitum, Argentum nitr., Gelsemium, Natrium mur., Nux vomica, Phosphorus, Sepia. (Furcht ist die Angst vor etwas Bestimmtem. Angst hat im allgemeinen kein konkretes Objekt. Letztere ist im Abschnitt Angst zu finden.)

Furcht, abends schlechter: Calcium carb., Lycopodium, Pulsatilla

Furcht, nachts: Arsenicum, Lachesis, Natrium mur., Pulsatilla, Sulfur

Furcht vor Abwärtsbewegung (z. B. Aufzug): Borax

Furcht vor dem Alleinsein: Arsenicum, Lycopodium, Phosphorus, Pulsatilla

Furcht vor der Arbeit: Kalium carb., Pulsatilla, Sulfur

Furcht vor Armut: Sepia

Furcht vor Dunkelheit: Lycopodium, Phosphorus, Pulsatilla, Stramonium

Furcht im engen Raum: Argentum nitr.

Furcht vor Geisteskrankheit: Calcium carb., Nux vom., Phosphorus, Pulsatilla

Furcht vor Gewitter: Natrium mur., Phosphorus, Sepia

Furcht vor Herzkrankheit: Aurum met.

Furcht, das Herz würde aufhören zu schlagen, wenn er/sie sich nicht dauernd bewegt: Gelsemium

Furcht vor Hunden: Belladonna, Hyoscyamus, Tuberculinum

Furcht, wenn fertig zur Kirche oder Oper: Argentum nitr., Gelsemium

Furcht vor drohender Krankheit: Kalium carb., Phosphorus

Furcht, scheint aus dem Magen zu kommen: Kalium carb., Lycopodium, Phosphorus

Furcht vor Menschen: Aconitum, Hyoscyamus, Kalium carb., Lycopodium, Natrium mur.

Furcht in einer Menschenansammlung: Aconitum, Argentum nitr.

Furcht vor dem Tod: Arsenicum, Gelsemium, Nux vom.

Fußschweiß: Calcium carb., Natrium mur., Pulsatilla, Silicea, Sulfur

Gähnen, krankhaftes: Ignatia, Nux vom., Phosphorus

Gallenkolik: Belladonna, Carduus mar., Chelidonium, Lycopodium

Gallensteine: Berberis, Chelidonium, Lycopodium, Silicea

Gebärmutterblutungen (Metrorrhagie): Hamamelis, Lachesis, Millefolium, Phosphorus, Secale

Gebärmutterblutungen durch Myome: Calcium carb., Hydrastis, Phosphorus

Gebärmutterblutungen in den Wechseljahren: Calcium carb., Lachesis, Pulsatilla, Sepia

Gebärmutterentzündung: Apis, Belladonna, Bryonia, Lachesis, Pulsatilla

Gebärmutterkrebs: Arsenicum, Conium, Hydrastis, Kreosotum, Silicea, Thuja

Gebärmuttermyome: Calcium carb., Calcium fluor., Lachesis, Lycopodium, Phosphorus, Silicea

Gebärmutterschmerzen: Belladonna, Lachesis, Pulsatilla

Gebärmutterschmerzen, abwärtszerrend: Belladonna, Chamomilla, Lilium tigrinum, Sepia

Gebärmutterschmerzen, krampfartig: Caulophyllum, Chamomilla

Gebärmutterschmerzen, während der Regel schlechter: Belladonna, Nux vom.

Gebärmutterverhärtung: Conium, Phytolacca

Gebärmuttervorfall: Lilium tigrinum, Sepia

Geburtserleichterung: Cimicifuga C 1.000

Gedächtnisschwäche: Argentum nitr., Aurum met., Conium, Kalium phos., Ignatia, Lycopodium, Natrium mur., Nux vom., Sepia, Sulfur

Gedächtnisschwäche, was er/sie gelesen hat: Lachesis, Lycopodium, Staphisagria

Gedanken, quälend: Lachesis, Lycopodium, Natrium mur., Sulfur

Gehen, verschlechtert: Belladonna, Bryonia, Lachesis, Ledum, Sepia

Gehen, bessert: Ferrum met., Pulsatilla, Rhus tox.

Gehen, am Anfang des Gehens schlechter: Rhus tox.

Gehör, überempfindlich: Belladonna, Coffea, Nux vom., Lycopodium

Geistesabwesend: Apis, Lachesis, Natrium mur., Nux vom., Sepia, Sulfur

Geisteskrank: Anacardium, Aurum, Belladonna, Hyoscyamus, Ignatia, Mercurius, Opium

Geiz: Arsenicum, Lycopodium, Sepia

Gelenke, Entzündung: Apis, Belladonna, Bryonia, Ledum, Rhus tox., Silicea

Gelbsucht (Icterus): Bryonia, Carduus mar., Chelidonium, Kalium carb., Lycopodium

Gelenke, Steifheit: Calcium carb., Causticum, Lycopodium, Rhus tox., Sulfur

Gelenkschmerz: Arnica, Bryonia, Calcium phos., Dulcamara, Kalmia, Ledum, Pulsatilla, Rhododendron, Rhus tox., Sulfur

Gelenkschmerz nach Kälteeinwirkung: Calcium phos., Dulcamara, Rhus tox.

Gelenkschmerz, rheumatisch: Bryonia, Calcium carb., Calcium phos., Colchicum, Colocynthis, Ledum, Lycopodium, Mercurius, Dulcamaea, Pulsatilla, Rhododendron, Rhus tox.

Gelenkschmerz, reißend: Colchicum, Lycopodium, Mercurius, Pulsatilla, Rhododendron, Rhus tox., Sulfur

Gelenkschmerz, stechend: Kalium carb., Rhus tox.

Gelenkschmerz, wandernd: Kalmia, Lac caninum, Pulsatilla, Rhododendron

Gelenkschwellung: Bryonia, Kalmia, Ledum, Mercurius

Geringschätzung, Beschwerden durch: Chamomilla, Nux vom., Staphisagria

Gerstenkorn: Lycopodium, Pulsatilla, Silicea, Staphisagria, Sulfur

Geruchssinn vermindert: Calcium carb., Natrium mur., Pulsatilla, Silicea

Geschlechtsorgan, männlich, Hautausschlag: Mercurius, Petroleum, Rhus tox.

Geschlechtsorgan, weiblich, Entzündung: Belladonna, Mercurius, Sepia

Geschlechtsorgan, weiblich, jucken: Silicea, Sulfur, Sepia

Geschlechtsorgan, weiblich, Scheidenjucken: Caladium, Lilium tigrinum, Sepia, Sulfur

Geschlechtsorgan, weiblich, Schmerzen: Mercurius cor., Staphisagria

Geschmacksverlust: Pulsatilla

Geschwätzigkeit: Belladonna, Hyoscyamus, Lachesis, Stramonium

Gesellschaft, Abneigung: Ferrum met., Belladonna, Ignatia, Lycopodium, Nux vom., Sepia

Gesicht, Abszeß: Hepar sulf., Silicea

Gesicht, Akne: Arsenicum jod., Hepar sulf., Kalium brom., Lachesis, Psorinum, Pulsatilla, Silicea

Gesicht, Bläschen: Arsenicum, Clematis, Euphorbia, Natrium mur., Rhus tox.

Gesicht, Ekzem: Arsenicum, Calcium carb., Graphites, Hepar sulf., Sepia, Sulfur

Gesicht, Farbe blaß: Arsenicum, China, Lycopodium, Natrium mur., Sepia, Veratrum

Gesicht, Farbe bläulich: Carbo veg., Lachesis

Gesicht, Farbe rot: Belladonna, Ferrum met., Glonoinum, Lachesis, Melilotus, Sanguinaria

Gesicht, Farbe rot abwechselnd mit blaß: China, Ferrum met., Glonoinum

Gesicht, Hautausschlag: Arsenicum, Calcium carb., Kalium brom., Lycopodium, Mercurius, Natrium mur., Rhus tox., Sulfur

Gesichtslähmung: Causticum

Gesichtsnervlähmung: Causticum, Gelsemium

Gesichtsschmerz, allgemein: Aconitum, Arsenicum, Chamomilla, Colocynthis, Ignatia, Magnesium phos., Nux vom., Spigelia

Gesichtsschmerz durch Kälteeinwirkung: Causticum, Magnesium carb., Rhus tox., Silicea

Gesichtsschmerz, kalte Luft verschlimmert: Aconitum, Arsenicum, Magnesium phos., Rhus tox.

Gesichtsschwellung: Apis, Calcium carb., Mercurius, Natrium mur.

Glieder, Hautausschläge: Apis, Arsenicum, Calc. carb., Lycopodium, Mercurius, Silicea, Sulfur

Glieder, jucken: Calcium carb., Rhus tox., Sepia, Sulfur

Glieder, Kälte: Calcium carb., Digitalis, Nux vom., Pulsatilla, Secale, Silicea

Glieder, Nesselsucht: Apis, Calcium carb., Rhus tox., Urtica urens

Glieder, Schmerz: Arnica, Belladonna, Bryonia, Causticum, Chamomilla, Colocynthis, Kalmia, Nux vom., Pulsatilla, Rhododendron, Rhus tox.

Gliederschmerz, Bewegung bessert: Pulsatilla, Rhus tox.

Gliederschmerz, Bewegung verschlimmert: Bryonia, Colchicum, Ledum

Gliederschmerz, Beginn der Bewegung verschlimmert: Lycopodium, Pulsatilla, Rhus tox.

Gliederschmerz, nachts: Mercurius, Pulsatilla, Rhus tox.

Gliederschmerz bei nassem Wetter: Calcium carb., Colchicum, Pulsatilla, Rhododendron, Rhus tox.

Gliederschmerz bei Rheumatismus: Bryonia, Causticum, Colchicum, Kalmia, Lycopodium, Medorrhinum, Pulsatilla, Rhododendron, Rhus tox., Sulfur

Gliederschmerz durch Rheumatismus bei kaltem Wetter: Bryonia, Calcium phos., Dulcamara, Pulsatilla, Rhododendron, Rhus tox.

Gliederschmerz, wandernd: Lac caninum, Pulsatilla, Rhododendron, Tuberculinum

Gliederschmerz, Wärme bessert: Arsenicum, Colocynthis, Magnesium phos., Rhus tox., Silicea

Gliederschmerz bei Wetterwechsel: Rhododendron

Gliederschwäche: Arsenicum, Causticum, Conium, Gelsemium, Rhus tox., Silicea

Gliederschwäche, Schweregefühl: Conium, Gelsemium, Kalium phos., Phosphorus

Gliedertaubheit, Ameisenlaufen: Pulsatilla, Rhus tox., Secale

Gliederunruhe: Jodum, Rhus tox., Zincum

Gliederunruhe, nachts: Rhus tox., Zincum

Gliederzittern: Agaricus, Conium, Gelsemium, Rhus tox., Silicea

Grippe (Influenza): Belladonna, Bryonia, Aconitum, Eupatorium perfol.

Grobheit, roh, ungezogen: Lycopodium

Geschwüre, krebsartig: Arsenicum, Conium, Hepar sulf.

Gürtelrose: Arsenicum, Clematis, Mercurius, Mezereum, Natrium mur., Ranunculus bulb., Rhus tox., Sepia, Variolinum

Haarausfall: Arsenicum, Calcium carb., Lycopodium, Sepia, Silicea, Thallium acet.

Hals, äußerer, berührungsempfindlich: Lachesis

Hals, äußerer, Drüsenschwellung: Belladonna, Calcium carb., Mercurius, Silicea

Hals, äußerer, Drüsenverhärtung: Barium mur., Calcium carb., Calcium jod., Conium, Silicea, Tuberculinum

Hals, äußerer, enger Kragen verschlimmert: Belladonna, Crotalus t., Lachesis

Hals, äußerer, Schilddrüsenschwellung: Kalium jod.

Hals, innerer, Absonderung: Kalium bichrom., Natrium mur., Sepia

Hals, innerer, Absonderung, zäh: Kalium bichrom., Mercurius jod. flavus, Phytolacca, Pulsatilla

Hals, innerer, Entzündung: Belladonna, Hepar sulf., Mercurius

Hals, innerer, Entzündung, Follikel der Tonsillen: Belladonna, Hepar sulf., Kalium bichrom., Mercurius

Hals, innerer, Entzündung, Rachen, chron.: Lac caninum, Natrium mur., Silicea

Hals, innerer, Klumpen- oder Kloßgefühl: Asa foetida, Gelsemium, Ignatia, Lachesis, Natrium mur., Sepia

Hals, innerer, Rauheit: Belladonna, Calcium carb., Hepar sulf., Mercurius, Nux vom., Phytolacca

Hals, innerer, Schleimhaut, Aphthen: Kalium chlor.

Hals, innerer, Schwellung: Apis, Belladonna, Calcium carb., Hepar sulf., Lachesis, Mercurius, Phytolacca, Spongia

Hals, innerer, Entzündung, Tonsillen (Mandeln): Apis, Barium carb., Belladonna, Hepar sulf., Lachesis, Mercurius, Silicea

Hals, innerer, Schwellung, Tonsillen (Mandeln): Aurum met., Belladonna, Calcium carb., Hepar sulf., Kalium bichrom., Lachesis, Mercurius, Phytolacca, Silicea

Hals, innerer, Tonsilleneiterung: Belladonna, Hepar sulf., Mercurius, Silicea

Hals, innerer, Trockenheit beim Erwachen: Lachesis

Hals, innerer, zusammenschnüren: Belladonna, Chamomilla, Ignatia, Lachesis, Naja

Hals, innerer, Zusammenziehung, krampfartig: Belladonna, Chamomilla, Ignatia, Strychninum

Halsschmerzen: Belladonna, Lachesis, Silicea

Halsschmerzen, Ausstrahlung ins Ohr: Belladonna, Hepar sulf., Lachesis, Mercurius cyanatus

Halsschmerzen, brennend: Arsenicum, Capsicum, Mercurius cor., Sulfur

Halsschmerzen beim Schlucken: Arum triph., Belladonna, Hepar sulf., Mercurius

Halsschmerzen wie von einem Splitter: Argentum nitr., Hepar sulf.

Hämorrhoiden: Äsculus, Collinsonia, Hamamelis, Lachesis, Nux vom., Paeonia, Sepia, Sulfur

Hände aufgesprungen: Calendula, Graphites, Lycopodium, Sarsaparilla, Sepia, Sulfur

Hände, Kälte: Calcium ars., Calcium phos., Ferrum phos., Ignatia, Kalium carb., Natrium mur., Nux vom., Pulsatilla, Secale, Sepia

Hände, Pelzigsein: Gelsemium, Pulsatilla, Secale

Handausschlag: Graphites, Lycopodium, Mercurius

Handekzem: Graphites, Mercurius, Silicea

Handgelenkschmerz: Calcium carb., Caulophyllum, Lycopodium, Pulsatilla, Rhododendron, Rhus tox., Sulfur

Handgelenkschmerz, rheumatisch: Caulophyllum, Pulsatilla, Rhus tox.

Hand, Hitzegefühl: Belladonna, Lachesis, Phosphorus, Sepia, Sulfur

Hand, Nesselsucht: Sulfur, Urtica urens

Hand, Schweiß: Calcium carb., Mercurius, Nitricum acid., Silicea

Hand, Schmerz: Rhus tox., Sulfur

Hand, Verrenkung: Arnica, Rhus tox.

Hand, Zittern: Agaricus, Calcium phos., Mercurius, Silicea, Zincum

Harnblase, Entzündung: Apis, Belladonna, Cantharis, Equisetum, Lycopodium

Harnblase, Katarrh, schleimig-eitrige Absonderung: Benzoikum acid., Lycopodium, Petroleum, Pulsatilla, Uva ursi

Harndrang, krankhaftes Verlangen: Belladonna, Cantharis, Mercurius cor., Pulsatilla

Harndrang, häufig: Cantharis, Helleborus, Mercurius, Pulsatilla, Sulfur

Harndrang, plötzlich: Petroselinum, Pulsatilla, Sepia, Sulfur

Harnentleerung, erschwert: Cantharis, Digitalis, Lycopodium

Harnentleerung, häufig: Lycopodium, Mercurius, Scilla, Sulfur

Harnentleerung, nachts (Bettnässen): Belladonna, Causticum, Equisetum, Rhus tox., Sepia

Harnentleerung, schwacher Strahl: Apis, Causticum, Digitalis, Mercurius, Sepia

Harnentleerung, tropfenweise: Cantharis, Lilium tigr., Nux vom.

Harnentleerung, unwillkürlich: Causticum, Dulcamara, Pulsatilla, Sepia

Harnröhre, Absonderung, eitrig: Cantharis, Lycopodium, Medorrhinum, Mercurius, Silicea

Harnröhre, Absonderung, schleimig: Cantharis, Mercurius, Sepia

Harnröhre, Schmerzen während Urinierens: Berberis, Cantharis, Causticum

Harnröhre, Schmerzen, brennend: Arsenicum, Berberis, Cantharis, Mercurius, Sulfur

Harnröhre, Striktur (Verengung): Cantharis, Nitricum acid.

Harnverhalten: Apis, Cantharis, Causticum

Haß: Anacadrium, Natrium mur.

Haß auf Personen, die ihn/sie beleidigt haben: Natrium mur.

Hautausschläge: Arsenicum, Calcium carb., Lycopodium, Mercurius, Natrium mur., Psorinum, Sepia, Silicea, Sulfur

Hautausschläge, Bläschen: Natrium mur., Ranunculus bulb., Rhus tox.

Hautausschläge, brennend: Apis, Arsenicum, Mercurius, Rhus tox., Sulfur

Hautausschläge, große Blasen: Arsenicum, Clematis, Ranunculus bulb., Mercurius, Rhus tox.

Hautausschläge, Ekzem: Arsenicum, Calcium carb., Graphites, Hepar sulf., Petroleum, Psorinum, Rhus tox., Sepia, Sulfur

Hautausschläge abwechselnd mit Asthma: Sulfur

Hautausschläge, juckend: Arsenicum, Calcium carb., Hepar sulf., Lycopodium, Mercurius, Natrium mur., Rhus tox., Sepia, Silicea, Sulfur

Hautausschläge, juckend, in Bettwärme verschlechtert: Rhus tox., Sulfur

Hautausschläge, nach Kratzen schlimmer: Calcium carb., Hepar sulf., Lycopodium, Mercurius, Pulsatilla, Rhus tox., Sepia, Silicea, Sulfur

Hautausschläge, schuppend: Sepia, Silicea, Sulfur

Hautausschläge, nach Waschen schlimmer: Sulfur

Haut, Brennen: Apis, Arsenicum, Belladonna, Phosphorus, Sulfur

Haut, Farbe blaß: Arsenicum, Calcium carb., Pulsatilla, Sepia, Silicea

Haut, Farbe braun: Lycopodium, Nux vom., Sepia

Haut, Farbe gelb: Bryonia, Carduus mar., Chelidonium, China, Crotalus h., Lachesis, Lycopodium, Mercurius, Sepia

Haut, Farbe rot: Apis, Belladonna, Rhus tox., Sulfur

Haut, rote Flecke: Belladonna, Lachesis, Sulfur

Haut, Geschwüre: Arsenicum, Belladonna, Hepar sulf., Kalium bichrom., Lachesis, Mercurius, Nitricum acid.

Haut, Geschwüre mit Eiterbildung: Arsenicum, Causticum, Hepar sulf., Mercurius, Nitricum acid., Silicea

Haut, Krebs: Arsenicum, Conium, Hepar sulf., Silicea, Thuja

Haut, Krusten: Arsenicum, Calcium carb., Graphites, Lycopodium, Mercurius, Natrium mur., Nitricum acid., Rhus tox., Sepia, Silicea, Sulfur

Haut, rauh: Petroleum, Sepia, Sulfur

Haut, trocken: Arsenicum, Lycopodium, Petroleum, Sulfur

Haut, ungesund: Calcium carb., Psorinum, Silicea, Sulfur

Haut, wund: Graphites, Lachesis, Petroleum, Silicea

Heftig, hitzig: Kalium phos., Lycopodium, Nux vom., Sepia, Stramonium, Sulfur

Heimweh: Capsicum, Ignatia, Kalium phos., Phosphor acid.

Herpes (Fieberbläschen auf der Haut): Arsenicum, Natrium mur., Rhus tox., Sepia

Herzbeklemmung: Arsenicum, Aurum met., Cactus, Spigelia

Herzgegend, Angstgefühl: Aconitum, Arsenicum, Lachesis, Phosphorus

Herzinfarkt (Myocardinfarkt): Arnica, Cactus, Crataegus, Lachesis, Spigelia

Herzklopfen: Arsenicum, Glonoinum, Jodum, Kalmia, Lachesis, Naja, Natrium mur., Phosphorus, Sepia, Spigelia, Spongia

Herzklopfen mit Angst: Arsenicum, Aurum met., Calcium carb., Cactus, Coffea, Jodum, Kalmia, Lachesis, Natrium mur., Spigelia

Herzklopfen, Anstrengung verschlimmert: Argentum nitr., Arsenicum, Aurum met., Cactus, China, Lachesis, Natrium mur., Phosphorus, Spigelia

Herzklopfen nach Erregung: Argentum nitr., Arsenicum, Belladonna, Nux vom., Phosphorus, Pulsatilla, Sepia

Herzklopfen, nachts: Phosphorus, Spigelia, Pulsatilla

Herzklopfen, nachts im Bett: Jodum, Pulsatilla, Spigelia, Sulfur

Herzmuskelentzündung: Kalmia, Lachesis, Naja, Spigelia

Herzschmerzen: Aurum met., Cactus, Lachesis, Spigelia

Herzschmerzen, drückend: Aurum met., Cactus, Phosphorus, Spigelia

Herzschmerzen, stechend: Bryonia, Cactus, Kalium carb., Spigelia

Herzzittern: Calcium carb., Lilium tigr., Spigelia

Heuschnupfen: Allium cepa, Kalium bichrom., Natrium mur., Nux vom., Pulsatilla

Hinlegen, Neigung zu: Arsenicum, Aurum met., Nux vom., Phosphorus, Phosphor acid., Selenium, Sepia, Silicea

Hirntumor: Arsenicum, Phosphorus, Silicea

Hitzegefühl: Apis, Coffea, Jodum, Sulfur

Hitzewallungen: Calcium carb., China, Ferrum met., Glonoinum, Lachesis, Phosphorus, Sanguinaria, Sepia, Sulfur

Hitzewallungen mit Schweiß: Belladonna, Lachesis, Sepia, Sulfur

Hitzewallungen von unten nach oben: Glonoinum, Phosphorus, Sepia, Sulfur

Hodenschmerzen: Aurum met., Clematis, Rhododendron, Staphisagria

Hodenschwellung: Pulsatilla, Rhododendron

Hornhauttrübung: Argentum nitr., Calcium carb., Lycopodium, Silicea, Sulfur

Hüftschmerzen: Calcium carb., Chelidonium, Colchicum, Colocynthis, Ledum, Pulsatilla, Rhus tox.

Hüftschmerzen, rheumatisch: Colchicum, Lycopodium, Pulsatilla, Rhus tox.

Hüftschmerzen, stechend: Apis, Colocynthis, Kalium carb., Rhus tox.

Hunger, Folgen von: Jodum, Silicea

Hunger, Heißhunger: Jodum, Phosphorus, Silicea

Hunger, Heißhunger bei Abmagerung: Jodum, Phosphorus

Hunger gegen 11 Uhr: Natrium mur., Sulfur

Husten, abends: Arsenicum, Carbo veg., Hepar sulf., Lycopodium, Mercurius

Husten, Keuchhusten: Arsenicum, Belladonna, Bryonia, Carbo veg., Drosera, Hepar sulf., Ipicacuanha, Rumex, Spongia

Husten, Kitzelhusten: Hyoscyamus, Lachesis, Nux vom., Sepia

Husten, Kitzelhusten am Kehlkopf: Arsenicum, Belladonna, Coccus cacti, Drosera, Ipecacuanha, Natrium mur., Pulsatilla, Spongia

Husten, morgens: Calcium carb., Nux vom., Pulsatilla, Sulfur

Husten, nachts: Arsenicum, Belladonna, Calcium carb., Drosera, Hepar sulf., Kalium carb., Mercurius, Sulfur

Husten, im Liegen schlimmer: Arsenicum, Drosera, Hyoscyamus, Lachesis, Pulsatilla, Sulfur

Husten, trocken: Belladonna, Bryonia, Calcium carb., Hyoscyamus, Natrium mur., Phosphorus, Spongia, Sulfur

Hysterie: Argentum nitr., Chamomilla, Cimicifuga, Hyoscyamus, Ignatia, Lachesis, Natrium mur., Nux vom., Platinum, Pulsatilla, Sepia, Sulfur

Impfung, nach: Silicea, Sulfur, Thuja

Impotenz: Calcium carb., Conium, Lycopodium, Medorrhinum, Phosphorus, Sepia

Insektenstiche: Apis, Ledum

Ischias: Arnica, Bryonia, Colocynthis, Lycopodium, Magnesium phos., Nux vom., Rhus tox., Sulfur

Ischias, Bewegung bessert: Ferrum met., Pulsatilla, Rhus tox.

Ischias, Beginn der Bewegung schlechter: Rhus tox.

Ischias, Bewegung verschlimmert: Bryonia, Colocynthis

Ischias, Gehen bessert: Ferrum met., Lycopodium, Rhus tox.

Ischias, Kälte verschlechtert: Arsenicum, Rhus tox.

Ischias, bei nassem Wetter schlechter: Rhus tox.

Kaffee verschlechtert: Chamomilla, Ignatia, Nux vom.

Kälte, im allgemeinen, verschlechtert: Arsenicum, Calcium carb., Hepar sulf., Nux vom., Rhus tox., Silicea

Kälte, kalte Luft verschlechtert: Dulcamara, Hepar sulf., Nux vom., Rhus tox., Silicea

Kehlkopf und Luftröhre, Absonderung, Räuspern: Belladonna, Bromum, Pulsatilla

Kehlkopf und Luftröhre, Absonderung, Schleim: Bromum, Hepar sulf., Jodum, Kalium bichrom., Pulsatilla, Spongia

287

Kehlkopf und Luftröhre, Entzündung: Belladonna, Hepar sulf., Phosphorus

Kehlkopf und Luftröhre, Entzündung, Katarrh: Calcium carb., Kalium bichrom., Mercurius, Sulfur

Kehlkopf und Luftröhre, Halsgrube, Kitzeln: Apis, Chamomilla, Rumex, Pulsatilla, Silicea

Kehlkopf und Luftröhre, Kitzeln: Chamomilla, Drosera, Lachesis, Naja, Natrium mur., Pulsatilla, Rhus tox., Sepia, Spongia

Kehlkopf und Luftröhre, Schwellung, Ödem: Apis, Lachesis

Kehlkopf und Luftröhre, Trockenheit: Belladonna, Spongia, Sulfur

Klimakterium, Krankheiten im: Lachesis, Pulsatilla, Sepia, Sulfur

Knie, Entzündung: Apis, Bryonia, Ledum, Pulsatilla, Rhus tox.

Knieschmerz: Calcium carb., Ledum, Rhus tox.

Knieschmerz, Bewegung verschlechtert: Bryonia

Knieschmerz, rheumatisch: Bryonia, Calcium carb., Rhus tox.

Knieschmerz, reißend: Ledum, Lycopodium, Pulsatilla, Rhus tox.

Knieschmerz, reißend, Gehen bessert: Belladonna, Lycopodium, Rhus tox.

Knieschmerz, reißend, Gehen verschlechtert: Silicea, Sulfur

Knieschmerz, reißend, rheumatisch: Mercurius, Rhus tox.

Knieschmerz, stechend: Apis, Bryonia, Kalium carb., Ledum, Rhus tox.

Knie, Steifheit: Bryonia, Causticum, Lycopodium, Pulsatilla, Rhus tox., Sulfur

Knochenbruchheilung, langsam: Calc. carb., Calc. phos., Silicea, Symphytum

Knochen, Erweichung: Calcium carb., Lycopodium, Silicea

Knochen, Exostosen (Auswüchse): Calcium fluor., Hekla lava, Silicea

Knochenverletzungen: Arnica, Hypericum, Rhus tox., Ruta, Symphytum

Kollaps: Camphora, Carbo veg., Veratrum alb.

Konzentration fällt schwer: Ambra, Conium, Graphites, Helleborus, Kalium carb., Lycopodium, Natrium mur., Nux vom., Selenium, Sulfur

Kopf, Blutandrang zum K.: Belladonna, China, Ferrum met., Gelsemium, Glonoinum, Lachesis, Sanguinaria

Kopf, Blutandrang durch Sonnenbestrahlung: Belladonna, Glonoinum

Kopf, Blutandrang im warmen Zimmer: Pulsatilla

Kopf, Entblößen des K. schlechter: Belladonna, Hepar sulf., Nux vom., Silicea

Kopf, Entzündung, Gehirnhäute: Apis, Belladonna, Helleborus, Lachesis, Zincum

Kopf, Gehirnblutung: Arnica, Belladonna, Gelsemium, Lachesis

Kopf, Gehirnentzündung: Belladonna, Bryonia, Helleborus

Kopf, Gehirnerschütterung: Arnica, Helleborus, Hypericum, Natrium sulf.

Kopf, Haar fällt aus: Fluor acid., Lycopodium, Natrium mur., Phosphorus, Selenium, Silicea

Kopf, Haar wird grau: Lycopodium, Silicea

Kopf, Hautausschlag: Arsenicum, Calcium carb., Lycopodium, Sepia, Sulfur

Kopf, Hautausschlag am Haarrand: Natrium mur., Sulfur

Kopf, Hautausschlag, feucht: Arsenicum, Calcium carb., Graphites, Hepar sulf., Lycopodium, Silicea, Sulfur

Kopf, Hautausschlag, nässend: Calcium carb., Graphites, Lycopodium, Sulfur

Kopf, Hautausschlag, schuppend: Graphites, Lycopodium, Sepia, Silicea

Kopf, Hitze: Belladonna, Calcium carb., Glonoinum, Lachesis, Phosphorus

Kopf, Hitze und kalte Glieder: Belladonna, Ferrum met.

Kopf, Hitze im warmen Zimmer: Pulsatilla, Sulfur

Kopf, Jucken der Kopfhaut: Calcium carb., Graphites, Lycopodium, Natrium mur., Sulfur

Kopf, Pulsieren, Klopfen: Belladonna, China, Glonoinum, Ferrum met., Lachesis

Kopf, Schweiß: Belladonna, Calcium carb., Mercurius, Sepia, Silicea

Kopf, Schweiß während des Schlafs: Calcium carb., Silicea

Kopf, Schuppen: Lycopodium, Natrium mur., Sepia, Sulfur

Kopf, Schwere: Apis, China, Gelsemium, Nux vom., Petroleum, Sulfur

Kopf, Schwere, Hinterkopf: Belladonna, Calcium carb., Carbo veg., Lachesis

Kopf, Sonnenstich: Belladonna, Glonoinum

Kopf, Verletzungen, Folgen von: Arnica, Hypericum, Natrium sulf.

Kopf, scheint vergrößert: Argentum nitr., Belladonna, Glonoinum, Nux vom.

Kopf, zusammenschnüren, Spannung: Apis, Sulfur

Kopf, zusammenschnüren, wie Band oder Reifen: Gelsemium, Sulfur

Kopfschmerz, allgemein: Apis, Argentum met., Belladonna, Bryonia, Cimicifuga, Gelsemium, Glonoinum, Iris, Lachesis, Natrium mur., Nux vom., Pulsatilla, Sulfur

Kopfschmerz, Alkohol verschlimmert: Nux vom.

Kopfschmerz nach Ärger: Bryonia, Staphisagria

Kopfschmerz, berstender: Belladonna, Bryonia, Glonoinum, Pulsatilla, Sepia

Kopfschmerz im Bett: Lachesis, Nux vom.

Kopfschmerz, drückender: Belladonna, Glonoinum, Nux vom., Pulsatilla

Kopfschmerz mit Erbrechen: Iris, Nux vom.

Kopfschmerz durch eine Erkältung: Bryonia, Nux vom., Pulsatilla, Silicea

Kopfschmerz, im Freien besser: Lycopodium, Natrium mur., Pulsatilla, Sepia

Kopfschmerz, gastrischer, infolge Magenverstimmung: Argentum nitr., Bryonia, Ipecacuanha, Iris, Nux vom., Pulsatilla

Kopfschmerz nach Gefühlserregungen: Belladonna, Coffea, Ferrum phos., Lachesis, Nux vom., Pulsatilla

Kopfschmerz nach Gehirnerschütterung: Belladonna

Kopfschmerz, hämmernder: Belladonna, China, Glonoinum, Silicea

Kopfschmerz, heftiger: Belladonna, Bryonia, Gelsemium, Glonoinum, Lachesis, Sanguinaria

Kopfschmerz, muß sich hinlegen: Ferrum met.

Kopfschmerz, Hinterkopf: Bryonia, Cimicifuga, Gelsemium, Silicea

Kopfschmerz, Hinterkopf, warmes Einhüllen bessert: Nux vom., Rhus tox., Silicea

Kopfschmerz, Husten verschlechtert: Belladonna, Bryonia, China, Lachesis, Pulsatilla, Sulfur

Kopfschmerz durch Kaltwerden: Pulsatilla, Silicea, Sulfur

Kopfschmerz durch Kaltwerden des Kopfes: Belladonna, Calcium carb., Nux vom., Silicea

Kopfschmerz durch Katarrh: Bryonia, Calcium carb., Hepar sulf., Kalium jod., Mercurius, Nux vom.

Kopfschmerz im Klimakterium: Lachesis, Sanguinaria, Sepia

Kopfschmerz, Kopfwaschen schlechter: Calcium carb., Sepia, Sulfur

Kopfschmerz, Liegen besser: Bryonia, Lycopodium, Nux vom.

Kopfschmerz vor den Menses: Lachesis

Kopfschmerz, mit Schmerz der Nackenmuskulatur: Gelsemium, Natrium mur., Pulsatilla

Kopfschmerz während der Regel: Belladonna, Ignatia, Lachesis, Pulsatilla, Sepia

Kopfschmerz, pulsierender: Belladonna, China, Ferrum met., Glonoinum

Kopfschmerz durch Quecksilbermißbrauch: Aurum met., Hepar sulf.

Kopfschmerz nach einem Rausch: Nux vom.

Kopfschmerz, Reden verschlechtert: Natrium mur., Silicea

Kopfschmerz, Scheitel: Sulfur

Kopfschmerz, Schläfen: Argentum met., Lycopodium, Pulsatilla

Kopfschmerz, Seiten, einseitig: Argentum nitr., Chelidonium, Pulsatilla, Spigelia

Kopfschmerz, linke Seite: Sepia, Spigelia

Kopfschmerz, rechte Seite: Belladonna, Calc. carb., Iris

Kopfschmerz beim Schnupfen: Bryonia, Mercurius, Pulsatilla

Kopfschmerz, Sonne verschlimmert: Belladonna, Glonoinum, Lachesis

Kopfschmerz, Stirn: Belladonna, Bryonia, Hepar sulf., Nux vom., Pulsatilla

Kopfschmerz, Stirn, pulsierend, klopfend: Belladonna, Ferrum met., Glonoinum

Kopfschmerz, Stirn, über den Augen: Chelidonium, Hepar sulf., Pulsatilla

Kopfschmerz, Stirn, über der Nasenwurzel: Hepar sulf., Kalium jod.

Kopfschmerz, stechend: Kalium carb.

Kopfschmerz, im warmen Zimmer schlechter: Belladonna, Phosphor, Pulsatilla, Sulfur

Kopfschmerz bei Wetterwechsel: Calcium phos., Rhododendron, Rhus tox.

Kopfschmerz durch kalten Wind: Aconitum, Hepar, Rhus tox.

Konvulsionen (anfallsweise klonisch-tonische Krämpfe): Belladonna, Chamomilla, China, Cuprum, Plumbum, Strychninum

Krämpfe, epileptiforme: Belladonna, Calcium carb., Chamomilla, China, Cuprum, Nux vom., Strychninum

Krämpfe, klonisch (schütteln): Agaricus, Belladonna, Chamomilla, Cuprum, Ignatia, Magnesium phos., Plumbum, Stramonium, Zincum

Krämpfe bei Zahnung: Belladonna, Calcium carb., Chamomilla, Cuprum

Krampfadern: Arnica, Calcium carb., Carbo veg., Fluor acid., Hamamelis, Pulsatilla

Krampfadergeschwüre: Lachesis, Pulsatilla, Silicea

Krampfadern, schmerzhaft: Hamamelis, Lycopodium, Pulsatilla

Krampfadern, während der Schwangerschaft: Lycopodium, Pulsatilla

Krebsartige Leiden: Arsenicum, Carbo veg., Conium, Hydrastis, Lycopodium, Phytolacca, Silicea

Kropf (Struma): Apis, Calcium carb., Jodum, Lachesis, Silicea, Spongia

Kummer, Beschwerden durch: Colocynthis, Ignatia, Natrium mur., Staphisagria

Lähmung, einseitig: Causticum
Lähmung, nach Schlaganfall: Arnica, Conium

Lähmung, halbseitig, der Arme oder Beine nach Schlaganfall: Gelsemium, Opium

Lähmung, halbseitig, der Arme und Beine: Causticum, Rhus tox.

Lebenswärme, Mangel an: Calcium carb., Hepar sulf., Lycopodium, Nux vom., Psorinum, Silicea

Leberentzündung: Carduus mar., Lycopodium, Nux vom.

Leberentzündung, chronisch: Carduus mar., Lycopodium, Nux vom.

Leberkrankheiten: Carduus mar., Cheliodonium, Lycopodium, Nux vom.

Leberverhärtung: Carduus mar., Lycopodium, Nux vom.

Leistenbruch: Lycopodium, Nux vom., Silicea

Leistenbruch, eingeklemmt: Belladonna, Nux vom.

Leistendrüsenschwellung: Mercurius, Silicea, Thuja

Liebe, Beschwerden durch unglückliche: Aurum met., Ignatia, Natrium mur., Phospor acid.

Liegen, verschlechtert: Arsenicum, Lachesis, Lycopodium, Nux vom., Pulsatilla, Rhus tox.

Liegen, bessert: Arnica, Belladonna, Bryonia

Lippen, Entzündung: Belladonna, Mercurius

Lippen, bläulich: Aurum met., Camphora, Digitalis, Lachesis

Luft, frische Luft bessert: Jodum, Pulsatilla

Luft, Verlangen nach frischer: Carbo veg., Jodum, Pulsatilla, Sulfur

Lungenentzündung: Belladonna, Bryonia, Ferrum met., Ferrum phos., Hepar sulf., Lycopodium, Phosphorus, Pulsatilla, Silicea

Lungenkatarrh: Bryonia, Drosera, Hepar sulf., Lycopodium, Mercurius, Phosphorus, Pulsatilla, Silicea

Magen, Abneigung gegen fette und schwere Speisen: Carbo veg., Hepar sulf., Pulsatilla

Magen, Abneigung gegen Milch: Lac defloratum, Sepia, Sulfur

Magen, Auftreibung, Ausdehnung: Argentum nitr., Carbo veg., China, Lycopodium

Magen, Entzündung (Gastritis): Antimonium crud., Bryonia, Nux vom., Phosphorus

Magen, Geschwüre: Kalium bichrom., Lycopodium, Nitricum acid., Nux vom.

Magen, Krebs: Arsenicum, Carbo anim., Condurango, Conium, Lycopodium

Magen, Schmerz: Arsenicum, Colocynthis, Nux vom., Tabacum

Magen, Schmerz nach Ärger: Staphisagria

Magen, Schmerz nach Aufregung: Chamomilla, Colocynthis

Magen, Schmerz nach dem Essen schlechter: Argentum nitr., Arsenicum, China, Lycopodium, Nux vom., Pulsatilla, Sepia

Magen, Schmerz, brennender: Arsenicum, Carbo veg., Phosphorus, Sulfur

Magen, Schmerz, drückender: Calcium carb., Chamomilla, China, Lycopodium, Sulfur

Magen, Schmerz, drückender, nach dem Essen schlechter: China, Lycopodium, Nux vom.

Magen, Krampfschmerz: Chelidonium, Colocynthis, Cuprum, Magnesium phos., Nux vom.

Magen, Schwäche, Hinsein: Ignatia, Nux vom., Phosphorus, Sepia

Magen, Schwere, Gewicht, Beklemmung: China, Lycopodium, Sulfur

Magen, verdorben: Arsenicum, Bryonia, Carbo veg., Kalium bichrom., Lycopodium, Nux vom., Pulsatilla

Magen, verdorben nach Eiscreme: Arsenicum, Pulsatilla

Magen, verdorben nach fetten Speisen: Pulsatilla, Sepia

Masern: Apis, Pulsatilla, Rhus tox., Sulfur

Mattigkeit: Ambra, Arsenicum, Calcium carb., China, Kalium phos., Nux vom., Phosphor acid., Sepia, Silicea, Stannum

Migräne: Belladonna, Colocynthis, Gelsemium, Iris vers., Natrium mur., Pulsatilla, Sanguinaria, Sepia, Spigelia

Milch verschlechtert: Calcium carb., Sepia, Sulfur

Milchmangel bzw. Ausbleiben der Milch bei Schwangeren: Lac deflor., Pulsatilla, Urtica urens

Milchschorf: Calcium carb., Lycopodium, Sepia, Sulfur, Viola tricolor

Milde: Calcium carb., Ignatia, Pulsatilla, Silicea

Müdigkeit: Arsenicum, Calcium phos., Gelsemium, Kalium phos., Natrium mur., Phosphorus, Sepia, Staphisagria

Multiple Sklerose: Silicea, Nux vom., Cuprum met., Gelsemium

Mumps: Barium carb., Belladonna, Hepar sulf., Mercurius, Pulsatilla

Mund, Entzündung: Belladonna, Cinnabaris, Mercurius

Mundgeruch, faulig: Arnica, Mercurius

Mundgeschmack, bitter: Bryonia, Chelidonium, Pulsatilla

Mundgeschmack, sauer: Calcium carb., Lycopodium, Natrium carb.

Mundgeschwüre: Kalium jod., Lachesis, Mercurius, Nitricum acid.

Mundgeschwüre, Aphthen: Borax, Calcium carb., Kalium chlor., Mercurius

Mund, Schleimhautbläschen: Arsenicum, Natrium mur.

Mundschmerz, brennend: Apis, Arsenicum, Arum triphyllum, Iris, Mercurius, Mezereum, Sulfur

Mundtrockenheit: Belladonna, Bryonia, Lachesis, Natrium mur., Phosphorus, Sulfur

Mundwinkelgeschwüre: Hepar sulf., Mercurius, Silicea

Muskelkrämpfe: Colocynthis, Zincum

Muskellähmung: Gelsemium, Plumbum

Nabel, Koliken: Calcium phos., Chelidonium, Colocynthis, Magnesium phos., Belladonna

Nasenbluten: Calcium carb., China, Hamamelis, Melilotus, Millefolium

Nasenentzündung: Bryonia, Calcium carb., Lachesis, Mercurius, Pulsatilla, Sulfur

Nasenjucken, innen: Calcium carb., Chamomilla, Pulsatilla, Sulfur

Nasenschmerz: Graphites, Hepar sulf., Kalium bichrom., Pulsatilla, Silicea

Nasenschmerz, Wurzel: Hepar sulf., Kalium bichrom., Pulsatilla

Nasenschmerz, drückend: Cinnabaris, Kalium bichrom.

Nasenschmerz, drückend, Wurzel: Cinnabaris, Kalium bichrom., Pulsatilla, Sepia

Nase, trocken: Belladonna, Lycopodium, Sulfur

Nase, verstopft: Calcium carb., Kalium bichrom., Lycopodium, Nux vom., Pulsatilla

Nässe, Folgen von Naßwerden: Calcium carb., Pulsatilla, Rhus tox.

Nervenschwäche: Calcium carb., China, Ignatia, Kalium phos., Nux vom., Phosphorus, Pulsatilla, Sepia, Silicea, Staphisagria

Nesselsucht: Apis, Arsenicum, Calcium carb., Natrium mur., Pulsatilla, Rhus tox., Sulfur, Urtica urens

Neuralgie: Chamomilla, Coffea, Colocynthis, Gelsemium, Magnesium phos., Nux vom., Rhus tox., Spigelia

Nierenschmerz: Berberis, Cantharis, Colchicum

Nierensteine: Berberis, Calcium carb., Lithium carb., Lycopodium

Oberarmschmerz, beim Hochheben des Armes: Bryonia, Ferrum met., Rhus tox., Sanguinaria

Oberarmschmerz, drückend: Calcium carb.

Oberschenkel, Krampf: Colocynthis

Oberschenkel, Schmerz: Colocynthis, Lycopodium, Rhus tox.

Ohnmachten, Ohnmachtsgefühl: Digitalis, Lachesis, Pulsatilla, Sepia, Sulfur, Veratrum alb.

Ohnmacht im überfüllten Zimmer: Pulsatilla

Ohren, Absonderung: Calcium carb., Kalium carb., Kalium sulf., Lycopodium, Mercurius, Petroleum, Pulsatilla, Silicea, Sulfur

Ohren, Entzündung: Belladonna, Mercurius, Pulsatilla

Ohren, Entzündung, innen: Belladonna, Chamomilla, Graphites, Hepar sulf., Lycopodium, Mercurius, Silicea, Sulfur

Ohren, Entzündung, Mittelohr: Calcium carb., Chamomilla, Hepar sulf., Mercurius, Lycopodium, Sulfur

Ohren, Hautausschlag im Gehörgang: Lycopodium

Ohren, Hautausschlag, wundmachend: Kalium bichrom., Petroleum, Sulfur

Ohren, Jucken: Hepar sulf., Nux vom., Petroleum, Silicea, Sulfur

Ohren, Jucken, Gehörgang: Petroleum, Pulsatilla, Rhus tox., Sulfur

Ohren, Schmerz: Belladonna, Chamomilla, Hepar sulf., Lycopodium, Mercurius, Pulsatilla

Ohren, Schmerz, drückend: Belladonna, Chamomilla, Mercurius, Pulsatilla

Ohrenschmerz, reißend: Belladonna, Chamomilla, Lycopodium, Mercurius, Pulsatilla, Sulfur

Ohrenschmerz, stechend: Belladonna, Chamomilla, Kalium carb., Pulsatilla

Ohrenschwellung: Calcium carb., Mercurius, Pulsatilla

Ohrgeräusche, allgemein: China, Chininum sulf., Lycopodium, Pulsatilla

Ohrgeräusche, Klingen: China, Chininum sulf., Lycopodium, Pulsatilla, Sepia

Ohrgeräusche, Sausen: China, Chininum sulf., Lycopodium, Pulsatilla, Silicea, Sulfur

Parkinsonsche Krankheit: Gelsemium, Mercurius, Plumbum, Rhus tox., Zincum

Pickel: Hepar sulf., Lycopodium, Mercurius, Natrium mur., Pulsatilla, Rhus tox., Sepia, Silicea, Sulfur

Polypen: Calcium carb., Teucrium marum verum, Thuja

Prostata, Entzündung: Chimaphila umbelata, Conium, Lycopodium, Nux vom., Pulsatilla

Prostata, Schwellung: Conium, Pulsatilla

Prostata, Vergrößerung: Berberis, Calcium carb., Chimaphila umbelata, Conium, Digitalis, Lycopodium, Pulsatilla, Thuja

Puls, intermittierend (aussetzend): Digitalis, Gelsemium

Puls, klein: Arsenicum, Aurum, Digitalis, Veratrum alb.

Puls, schnell: Arsenicum, Jodum, Lachesis, Nux vom., Phosphorus

Puls, unregelmäßig: Digitalis, Lachesis

Pulsieren, innerlich: Belladonna, Ferrum met., Glonoinum, Phosphorus, Sepia

Quecksilber, Folgen des Mißbrauchs von: Hepar sulf., Nitricum acid., Silicea, Sulfur

Rachitis: Calcium carbon., Calcium fluor., Calcium phos., Phosphorus acid., Silicea

Raucherbein: Plumbum, Secale, Cuprum ars., Tabacum

Rücken, Kältegefühl: Natrium mur., Pulsatilla, Silicea

Rücken, Schwächegefühl, Ermüdung: Calcium carb., Nux vom., Sepia, Silicea

Rücken, Schwächegefühl, Lendengegend: Calcium carb., Cocculus, Phosphorus, Rhus tox., Sepia, Silicea

Rücken, Schweiß, Nacken: Calcium carb., Phosphor acid., Silicea, Sulfur

Rücken, Schweiß, Nacken, nachts: Calcium carb., Sulfur

Rücken, Spannung, Nacken: Belladonna, Bryonia, Cimicifuga

Rücken, Spannung, Lendengegend: Berberis, Nux vom.

Rücken, Steifheit: Berberis, Bryonia, Lycopodium, Nux vom., Rhus tox., Sepia, Silicea

Rücken, Steifheit, bei Aufstehen: Belladonna, Pulsatilla, Rhus tox.

Rücken, Steifheit, nach Sitzen schlechter: Rhus tox.

Rücken, Steifheit, Nacken: Belladonna, Cimicifuga, Nux vom., Rhus tox.

Rücken, Verheben, leichtes: Lycopodium, Rhus tox.

Rückenschmerzen: Arnica, Bryonia, Calcium carb., Colocynthis, Gelsemium, Hypericum, Lycopodium, Nux vom., Phosphorus, Rhus tox., Sepia, Silicea, Sulfur

Rückenschmerzen beim Aufstehen vom Sitzen: Causticum, Phosphorus, Pulsatilla, Rhus tox.

Rückenschmerzen, nach langem Sitzen Aufstehen fast unmöglich: Phosphorus, Pulsatilla, Rhus tox.

Rückenschmerzen, Bewegung bessert: Rhus tox., Sepia

Rückenschmerzen, am Beginn der Bewegung schlechter: Phosphorus, Rhus tox.

Rückenschmerzen, Bewegung verschlechtert: Bryonia, Nux vom., Phosphorus

Rückenschmerzen beim Bücken: Bryonia, Kalium carb., Rhus tox., Sepia, Sulfur

Rückenschmerzen beim Aufrichten vom Bücken: Lycopodium, Natr. mur., Phosphorus, Rhus tox.

Rückenschmerzen bei feuchtem Wetter: Calcium carb., Dulcamara, Rhus tox.

Rückenschmerzen durch Heben: Calcium carb., Rhus tox.

Rückenschmerzen, nachts: Arsenicum, Nux vom., Sulfur, Syphilinum

Rückenschmerzen während der Regel: Cimicifuga, Lachesis, Pulsatilla, Sulfur

Rückenschmerz, rheumatisch: Calcium carb., Cimicifuga, Nux vom., Rhododendron, Rhus tox., Sulfur

Rückenschmerz, im Sitzen schlechter: Lachesis, Lycopodium, Nux vom., Rhus tox., Sepia

Rückenschmerz nach Verletzung: Hypericum, Natrium sulf.

Rückenschmerz, Nacken: Belladonna, Bryonia, Gelsemium, Silicea

Rückenschmerzen, Nacken, bei Bewegung des Kopfes: Belladonna, Bryonia, Colocynthis, Rhus tox.

Rückenschmerzen, Nacken, rheumatisch: Bryonia, Cimicifuga, Pulsatilla, Rhus tox., Silicea, Staphisagria, Sulfur

Rückenschmerzen, Nacken, erstreckt sich zum Hinterkopf: Gelsemium, Silicea

Rückenschmerz, Brustwirbelsäulenregion: Calcium phos., Kalium carb., Phosphorus, Sulfur

Rückenschmerzen, zwischen den Schulterblättern: Natrium sulf., Phosphorus, Pulsatilla, Rhus tox., Silicea, Sulfur

Rückenschmerzen, Brustwirbelsäule: Chelidonium, Natrium sulf., Phosphorus, Sepia

Rückenschmerzen, Lendenregion: Berberis, Bryonia, Nux vom., Rhus tox., Sepia

Rückenschmerzen, Lendenregion, beim Aufstehen: Berberis, Calcium carb., Ledum, Pulsatilla, Rhus tox., Sulfur

Rückenschmerzen, Lendenregion, im Liegen schlechter: Berberis, Rhus tox.

Rückenschmerzen, Lendenregion, rheumatisch: Berberis, Bryonia, Colocynthis, Dulcamara, Rhus tox.

Rückenschmerzen, Lendenregion, im Sitzen schlechter: Berberis, Pulsatilla, Rhus tox.

Rückenschmerzen, Kreuzbeinregion: Berberis, Calcium carb., Colocynthis, Kalium carb., Nux vom., Pulsatilla, Rhus tox., Sepia

Rückenschmerzen, Steißbein: Hypericum, Rhus tox., Ruta, Silicea

Rückenschmerz, Steißbein, nach einem Fall: Hypericum, Silicea

Rückenschmerz, nur Wirbelsäule betreffend: Causticum, Cimicifuga, Natrium mur., Nux vom., Phosphorus, Silicea

Rückenschmerz, brennend: Arsenicum, Lachesis, Phosphorus, Sulfur

Rückenschmerz, brennend, zwischen den Schulterblättern: Lycopodium, Phosphorus, Sulfur

Rückenschmerz, drückend, Lendenregion: Nux vom., Pulsatilla, Rhus tox., Sulfur

Rückenschmerz, stechender, schießender: Berberis, Bryonia, Kalium carb., Lycopodium, Rhus tox., Silicea, Sulfur

Rückenschmerz, stechender, schießender, in der Lendenregion: Berberis, Bryonia, Colocynthis, Kalium carb., Silicea, Sulfur

Rückenschmerzen, Schmerz wie verrenkt: Arnica, Rhus tox.

Rückenschmerzen, wie verrenkt, Lendenregion: Arnica, Lachesis, Rhus tox.

Rückenschmerzen, Wehtun, intensiv: Bryonia, Eupatorium perfol., Nux vom., Rhus tox., Sepia

Rückenschmerzen, Wehtun, intensiv, Lendenregion: Berberis, Bryonia, Cimicifuga, Nux vom., Sepia

Rückenschmerzen, Wehtun, intensiv, Kreuzbein: Nux vom., Pulsatilla, Rhus tox., Sepia

Rückenschmerzen, wunder Schmerz, wie zerschlagen: Arnica, Eupatorium perfol., Nux vom., Rhus tox.

Rückenschmerzen, wunder Schmerz, wie zerschlagen,

Lendenregion: Arnica, Berberis, Bryonia, Eupatorium perfol., Rhus tox.

Rückenschmerzen, wunder Schmerz, wie zerschlagen, Wirbelsäule: Nux vom., Rhus tox.

Ruhelosigkeit, Nervosität: Argentum nitr., Arsenicum, Calcium phos., Colocynthis, Lycopodium, Natrium mur., Pulsatilla, Sepia, Staphisagria

Ruhelosigkeit, ängstliche: Arsenicum, Chamomilla, Phosphorus, Pulsatilla, Sulfur

Ruhelosigkeit, nachts: Argentum nitr., Arsenicum, Chamomilla, Ignatia, Phosphorus, Sepia, Sulfur

Ruhelosigkeit, wirft sich im Bett umher: Arsenicum, Lachesis, Lycopodium, Sulfur

Säfteverlust, Folgen von: Carbo veg., China, Pulsatilla, Selenium, Sepia, Staphisagria

Samenverluste: Calcium carb., Kalium phos., Lycopodium, Natrium mur., Nux vom., Staphisagria

Seekrankheit: Cocculus, Conium, Petroleum, Tabacum

Sehen, Farbe, grün: China, Phosphorus

Sehen, farbiger Hof um das Licht: Belladonna, Phosphorus, Pulsatilla

Sehen, fließende Flecke (mouches volantes): Conium, Lycopodium, Natrium mur., Phosphorus, Sepia, Silicea, Sulfur

Sehen, Flimmern, Flackern: Belladonna, Lachesis, Phosphorus, Sulfur

Sehen, Schwäche, schwaches Sehvermögen: China, Conium, Lycopodium, Phosphorus, Ruta, Sulfur

Sehen, Trübsehen: China, Conium, Gelsemium, Lycopodium, Phosphorus, Ruta, Sulfur

Sehnenscheidenentzündung: Arnica, Rhus tox., Apis, Bryonia

Selbstmord, Neigung zum: Aurum met., Natrium sulf., Pulsatilla, Sepia

Selbstsucht, Egoismus: Sulfur

Sexualtrieb, Abneigung gegen Koitus: Natrium mur., Sepia

Sexuelle Ausschweifungen, Folgen von: China, Conium, Kalium phos., Lycopodium, Phosphor acid., Selenium, Sepia, Staphisagria, Sulfur

Sitzen, Neigung zum: China, Natrium mur., Nux vom., Phosphorus, Pulsatilla, Sepia, Sulfur

Sodbrennen: Calcium carb., Iris, Lycopodium, Magnesium carb., Nux vom., Pulsatilla, Robinia

Sonne, Folgen von Sonnenbestrahlung: Belladonna, Glonoinum, Lachesis

Schilddrüsenüberfunktion (Basedow): Badiaga, Conium, Ferrum met., Jodum, Lycopus virg., Natrium mur., Phosphorus, Spongia

Schlaf, komatös: Argentum nitr., Belladonna, Lachesis, Nux moschata, Opium, Sulfur

Schlaf, Einschlafen, abends im Sitzen: Nux vom.

Schlaf, Einschlafen im Sitzen: Nux vom., Sepia

Schlaf, Erwachen um 1 Uhr: Kalium carb.

Schlaf, Erwachen um 3 Uhr: Nux vom.

Schlaf, Erwachen um 5 Uhr: Sulfur

Schlaf, Erwachen, früh: Kalium carb., Nux vom., Sepia, Sulfur

Schlaf, Erwachen, häufig: Calcium carb., Kalium carb., Nux vom., Sepia, Sulfur

Schlaf, Erwachen durch Träume: Nux vom., Sulfur

Schlaf, gestört: Sulfur

Schlaflage links unmöglich: Phosphorus

Schlaflosigkeit: Argentum nitr., Arsenicum, Calcium carb., Chamomilla, Coffea, Kalium carb., Lachesis, Natrium mur., Nux vom., Phosphorus, Staphisagria, Sulfur

Schlaflosigkeit nach dem Zubettgehen: Ambra, Phosphorus

Schlaflosigkeit vor Mitternacht: Ambra, Arsenicum, Coffea, Lachesis, Magnesium mur.

Schlaflosigkeit nach Mitternacht: Coffea, Kalium carb., Nux vom.

Schlaflosigkeit nach 2 Uhr: Kalium carb.

Schlaflosigkeit nach 3 Uhr: Nux vom., Sulfur

Schlaflosigkeit durch Angst: Arsenicum

Schlaflosigkeit nach Aufregung: Coffea, Nux vom., Hyoscyamus

Schlaflosigkeit nach Erwachen: Lachesis, Natrium mur., Nux vom., Sepia, Sulfur

Schlaflosigkeit, Gedanken, überwach durch: Coffea, Kalium carb., Lachesis, Nux vom., Sulfur

Schlaflosigkeit durch Kaffeemißbrauch: Nux vom.

Schlaflosigkeit durch kalte Füße: Carbo veg., Phosphorus

Schlaf, nach Schlaf schlechter: Lachesis, Sulfur

Schlaf, Mangel, Folgen: Cocculus, Nux vom.

Schläfrigkeit: Belladonna, China, Cocculus, Gelsemium, Lachesis, Nux vom., Pulsatilla, Sulfur

Schläfrigkeit nach dem Essen: Agaricus, Calcium carb., Nux vom.

Schläfrigkeit nach dem Mittagessen: Agaricus, Lycopodium, Nux vom.

Schlaf, tief: Argentum nitr., Belladonna, Calcium carb., Gelsemium, Nux vom., Opium, Pulsatilla

Schlaf, Träume, Alpträume: Calcium carb., Sulfur

Schlaf, Träume, ängstlich: Arsenicum, Calcium carb., Kalium carb., Nux vom., Sulfur

Schlaf, unerquicklich: Lachesis, Nux vom., Phosphorus, Sulfur

Schlaf, unruhig: Arsenicum, Belladonna, Lycopodium, Opium, Sulfur

Schlaganfall: Arnica, Belladonna, Lachesis, Nux vom., Opium

Schlechte Nachrichten, Beschwerden durch: Natrium mur., Sulfur

Schlucken, erschwert: Lachesis, Strychninum

Schmerz, bohrend: Belladonna, Spigelia

Schmerz, brennend, äußerlich: Apis, Arsenicum, Phosphorus, Sulfur

Schmerz, drückend: Nux vom., Pulsatilla, Rhus tox., Sepia, Staphisagria, Sulfur

Schmerz, reißend, äußerlich: Arnica, Belladonna, Bryonia, Colchicum, Sepia, Sulfur

Schmerz, stechend: Bryonia, Kalium carb., Ledum, Rhus tox., Spigelia

Schmerz, wandernd: Kalium bichrom., Pulsatilla

Schnupfen, dick: Hydrastis, Kalium bichrom., Pulsatilla

Schnupfen, eitrig: Calcium carb., Hepar sulf., Kalium bichrom., Mercurius

Schnupfen, Absonderungen, wundmachend: Allium cepa, Arsenicum jod., Jodum, Nitricum acid., Nux vom.

Schnupfen, Absonderungen, zäh: Hydrastis, Kalium bichrom.

Schnupfen, Katarrh: Arsenicum, Belladonna, Calcium carb., Eupatorium perfol., Hepar sulf., Hydrastis, Kalium bichrom., Medorrhinum, Mercurius, Nux vom., Pulsatilla, Silicea

Schnupfen, Krusten, Borken innen: Kalium bichrom., Thuja

Schreck, Beschwerden durch: Ignatia, Natrium mur., Phosphorus, Silicea

Schüttelfrost: Arsenicum, Calcium carb., Camphora, China, Hepar sulf., Lycopodium, Natrium mur., Nux vom., Pulsatilla, Pyrogenium, Silicea

Schüttelfrost mit Schweiß: Pulsatilla, Pyrogenium

Schulterschmerz: Bryonia, Chelidonium, Ferrum met., Lycopodium, Rhus tox., Sanguinaria, Sulfur

Schulterschmerz, links: Ledum, Rhus tox., Sulfur

Schulterschmerz, rechts: Calcium carb., Chelidonium, Ferrum met., Sanguinaria

Schulterschmerz, rheumatisch: Colchicum, Ferrum met., Kalmia, Lycopodium, Medorrhinum, Pulsatilla, Rhododendron, Rhus tox., Sulfur

Schulterschmerz, drückend: Lycopodium, Rhus tox.

Schulterschmerz, reißend: Ferrum, Lycopodium

Schulterschmerz, stechend: Kalium carb., Rhus tox.

Schuppenflechte (Psoriasis): Arsenicum, Berberis aquifolium, Sepia, Silicea

Schwäche: Arsenicum, China, Conium, Gelsemium, Kalium carb., Kalium phos., Natrium mur., Phosphor acid., Sepia, Silicea, Staphisagria, Veratrum album

Schwäche, bei der geringsten Anstrengung schlechter: Arsenicum, Natrium mur., Phosphor acid., Selenium, Staphisagria

Schwäche, geistige Anstrengung verschlechtert: Calcium carb., Sulfur

Schwäche, durch Sommerhitze: Jodum, Lachesis

Schwäche, während der Regel schlechter: Arsenicum, Carbo veg., Lachesis, Nux vom., Sepia

Schwangerschaft, Beschwerden während: Bryonia, Calcium carb., Chamomilla, Lachesis, Pulsatilla, Sepia

Schweiß, allgemein: Belladonna, Calcium carb., China, Hepar sulf., Mercurius, Sambucus, Sepia, Silicea, Sulfur, Veratrum album

Schweiß, bei Angst: Arsenicum, Calcium carb., Phosphorus, Pulsatilla, Sepia

Schweiß, bei Anstrengung: Calcium, China, Jodum, Natrium mur., Phosphorus, Silicea

Schweiß, bei Bewegung schlechter: Arsenicum, Calcium carb., China, Mercurius, Natrium mur., Sepia, Sulfur

Schweiß, nachts: Arsenicum, Calcium carb., Calcium phos.,

Hepar sulf., Jodum, Lachesis, Mercurius, Natrium mur., Sambucus, Sepia, Silicea, Sulfur

Schweiß, reichlich: Arsenicum, Belladonna, Calcium carb., China, Hepar sulf., Kalium phos., Mercurius, Psorinum, Sambucus, Sepia, Silicea, Sulfur, Tuberculinum

Schweiß, während des Schlafs: Belladonna, China, Natrium mur., Phosphorus, Pulsatilla, Rhus tox., Silicea, Sulfur

Schweiß, Symptome nach Schw. schlechter: China, Phosphorus acid., Sepia, Sulfur

Schwellung: Apis, Bryonia, Kalium bichrom., Kalium carb., Pulsatilla, Rhus tox.

Schwellung, entzündlich: Apis, Arsenicum, Belladonna, Calcium carb., Kalium carb., Mercurius, Pulsatilla, Silicea

Schwellung, ödematös: Apis, Digitalis, Helleborus, Pulsatilla, Scilla

Schwerhörig: Calcium carb., Causticum, Lycopodium, Petroleum, Sulfur

Schwermut, Depression, Traurigkeit: Aurum met., Cimicifuga, Ignatia, Lachesis, Lycopodium, Natrium mur., Nux vom., Pulsatilla, Sepia, Staphisagria, Sulfur

Schwermut, durch Onanieren: Natrium mur., Phosphor acid.

Schwermut, durch zu lange Anwendung von Quecksilber: Aurum met.

Schwermut, vor der Regel: Lycopodium, Natrium mur., Pulsatilla, Sepia

Schwindel: Argentum nitr., Belladonna, Cocculus, Conium, Ferrum met., Lycopodium, Natrium mur., Nux vom., Sulfur

Schwindel, bei Aufrichten vom Bücken: Belladonna, Ferrum met.

Schwindel, bei Aufstehen schlechter: Ferrum met., Natrium mur.

Schwindel, bei Aufstehen vom Sitzen: Conium, Ferrum met., Nux vom.

Schwindel, bei Augenschließen schlechter: Lachesis, Sepia

Schwindel, wie betrunken: Cocculus, Nux vom.

Schwindel, beim Bewegen des Kopfes: Conium

Schwindel, bei Bücken schlechter: Belladonna, Lachesis, Nux vom., Sulfur

Schwindel, mit Erbrechen: Lachesis, Nux vom., Pulsatilla, Veratrum album

Schwindel, beim Fahren: Hepar sulf., Silicea

Schwindel, durch Gehirnerschütterung: Arnica

Schwindel, beim Hinlegen: Belladonna

Schwindel, bei Kopfschmerzen: Belladonna, Conium, Nux vom., Silicea

Schwindel, im Liegen schlechter: Conium

Schwindel, mit Ohnmacht: Carbo veg., Nux vom.

Schwindel, beim Sehen aufwärts: Phosphorus, Pulsatilla

Schwindel, Taumel, Wanken: China, Conium, Gelsemium, Nux vom.

Schwindel mit Übelkeit: Cocculus, Conium, Belladonna, Lachesis, Nux vom., Petroleum, Pulsatilla, Tabacum

Schwindel, beim Umdrehen im Bett: Belladonna, Conium

Schwindel, Verdunkelung des Gesichtsfeldes: Belladonna, Ferrum met., Gelsemium, Nux vom., Phosphorus

Star, grauer: Calcium carb., Lycopodium, Magnesium carb., Silicea, Sulfur

Star, grüner: Belladonna, Nux vom., Spigelia

Sterilität: Agnus castus, Aristolochia, Pulsatilla, Sepia

Stimme, belegt: Drosera, Phosphorus, Spongia

Stimme, heiser: Argentum nitr., Belladonna, Bryonia, Calcium carb., Causticum, Hepar sulf., Kalium bichrom., Lachesis, Mercurius, Phosphorus, Spongia

Stimme, heiser durch Reden: Argentum met., Argentum nitr., Causticum

Stimme, Verlust, Stimmlosigkeit: Argentum nitr., Causticum, Phosphorus

Stuhl, blutig: Hamamelis, Mercurius cor., Phosphorus

Stuhl, dünn, flüssig: Natrium sulf., Phosphorus, Podophyllum, Sulfur

Stuhl, hart: Bryonia, Lycopodium, Magnesium mur., Nux vom., Plumbum, Silicea

Stuhl, wie Schafskot: Chelidonium, Magnesium mur., Natrium mur., Nux vom.

Stuhlgang, unwillkürlich: Belladonna, Opium, Sulfur

Tabak, verschlechtert: Arsenicum, Ignatia, Nux vom.

Taubheitsgefühl, äußerlich: Gnaphalium, Hypericum, Pulsatilla, Rhus tox., Secale

Trägheit: Barium carb., Lycopodium, Natrium mur., Sepia, Sulfur

Tumoren, Fibrom: Calcium fluor., Conium, Silicea

Übelkeit: Arsenicum, Chamomilla, China, Cocculus, Ipecacuanha, Lobelia, Petroleum, Sepia, Tabacum

Übelkeit beim Autofahren: Cocculus, Petroleum, Nux vom.

Übelkeit bei Kopfschmerz: Cocculus, Conium, Ipecacuanha, Iris, Sanguinaria

Übelkeit während der Schwangerschaft: Nux vom., Sepia, Tabacum

Ungeduld: Chamomilla, Ignatia, Nux vom.

Unterschenkel, Ekzem: Arsenicum, Lachesis, Sulfur

Unterschenkel, Geschwür: Carbo veg., Crotalus h., Lachesis, Lycopodium, Silicea

Unterschenkel, Krampf: Colocynthis, Cuprum

Unterschenkel, Schwellung: Arsenicum, Calcium carb., Digitalis, Helleborus, Mercurius, Silicea

Urinmenge, vermehrt: Gelsemium, Mercurius, Scilla

Urin, schaumig: Lycopodium
Urin, wäßrig: Gelsemium, Ignatia, Sepia
Urin, zuckerhaltig: Lycopodium, Phosphorus, Sulfur, Terebinthina, Uranium

Verbrennungen: Arsenicum, Cantharis
Vergeßlich: Ambra, Conium, Kalium phos., Lycopodium, Phosphor acid., Sulfur
Vergeßlich, alte Leute: Ambra, Barium carb., Lycopodium
Verletzungen (z. B. Prellungen, Quetschungen): Arnica, Hypericum, Rhus tox., Ruta, Symphytum
Verstopfung: Bryonia, Lycopodium, Nux vom., Silicea
Verwirrung: Belladonna, Carbo veg., Cocculus, Lachesis, Nux moschata, Nux vom., Opium, Sepia, Staphisagria, Sulfur
Verzweiflung: Arsenicum, Aurum met., Ignatia, Psorinum, Sulfur

Wadenkrampf: Colocynthis, Cuprum, Secale, Zincum met.
Wadenschmerz: Calcium carb., Pulsatilla
Wahnideen, Einbildungen, Halluzinationen: Argentum nitr., Aurum met., Belladonna, Hyoscyamus, Ignatia, Stramonium, Sulfur
Wahnideen, Bilder, Phantome: Belladonna, Opium, Stramonium
Wahnideen, fürchtet, geisteskrank zu werden: Cimicifuga
Wahnideen, Phantasiegebilde, Illusionen: Ignatia, Opium, Stramonium, Sulfur
Wahnideen, hört Stimmen: Coffea, Crotalus h., Elaps
Wanken, schwanken: Argentum met., Causticum, Conium, Gelsemium, Plumbum
Wärmeanwendung, verschlechtert: Apis, Jodum, Pulsatilla, Secale

Wärme, Bettwärme verschlechtert: Apis, Mercurius, Pulsatilla, Secale, Sulfur

Wärme, warme Luft verschlechtert: Jodum, Lachesis, Mercurius, Pulsatilla, Secale, Sulfur

Wärme, warmes Zimmer verschlechtert: Apis, Jodum, Pulsatilla, Secale, Sulfur

Warzen, Gesicht: Causticum, Nitricum acid., Sepia

Warzen, Hand: Calcium carb., Causticum, Dulcamara, Nitricum acid., Thuja

Warzen, Haut, Körper: Calcium carb., Causticum, Mercurius cor., Nitricum acid., Sepia, Sulfur, Thuja

Wassersucht, äußerlich: Apis, Digitalis, Helleborus, Oleander

Wassersucht, innerlich: Apis, Digitalis, Helleborus

Wehen, schwach: Cimicifuga, Gelsemium, Natrium mur., Pulsatilla

Weinen, grundlos: Pulsatilla

Weinen, zu Tränen geneigt: Ignatia, Lycopodium, Natrium mur., Pulsatilla, Sepia

Wein, verschlechtert: Lycopodium, Nux vom., Zincum met.

Wetter, feuchtes verschlechtert: Calcium carb., Dulcamara, Pulsatilla, Rhus tox.

Wetter, Wechsel verschlechtert: Rhododendron, Rhus tox., Silicea

Wetter, windiges verschlechtert: Rhododendron

Widersprechen, Neigung zu: Lycopodium, Oleander

Widerspruch, verträgt keinen: Aurum met., Ignatia, Lycopodium, Nux vom.

Wirbelsäule, Erschütterung: Hypericum

Wirbelsäule, Rückgratverkrümmung: Calcium carb., Silicea, Sulfur

Wirbelsäule, Verletzung des Rückgrats: Arnica, Hypericum, Natrium sulf., Rhus tox.

Wunden: Ledum, Staphisagria

Würmer: *Bandwürmer:* Sabadilla, Kürbissamen, 2 x Sulfur nehmen bei abnehmendem Mond und beim nächsten abnehmenden Mond 1 x Mercurius; *Spulwürmer:* Cina, Sabadilla; *Madenwürmer:* Allium cepa, Cina, Cuprum met.

Zaghaftigkeit: Calcium carb., Ignatia, Lycopodium, Pulsatilla, Silicea

Zähne, empfindlich: Lachesis

Zähneknirschen: Apis, Belladonna, Hyoscyamus

Zahnfleischbluten: Bovista, Calcium carb., Crotalus h., Phosphor

Zahnfleischentzündung: Hepar sulf., Kreosotum, Mercurius, Natrium mur., Phosphorus

Zahnfleischschwellung: Hepar sulf., Mercurius, Nitricum acid.

Zahnfleischveränderung durch Quecksilber: Carbo veg., Hepar sulf., Mercurius

Zahnkaries: Calcium phos., Fluor acid., Mercurius, Silicea

Zahnlockerung: Bryonia, Mercurius, Nitricum acid., Phosphorus, Silicea

Zahnschmerz: Aconitum, Belladonna, Chamomilla, Coffea, Hepar sulf., Mercurius

Zahnschmerz, durch kalte Getränke: Calcium carb., Hepar sulf., Rhus tox.

Zahnschmerz, Kauen verschlechtert: Calcium phos., Chamomilla, Lycopodium, Mercurius, Silicea

Zahnschmerz, klopfend, pulsierend: Belladonna, Chamomilla, China, Coffea, Glonoinum, Lachesis, Sulfur

Zahnschmerz, warme Getränke verschlechtern: Chamomilla, Coffea, Lachesis, Pulsatilla

Zahnschmerz, neuralgischer: Belladonna, Coffea, Magnesium phos.

Zahnschmerz, stechender: Apis, Bryonia, Kalium carb., Lycopodium

Zahnung der Kinder: Aconitum, Calcium carb., Chamomilla, Mercurius, Silicea

Zittern, äußerlich: Argentum nitr., Arsenicum alb., Stramonium, Zincum met.

Zittern, Gefühl von innerem Zittern: Jodum, Rhus tox., Sepia, Sulfur

Zorn, Ärger: Arsenicum, Aurum met., Chamomilla, Colocynthis, Ignatia, Lycopodium, Natrium mur., Nux vom., Staphisagria, Sulfur

Zorn, Beschwerden durch Zorn: Chamomilla, Colocynthis, Ignatia, Natrium mur., Nux vom., Staphisagria

Zuckungen: Zincum

Zuckungen, Muskeln: Calcium phos., Hyoscyamus, Stramonium, Zincum met.

Zugluft verschlechtert: Belladonna, Calcium phos., Rhus tox., Silicea

Zunge, Entzündung: Apis, Crotalus c., Lachesis

Zunge, Entzündung, nach Quecksilbermißbrauch: Hepar sulf., Sulfur

Zunge, Farbe rot: Apis, Belladonna, Chamomilla, Lachesis, Mercurius, Rhus tox.

Zunge, Farbe weiß: Antimonium cruc., Arsenicum, Calcium carb., Mercurius, Taraxacum

Zunge, Geschwüre, Aphthen: Borax, Mercurius

Zunge, Schleimhaut, Bläschen: Apis, Natrium mur., Rhus tox.

Zunge, Schleimhaut, Landkartenzunge: Taraxacum

Zunge, Schleimhaut, rissig: Arsenicum, Nitricum acid., Rhus tox.

Zunge, Trockenheit: Arsenicum, Belladonna, Bryonia, Lachesis, Pulsatilla, Sulfur

Zusammenschnüren, innerlich (Empfindung): Belladonna, Cactus, Colocynthis, Magnesium phos., Nux vom.,
Plumbum

Zweifelt an der Genesung: Phosphor, Phosphor acid., Pulsatilla, Sepia, Sulfur

Die milde Macht ist groß.
Constantin Hering, Schüler Hahnemanns, 1800–1880

XII. Homöopathische Arzneimittelliste

Abrotanum: Abmagerung der Kinder bei gutem Appetit, Rheumatismus, Gicht, juckende Frostbeulen, Wechsel von Verstopfung und Durchfall. Abrotanumsalbe bei Frostschäden.

Aconitum napellus: Im ersten Stadium des Fiebers, wenn Haut heiß und trocken, große Unruhe und Furcht, sehr schmerzempfindlich, Husten, trocken nach kaltem Wind.

Agaricus muscarius: Zuckungen, besonders im Gesicht, juckende Frostbeulen, Kopfschmerzen nach Alkohol, Eisnadelgefühl auf Haut.

Agnus castus: Nervlich erschöpft, vorzeitig gealtert, Impotenz.

Allium cepa: Heuschnupfen, wäßrige Sekretion, Brennen der Augen.

Aletris farinosa: Gebärmuttersenkung, besonders nach Geburten, allgemeine Bindegewebsschwäche, Kreuzschmerzen durch Senkung.

Allium sativum: Erhöhter Blutdruck, Arteriosklerose, Verdauungsbeschwerden.

Aloe: Schleimhautentzündung im Hals und Enddarm, Absonderung von kleinen Schleimklümpchen wie Gelee, Durchfall plötzlich nach Essen oder Trinken, Afterschließmuskelschwäche, Bauchkoliken, besonders vor Stuhlgang, Bauchgeräusche vor Stuhlgang, Hämorrhoiden. Entzündung besser durch kalte Waschungen. Starkes Afterjucken.

Alumina: Friert leicht, magere Personen, Hautausschläge im Winter, Juckreiz in Wärme. Schwanken beim Gehen mit geschlossenen Augen. Kartoffeln unverträglich, Verstopfung, kein Stuhldrang, selbst wenn Darm gefüllt, große Anstrengung, um Stuhl zu entleeren, Schafskot, grau, klebrig, Ausfluß ätzend und reichlich, erschöpft nach Regel.

Ambra: Nervös, erschöpft, abgemagert, weint viel, schlaflos nach Streß, kann keinen Stuhlgang machen in Anwesenheit anderer, Ausfluß dick, blauweiß, erschöpft durch Sprechen.

Ammonium muriaticum: Fett, Durchfall und Erbrechen mit Blutbeimengung, auch hartnäckige Verstopfung, Stuhl hart und bröckelig, Hämorrhoiden brennen und stechen Stunden nach Stuhlgang, Ausfluß wie Eiweiß, Sehnen beim Gehen wie zu kurz.

Anacardium orientale: Plötzlicher Gedächtnisverlust, benommen, starke Neigung zu Fluchen, Empfindung, als habe man zwei Willen, sehr mißtrauisch, fühlt sich verfolgt. Kopfschmerz wird besser durch Essen, Schwächegefühl im Magen besser durch Essen, starker Stuhldrang, oft aber vergeblich.

Antimonium crudum: Fettsucht, Kind will nicht berührt oder angesehen werden, große Traurigkeit und Weinen, sentimental. Einrisse an Nasenlöchern, Beschwerden nach Überessen, Zunge milchweiß belegt, Afterfeuchtigkeit, schleimige Hämorrhoiden, Hühneraugen, sonnenempfindlich, Abneigung gegen kaltes Baden.

Antimonium tartaricum: Viel Schleim in den Bronchien, der aber nicht abgehustet werden kann, Gesicht kalt und blau mit kaltem Schweiß bedeckt, starkes Verlangen nach Äpfeln, große Schläfrigkeit.

Apis mellifica: Entzündungen und Ödeme mit Brennen, Stechen, Rötung, Hirnhautreizung, Fieber ohne Durst, Ödeme der Unterlider, Unverträglichkeit von Wärme. Stechende Schmerzen, Besserung durch Kälte und frische Luft.

Apocynum: Herz und Nieren Ödeme, Wassersucht, gutes wassertreibendes Mittel. D4 bei Ödemen.

Aranea diadema: Nervenschmerzen, Nervenentzündungen, Pelzigsein der befallenen Teile, befallene Teile sind eiskalt, alles wird schlimmer durch Feuchtigkeit.

Argentum metallicum und Argentum nitricum: Gastritis, Magen- und Zwölffingerdarmgeschwüre, Kehlkopfentzündung, Nierenentzündung, Nervenschwäche, abgemagerte Menschen mit Magenbeschwerden, Prüfungsängste, Blut und Eiweiß im Urin bei Nierenentzündung. Immer eilig, Gedächtnisschwäche, Verlangen nach Süßem, das aber schlecht vertragen wird.

Arnica: Hauptverletzungsmittel bei Quetschungen, Prellungen, Blutergüssen usw., bei Schlaganfall, Bluthochdruck, Arteriosklerose, Altersherz, Muskelkater. Innerlich, aber auch besonders äußerlich verwenden als Salbe oder Tinktur.

Arsenicum album: Kräfteverfall, Nahrungsmittelvergiftung, besonders durch verdorbenes Fleisch, Schilddrüsenüberfunktion, Nervenschmerzen, Hautleiden, besonders auch Schuppenflechte, Hilfe auch bei Krebs, Nierenentzündung. Allgemein schwach, abgemagert, blaß, Unruhe, Angst, Beschwerden mit Brennen, Atemnot bei Liegen, schwere Durchfälle, Haut juckt und brennt, viel Durst. Schlimmer nachts und beim Liegen, Besserung Wärme.

Arsenicum jodatum: Tuberkulose, Drüsenschwellungen, Hilfsmittel bei Rippenfell- und Lungenentzündung, Schwäche, Schweiße, Abmagerung.

Arum triphyllum: Heiserkeit, Stimmlosigkeit, Rachen- und Kehlkopfentzündung, Heiserkeit der Redner und Sänger.

Asa foetida: Blähungen mit Herzbeschwerden, Knödelgefühl im Hals, Magendruck mit explosivem Aufstoßen.

Asclepias tuberosa: Trockene und feuchte Rippenfellentzün-

dung, Zwischenrippenneuralgien. Heftige, stechende Brustschmerzen schlimmer beim Husten, Atmen, Niesen.

Aurum metallicum: Herzbeklemmungen, Bluthochdruck, Arteriosklerose, Depression, Myome, Prostatavergrößerung,
meist vollblütige kräftige Menschen mit rotbläulichem Gesicht, Blutandrang zum Kopf, erhöhtem Blutdruck, Gefahr
des Schlaganfalls. Seelisch: Angst, Depression, Selbsttö-
tungsgefahr.

Aurum jodatum: Wie Aurum met., besonders aber bei Arteriosklerose, Drüsen-Tbc, Eierstockzysten, Myomen.

Badiaga: Wundheit von Muskeln, Drüsenschwellungen,
Schilddrüsenüberfunktion, Kropf.

Baptisia: Fieber bei Blutvergiftung und Typhus, mit Delirien,
beschleunigtem Puls, Zerschlagenheitsgefühl.

Barium carbonicum: Arteriosklerose, Rachenmandelvergrö-
ßerung, Senilität, körperlich und geistig zurückgebliebene
Kinder. Mittel braucht eine Anlaufzeit von 2–3 Wochen.

Barium jodatum: Wie Barium carb., hier aber Wirkung auf
Drüsengewebe stärker. Besserung des subjektiven Befin-
dens bei Bluthochdruck durch Kur von 3 x tgl. 1 Tbl. in D4
für 3 Monate.

Belladonna: Fieberhafte Zustände mit Blutandrang, besonders
zum Kopf, heftigem Herzklopfen, Pulsationen im Körper,
besonders aber im Kopf, Kopf hochrot, heiße, dampfende
Schweiße ohne Erleichterung. Hals hochrot, Pupillen weit,
delirante Zustände. Krämpfe der Bauchorgane und Harnwege sowie Gebärmutter, trockene Schleimhäute, Koliken
besser durch Rückwärtsbeugen.

Bellis perennis: Zustände nach Verletzungen, Muskelschmerzen, schmerzhafte Regel, Ekzeme. Besserung durch Bewegung, Verschlimmerung durch Kälte. Äußerliche Anwendung: 2 Kaffeelöffel der Tinktur auf 1/2 l Wasser.

Benzoicum acidum: Gelenk- und Muskelrheumatismus, Nierenreizung bei Fokalherden, trockener Reizhusten, dumpfe Blasen- und Nierenschmerzen, Urin dunkel und riecht wie Pferdeurin.

Berberis aquifolium: Mittel gegen Schuppenflechte, 3 x tgl. 5–10 Tropfen der Urtinktur über längere Zeit.

Berberis vulgaris: Gicht, Nierenleiden, Gallen- und Nierensteine, Rückenschmerzen evtl. durch Nierensteine, leichte Gelbsucht, Muskel- und Gelenkrheumatismus durch erhöhte Harnsäure, Harn oft mit rötlichem Satz.

Borax: Mundaphthen, Mundgeschwüre, Magen- und Darmkatarrhe, Verschlimmerung durch Abwärtsbewegung (z. B. im Aufzug).

Bovista: Blutungsneigung, Blut ist dunkel, starke und verfrühte Regel, scharfer, ätzender Ausfluß, schlimmer vor und während Regel.

Bryonia: Sehr reizbar, heftige Kopfschmerzen, trockener Reizhusten, Rippenfellentzündung mit heftigen Stichen beim Atmen oder Husten, bitterer Mundgeschmack, Magendrücken wie von einem Stein, Verstopfung, trockener Stuhl, Gelenkentzündung, heiß. Jede Bewegung verschlimmert Besserung in der Ruhe, Husten schlimmer bei Betreten warmer Räume.

Bufo: Tetanische und epileptiforme Zustände, oft im Zusammenhang mit Onanie oder Regelstörungen, Neigung zu Furunkeln.

Bursa pastoris: Erprobtes blutstillendes Mittel, 3–5 x tgl. 10–15 Tr. der Urtinktur.

Cactus: Sehr wichtiges Mittel bei Angina pectoris (Herzbeklemmung).

Calcium arsenicosum: Knocheneiterungen, Nierenleiden, zur Unterstützung der Behandlung bei Leukämie oder Lymphosarkom.

Calcium carbonicum: Hellhaarig, dick, pastös, bei Kindern dicker Kopf, langsam, schwerfällig, Krampfneigung, Rachitis, Schwitzen am Hinterkopf, besonders nachts, kalte, schweißige Füße. Mandeln und Lymphdrüsen vergrößert, Durchfall, saurer Stuhl, Milchunverträglichkeit, Verlangen nach Eiern. Milchschorf, Regel zu früh, zu stark, zu lang. Verschlimmerung durch Kälte und Nässe.

Calcium fluoratum: Erschlaffung des Bindegewebes, Venen erweitert, Knochenabbau der Wirbelsäule, Knochenauswüchse, Drüsenverhärtungen, Bänderschwäche der Beckenorgane.

Calcium phosphoricum: Schmale, dunkelhaarige, nervenschwache Kinder mit Abwehrschwäche und Lymphdrüsenschwellungen, leicht erschöpfbar, Nachtschweiße, besonders Kopf und Hals, Durchfall mit wäßrigem, grünem Stuhl, schlechte Knochenentwicklung, Verlangen nach Geräuchertem und Salzigem. Verschlimmerung durch Kälte.

Calendula: Innerlich und äußerlich bei rissigen frischen und alten Wunden und Unterschenkelgeschwür (Ulcus cruris). Äußerlich als Calendulasalbe.

Camphora: Kollaps mit kaltem Schweiß, Blässe oder leichte Blaufärbung, schwacher, schneller Puls. Am Anfang einer Grippe verhindert es Fortschreiten derselben. D1–D3.

Cantharis: Starke Entzündung der Schleimhäute, besonders der Harnwege mit Blut und Eiweiß im Urin, schmerzhaftes und häufiges Wasserlassen, starkes Brennen an den befallenen Schleimhäuten, auch ruhrartige Durchfälle mit starkem Brennen im After, Hautentzündungen mit Blasen. Verschlimmerung durch Trinken und Urinieren, starke Krämpfe und Brennen. Nierenentzündung, Blasen- und Harnröhrenentzündung.

Capsicum: Haut und Schleimhäute sind entzündet und brennen, Zunge trocken und rot, Magenbrennen und saures Aufstoßen, Hämorrhoiden mit Brennen im After, Entzündung des Warzenbeinfortsatzes hinter dem Ohr, Tuben- und Rachenkatarrh, Heimweh.

Carbo animalis: Magenschleimhautentzündung, zuviel Magensäure, Magenerschlaffung, Blähungen mit Zwerchfellhochstand, Drüsenschwellungen mit Verhärtung. Zur unterstützenden Behandlung bei Magen-, Mastdarm- und Gebärmutterkrebs, Kollapsneigung.

Carbo vegetabilis: Abgemagerte, geschwächte Menschen mit Kollapsneigung und Kreislaufschwäche. Kalte Schweiße, Stauungen in den Venen, Haut blaß, bläulich, kalt, Blutungen, starke Blähungen, Atemnot, Ohnmachtsneigung, viel Aufstoßen und Magendrücken. Krebs und Blutvergiftung lassen sich günstig mit diesem Mittel beeinflussen (zusätzlich neben den anderen Maßnahmen des Arztes). Abneigung gegen Milch, fette Speisen und Alkohol. Verschlimmert in feuchtwarmer Luft, abends und nachts, Besserung in frischer Luft.

Carduus marianus: Leberentzündung, Gelbsucht, Gallenstörungen, Leberschrumpfung, Bauchwassersucht, Hämorrhoiden, Krampfadern, Übelkeit, Erbrechen, Druckschmerz im rechten Oberbauch. Gallenkoliken. Durchfall wechselt mit Verstopfung, Verstopfung überwiegt. D2–D4.

Castor equi: Fersenschmerz, Warzen, Schienbeinschmerz.

Caulophyllum: Uterusblutungen, drohender Abgang, erschwerte Geburt, Rheuma der kleinen Gelenke. Geburtserleichterung: 2–3 Wochen vor Geburt tgl. 2 x 5 Tr. D6.

Causticum: Chronische Hals- und Kehlkopfentzündung, Bettnässen, unwillkürlicher Harn- oder Stuhlabgang, Gesichtsnervlähmung, Urinabspritzen bei Frauen beim Husten, Husten besser durch kaltes Trinken, fahlgelbes Aussehen.

Chamomilla: Reizbar, ungeduldig, überempfindlich, besonders Kinder und Frauen, Kinder wollen bei Schmerzen umhergetragen werden, Blutandrang zum Kopf mit heißem

Schweiß, eine Wange rot, die andere blaß, nervöse Schlaflosigkeit, Neuralgien (Kopf oder Gesicht), Zahnschmerzen, Zahnungsbeschwerden der Kinder, Blähungskoliken, Durchfälle mit grünlichem Stuhl, starke kolikartige Regelbeschwerden, Verschlimmerung durch Wärme und Ärger, Koliken werden aber durch Wärme besser.

Chelidonium: Leberkrankheiten mit Schmerz und Wundheitsgefühl in Lebergegend, bitterer Mundgeschmack, Gelbsucht, Schmerzen am rechten Schulterblatt, grauer Stuhl, Lungenentzündung mit Brustbeklemmung und Atemstichen. Alle Beschwerden vorwiegend rechts, Neuralgien und Muskelrheuma.

Chimaphila umbellata: Chronische Blasen- und Nierenbeckenentzündung, Prostatavergrößerung, trüber, stinkender Urin mit Schleim und Blut.

China: Malaria und Folgezustände, Genesungsphase nach schweren Infektionen oder Blutverlusten, Kopfschmerzen oder Neuralgien bzw. Schwindel durch Blutarmut, viel Schwitzen und viel Durst. Allgemeine Schwäche, Schläfrigkeit, dunkle Augenringe, Blutungen, Appetitlosigkeit, viel Luft im Bauch, schwächende Durchfälle, Ohrensausen, Schwindel durch Blutarmut, Blutandrang zum Kopf.

Chininum arsenicosum: Unruhe, Angst, Herzklopfen, Schweißausbrüche, Abmagerung. Unterstützendes Mittel bei der Krebsbehandlung, besonders bei Abmagerung und Schwäche. Schilddrüsenüberfunktion.

Cicuta virosa: Muskelkrämpfe, Schlingmuskelkrämpfe mit Kiefersperre. Epilepsie, Tetanie, Veitstanz (Chorea).

Cimicifuga: Frauen in den Wechseljahren mit Depression oder Hysterie, Migräne, Kopfschmerzen, als wolle der Kopf zerspringen oder als würde ein Keil von hinten hineingetrieben, Gelenk-, Muskel- oder Nervenschmerzen im Klimakterium, Herzbeklemmung, krampfhafte Regel. Einige Wochen vor der Geburt gegeben, erleichtert es die Geburt, auch günstig bei drohendem Abgang (Abortus).

Cina: Gutes Wurmmittel, besonders bei Spulwürmern (einige Wochen in der D2 geben). Krampfhafte Muskel- und Gliederzuckungen, Ohnmachtsneigung, Zähneknirschen im Schlaf, nervöse Erregungszustände, Augenstörungen mit Trübsehen, Farbensehen oder Schielen.

Cinnabaris: Wirkung wie Mercurius, außerdem besondere Wirkung auf Nasennebenhöhlen. Typisches Symptom: Druck auf der Nasenwurzel. Wirkt gut zusammen mit Kalium bichrom. In D4–D6.

Clematis: Brennen und Stechen in der Harnröhre mit schleimigem Ausfluß. Häufiges Wasserlassen, schmerzhafte Hodenschwellungen, Lymphdrüsenschwellungen, Schwellungen der weiblichen Brust, juckende Pusteln, Prostataentzündung.

Cocculus: Reizbar, schwach, erschöpft, Krämpfe, Lähmungen, Übelkeit, Menierscher Schwindel. Einschlafen der Hände, Schwindel beim Kopfheben oft mit Erbrechen. Schwäche der Glieder und Rückenmuskulatur, Schwindel beim Fahren (Auto oder Schiff), Beschwerden werden oft ausgelöst durch zu wenig Schlaf.

Coccus cacti: Keuchhusten, Bronchitis oder Asthma mit Krampfhusten, chronische Blasen-Nierenbeckenentzündung mit saurem, scharfem Urin. Bei Husten oft Brechreiz, Auswurf ist zäh und fadenziehend.

Coffea: Schlaflosigkeit durch hellwachen Gedankenzufluß. Nervöses Herz: Herzklopfen, Schweißausbrüche, Blutandrang zum Kopf. Migräne mit »Nagelkopfschmerz«. Viel Urin. Überempfindlich gegen Schmerz, Geräusche, Gerüche.

Colchicum: Akute Magen- und Darmentzündung: Schwäche, viel Durst, kolikartige Blähungen, starke schleimig-blutige Durchfälle. Magenschmerzen mit Erbrechen, schon der Geruch oder Anblick von Speisen löst Erbrechen aus. Gelenke steif und schmerzhaft, Gelenkschmerzen wandernd, Schwellungen wechseln zwischen rot und blaß. Besserung durch Wärme und Ruhe. Gelenkrheuma, Gicht, Nierenentzündung.

Collinsonia canadensis: Gelb belegte Zunge, bitterer Mundgeschmack. Verstopfung mit Blähungen und Hämorrhoiden, oft mit Krämpfen und Durchfällen wechselnd. Pflockgefühl im After. Verstopfung in der Schwangerschaft, Verstopfung mit trockenem und knolligem Stuhl.

Colocynthis: Heftig einschießende Nervenschmerzen an den Kopfnerven, dem Ischiasnerv oder am Hüftgelenk. Starke Kolikschmerzen im Unterleib, die zum Zusammenkrümmen zwingen. Besser durch Druck auf den Leib. Besser durch Stuhlgang, Ruhe und Wärme. Schlimmer durch Bewegung, Ärger, Schreck.

Conium: Hypochondrisch, verdrießlich, depressiv, menschenscheu. Schwindel, besonders im Alter, durch Blutzufuhrmangel im Gehirn, Schwindel oft ausgelöst durch Aufsitzen oder Umdrehen im Bett. Lähmungen, die von unten nach oben aufsteigen. Trockener Husten, von einer bestimmten Stelle im Kehlkopf ausgehend. Harte Lymphdrüsen. Knoten in der Brust. Als zusätzliches Mittel bei Krebs der Schleimhautzellen. Außerdem bei Arteriosklerose, Prostatavergrößerung, Impotenz.

Convallaria: Herzschwäche mit Ödemen, Raucherherz, Herzschwäche nach Infektionen oder Vergiftungen. Tagsüber erschöpft, nachts unruhig und schlaflos. Puls klein und weich. Gefühl, als wollte Herz aufhören zu schlagen. Herzbeklemmung mit Atemnot. Wasserstauungen in den Beinen durch Herzschwäche. D2–D4.

Crotalus: Blutvergiftung, Blutungen, Neigung zu Thrombosen, Eiterungen, Karbunkeln, Herzmuskelschwäche, Durchblutungsstörungen der Herzkranzgefäße. Infektionskrankheiten mit Kreislaufversagen. Labiler Kreislauf. Schilddrüsen-überfunktion.

Croton tiglium: Akute Magen- und Darmentzündung mit Brechdurchfall. Akute Pustelbildung im Gesicht oder Hoden. Entzündung der weiblichen Brustdrüse. Starke, gelbwäßrige Durchfälle nach jeglichem Essen und Trinken, Darmvorfall. Brustwarzenentzündung. Starke Augenbindehautentzündung.

Cuprum arsenicosum: Wie Cupr. met. u. acet., außerdem bei Wadenkrämpfen, Basedow, chronischer Nierenentzündung mit Gefahr des Nierenversagens. Chronische Durchfälle. D6.

Cuprum metallicum oder Cuprum aceticum: Krämpfe der Muskulatur der inneren Organe oder Bewegungsmuskeln, Krampf- oder Keuchhusten. Asthma. Magen- und Darmkoliken. Akute Magen- und Darmentzündung mit Brechdurchfall. Leberschrumpfung, Epilepsie, Blaufärbung, Kälte des Körpers bei Atemnot. Besserung des Hustens und Erbrechens durch kaltes Trinken. Bei Epilepsie Bewußtlosigkeit und Schaum vor dem Mund.

Cyclamen: Migräne mit Flimmern vor den Augen, schmerzhafte oder zu starke Regel, Spannungen in der Brust vor Regel, Heuschnupfen, venöse Stauungen. Verlangen nach Wärme, Bewegung bessert.

Cypripedium pubescens: Nervöse Schlaflosigkeit, reizbare und nervenschwache Kinder oder Frauen, Zahnungsbeschwerden der Kinder. Zustand wie nach Kaffeegenuß, Ruhelosigkeit, Kinder wachen nachts auf und wollen spielen.

Digitalis purpurea: Herzschwäche mit Ödembildung in Beinen, langsamer Pulsschlag, Prostatavergrößerung, Migräne. Mit Potenzen von D4 lassen sich Schlaflosigkeit und Depressionen als Frühsymptom einer Herzschwäche beseitigen. Zu wenig Urin oder Harnverhaltung bei Prostatavergrößerung lassen sich mit der D2 (verschreibepflichtig) beeinflussen.

Dioscorea villosa: Neigung zu Bauchkrämpfen, Nabelkoliken, schmerzhafte Regel, Nervenschmerzen. Morgens Durchfälle.

Dolichos pruriens: Hautjucken verschiedener Ursache. Schlimmer in Bettwärme oder durch Kratzen.

Drosera: Keuchhusten, Bronchitis, Asthma. Krampfhusten mit Brustbeinschmerz, nächtliche Hustenanfälle mit Brechneigung und Erstickungszuständen.

Dulcamara: Muskel- und Gelenkrheuma durch Erkältung, Blasenkatarrh, Sommerdurchfälle, Nesselsucht, Blasenentzündung durch Erkältung. Alle Beschwerden werden durch Nässe und Kälte hervorgerufen oder verschlimmert und durch Wärme gebessert.

Echinacea: Steigert Abwehr gegen Bakterien. Gegen viele Entzündungen oder Eiterungen innerlich als Tropfen (Urtinktur) 2–3stdl. 5–20 Tr., äußerlich als Lösung oder Salbe.

Equisetum: Reizblase, Nierensteine, Bettnässen, unterstützend bei Lungen-Tbc. D2–3.

Erigeron canadensis: Blutungen: Gebärmutter, Nase, Bluthusten, Zahnfleischblutungen, Magen-, Blasen- und Hämorrhoidalblutungen.

Eupatorium perfoliatum und purpureum: Grippe, Erkältungskrankheiten, Gastritis bei fieberhaften Infekten. Fieber mit Zerschlagenheitsgefühl. Dunkler Urin, Hinterkopf- und Augenschmerzen.

Euphorbium: Blasenbildung und Rötung der Haut bei Fieber. Nasen-, Kehlkopf- und Bronchialkatarrh. Mittelohrkatarrhe mit Schwerhörigkeit. Lidrand- und Augenbindehautreizung.

Euphrasia: Entzündung des Augenlides und der Augenbindehaut mit Rötung und wundmachendem Ausfluß. Lichtscheu. Auch bei Verletzungen der Augenbindehaut. Innerlich D3; äußerlich Eurphasia extern 20–50 Tr. auf eine Tasse Wasser oder Fencheltee.

Ferrum metallicum: Blutarmer Typ, blond, blaß, blaue Venenzeichnung. Wechseln der Hautfarbe, besonders im Gesicht, von blaß zu rot. Große Schwäche und Anfälligkeit bei blühendem Aussehen. Kopfdruck und migräneartige Zustände. Klopfen und Pulsieren im Kopf bei rotem Gesicht und kalten Füßen. Kälte im ganzen Körper. Magenschmerzen. Erbrechen von Unverdautem, trotzdem Heißhunger. Durchfall nach jedem Essen. Fiebrige Zustände, bronchitischer Husten. Atemnot mit Brustbeklemmung. Rheumatische Schmerzen in allen Muskeln und Gelenken, besonders im Schultergürtel. Starke Regelblutung und Weißfluß bei Blutarmen. Besser durch mäßige Bewegung.

Ferrum phosphoricum: Wie Ferrum met., besonders wirksam bei Fieber- und Entzündungszuständen. Besonders wirksam bei Bronchitis mit Lungenentzündung der Kinder. Auch beim Beginn einer Mittelohrentzündung zusammen mit Pulsatilla D4 bewährt.

Flor de Piedra: Kopfschmerzen mit Hitzewallung und Sehstörungen bei Leberkrankheiten. Druckbeschwerden an der Schilddrüse. Herzklopfen und Engegefühl in der Brust. Druckgefühl im Oberbauch, Leberdruckschmerz, Blähungen, heller Stuhl, Sodbrennen, Juckreiz, Venenstauungen in Beinen. Bewährt bei Kropf mit normaler Schilddrüsenfunktion. D6.

Fucus vesiculosus: Fettsucht (tgl. 3 x 10–20 Tr. der Urtinktur). Bei Jodmangelkropf und Arteriosklerose 3 x 5–10 Tr. in D1; bei Schilddrüsenüberfunktion vorsichtig 3 x tgl. 5 Tr. in D4–6.

Gelsemium: Fieber ohne Durst mit Schüttelfrost, zerschlagen, benommen, Hinterhauptschmerzen, schläfrig. Herzklopfen oder kurzes Aussetzen. Hängen der Oberlider, Schwindel, Sehstörungen, Pupillenerweiterung, Doppeltsehen. Muskelschwäche. Magen- und Darmentzündung nach Aufregung oder Schreck. Kopfschmerzen, im Nacken beginnend über den Kopf zu den Augen ziehend, besser nach reichlichem Wasserlassen, schlimmer durch Wärme, Sonne, Bewegung, Furcht, Schreck, Angst und Erregung.

Ginseng: Schwächezustände aller Art, Nervenschwäche, mangelndes geschlechtliches Verlangen. Gedächtnisschwäche, Depressionszustände. D2–3.

Glonoinum: Blutüberfülle des Gehirns, Herzklopfen, Herzbeklemmung. Gesicht anfangs hochrot, später blaß. Pulsierender Kopfschmerz mit Besserung im Freien. Angstzustände, Flimmern vor den Augen, Schmerzen in den Augen. Verschlimmerung durch Wärme, Alkohol, Bewegung und beim Zurückbeugen des Kopfes. Besser in frischer Luft.

Gnaphalium: Ischias mit heftigen Schmerzen, Taubheitsgefühl bis zu den Zehen und Ameisenlaufen.

Graphites: Wirkt besonders auf dicke, phlegmatische Personen mit unreiner Haut und Neigung zu Ekzemen. Die Haut ist trocken, rissig, schuppig, Neigung zu Furunkeln, Gerstenkörnern, Lidrandentzündungen. Schuppenflechte (im Wechsel mit Sulfur geben), Magen und Darmprobleme, hartnäckige Verstopfung. Hämorrhoiden, Afterekzeme, Regel schwach. Das Mittel hat bei längerem Gebrauch erweichende Wirkung auf Narbengewebe. Gesamtbild: Schilddrüsenunterfunktion.

Hamamelis: Venöse Stauungen mit Druckgefühl in den Beinen. Hämorrhoiden schwellen an, jucken, brennen und bluten. Nasen-, Darm- und zu starke Regelblutungen. Kann auch äußerlich als Salbe oder Lösung angewandt werden.

Hekla Lava: Gebräuchlich bei Knochenauswüchsen (Exostosen). D4–6.

Helleborus niger: Zuerst Erregung, dann Dämmerzustand, Krämpfe, epileptische Anfälle, Kreislaufkollaps. Kopfschmerzen bei Hirnhautentzündung. Nächtliche Angstzustände der

Kinder. Dunkler Urin. Bei Hirnhautentzündung, Nierenentzündung, Herzschwäche mit Wasseransammlungen. Kräfteverfall bei Krebs (zur Unterstützung).

Helonias dioica: Beckenbänderschwäche, Beckenbodenschwäche, Schwäche nach Geburten, Nervenschwäche mit Reizbarkeit. Frauen mit ständigen Kreuzschmerzen und Unterleibsbeschwerden. Weißfluß, Juckreiz der Scheide, verzweifelte Gemütsstimmung.

Hepar sulfuris: Eiterungen der Haut, Furunkulose, Abszesse, trockene Ekzeme, Rachen- und Halsentzündungen, chronische Mittelohrentzündung, Lidrand- und Bindehautentzündung, Lymphdrüsenentzündung, eitrige Prozesse der Haut, Schleimhaut und Drüsen. Überempfindlich gegen Schmerzen, Berührung und Kälte.

Hydrastis: Gebärmutterblutungen, Weißfluß, Kräfteverfall bei Krebs, besonders Unterleib. Aphthen und Geschwüre der Mundhöhle, chronische Katarrhe der oberen Luftwege, Gastritis und Verstopfung mit Leberstörungen. Bei Blutungen in Urtinktur bis D2 verwenden.

Hyoscyamus: Subakute und chronische Bronchitis, Rachen- und Kehlkopfentzündungen, Hirnhautreizung, starke Erregungszustände, schizophrenieähnliche Zustände, Epilepsie, Blasenlähmung. Trockener Kitzelhusten, besonders abends beim Hinlegen. Delirien mit großer Ruhelosigkeit, Gewalttätigkeit, unzüchtigen Reden. Halluzinationen, später in Betäubung übergehend. Nächtliche Angst der Kinder. Epileptische Krämpfe mit Verdrehen und Zucken der Glieder, Zungenbiß, Stuhl- und Urinabgang.

Hypericum: Sonnenallergie der Haut, Depressionen, Zustände nach Gehirnerschütterung, Nervenquetschungen. Äußerlich als Wundmittel. Hypericum Extern.

Ignatia: Vorwiegend für Frauen und Kinder, dunkelhaarig, reizbare Schwäche, Erregbarkeit, Launenhaftigkeit, Selbstvorwürfe, Weinerlichkeit. Widerspruchsvolle Psyche und Symptome, z. B. Kopfschmerzen besser durch Bücken, Magenschmerzen und Brechreiz besser durch Essen usw. Die meisten Beschwerden sind auf Kummer und Schreck zurückzuführen. Knödelgefühl im Hals. Nagelkopfschmerz bzw. Migräne gebessert durch starken Wasserabgang. Schwächegefühl im Magen. Magenkrämpfe bei leerem Magen. Vergeblicher Stuhldrang. Verschlimmerung nach jeder körperlichen und geistigen Anstrengung, nach Aufregung und durch Kummer, Schreck, Furcht.

Ipecacuanha: Keuchhusten mit Schleimrasseln und Erstickungszuständen. Rasseln in der ganzen Lunge. Viel Brechneigung mit Elendsgefühl im Magen, Zunge nicht belegt. Fett, Obst und Eis werden nicht vertragen. Hellrote, gußweise Gebärmutterblutungen.

Iris versicolor: Depressiv. Migräne, die immer auftritt, wenn man zur Ruhe kommt (Sonntagsmigräne). Auf der Höhe des Anfalls Erbrechen. Heftiges Brennen im Magen. Sehr saures Erbrechen. Viel Sodbrennen und Speichelfluß. Koliken im Oberbauch und Lebergegend. Gesichtsneuralgien. Schwangerschaftserbrechen.

Jodum: Unruhe, Bewegungsdrang, Angst, sprunghaft, vergeßlich, nervös. Abmagerung trotz Heißhungers. Herzklopfen. Kropfbildung, Krampfhusten. Hitzegefühl, Drüsenschwellungen. Verschlimmerung durch Wärme.

Kalium bichromicum: Chronische Nasen- und Nebenhöhlenentzündungen: feste grünliche Schleimfetzen und Krusten. Chronische Mandel- und Rachenentzündung. Alle Absonderungen sind dick-zäh, fadenziehend. Durch die Entzündung der Schleimhäute kann es auch zu Geschwürsbildungen kommen. Schmerz über Nasenwurzel. Frische Luft und Wärme besser. Kälte verschlimmert.

Kalium bromatum: Erregungszustände. Krampfneigung.

Krupphusten, asthmatische Zustände, Impotenz, Akne, Furunkulose.

Kalium carbonicum: Erschöpfungszustände, Herzmuskelschwäche, Wasseransammlungen, Oberlidödeme, ausbleibende Regel, unwillkürlicher Harnabgang bei Frauen, Hexenschuß, Hüftschmerz. Weinerlich, depressiv, ängstlich. Schleimhäute trocken, daher stechende Schmerzen. Herzangst, Herzstiche, Atemnot bei geringer Anstrengung. Verschlimmerung durch Kälte, nachts zwischen 3 und 5 Uhr.

Kalium jodatum: Gut bei festsitzendem Husten und bei Arteriosklerose. Einfluß auf tuberkulöse Haut- und Drüsenprozesse. Chronische Entzündungen der Luftwege. Entzündliche Prozesse an Bänder- und Kapselgewebe aller Gelenke. Sehnenscheidenentzündung. Kropf, gutartige Mammatumoren.

Kalium phosphoricum: Nervenschwäche, allgemeine Erschöpfungszustände. Kopfmüdigkeit, Unfähigkeit zu geistiger Arbeit. Reizbarkeit, Unruhe, ängstliches Wesen, Depressionszustände, Gedächtnisschwäche. Muskelschwäche. Sexuelle Schwäche. Neigung zu Erkältungen. Nervöse Durchfälle.

Kalmia: Rheumatische und neuralgische Rücken- und Gelenkschmerzen, oft verbunden mit Taubheitsgefühl und stechenden Herzschmerzen mit Ausstrahlung in den linken Arm. Angst, Herzbeklemmung, Bruststiche. Rheuma aufgrund von Beherdung. Beschwerden sind wetterabhängig.

Kreosotum: Brennschmerz, übler Geruch aller Absonderungen. Abmagerung und Appetitlosigkeit bei schweren Krankheiten. Unstillbares Erbrechen mit Ekel vor Speisen (zusammen mit Colchicum D4). Jucken an weiblichen Geschlechtsorganen, scharfer ätzender Ausfluß. Regel zu früh, zu stark, zu lange. Ekzeme, Furunkeln, Pusteln mit Brennen und Jucken. Folgezustände von Diabetes.

Lac caninum: Täglicher Seitenwechsel der Beschwerden. Wandernde Rheumabeschwerden. Beschwerden der weiblichen Brust, besonders vor Regel. Milchmangel der Mütter.

Lac defloratum: Wie Lac caninum, außerdem Milchabsonderung außerhalb der Stillzeit. Widerwille gegen Milch.

Lachesis: Sowohl für dickliche, phlegmatische Kranke als auch besonders für magere, erschöpfte, depressive. Blutzersetzung und Blutvergiftung. Entzündung dunkelrot verfärbt mit Neigung zu Blutvergiftung. Gefahr der Vereiterung. Knödelgefühl im Hals, Atemnot, Herzklopfen und Herzbeklemmung, Neigung zu Thrombosen und Embolien. Empfindlichkeit gegen enge Kleidung, besonders am Hals. Aufgeregt und sehr geschwätzig. Linke Körperseite vorwiegend befallen. Feuchtes Wetter und Ruhe verschlimmern. Morgens am schlimmsten. Besser durch Bewegung.

Ledum: Rheuma ohne Fieber. Rückensteifheit bei langem Sitzen. Gicht. Bewährt bei Bienen- und Wespenstichen. Gelenke werden durch Kälteanwendungen besser.

Lilium tigrinum: Genitale Senkungsbeschwerden. Beginnender Gebärmuttervorfall. Hilft bei Lageveränderung der Gebärmutter. Spärliche Regel, wundmachender Ausfluß. Regelbeschwerden mit Herzbeschwerden.

Lycopodium: Hypochondrische, mißmutige Menschen. Gelbliche Hautfarbe. Abmagerung des Oberkörpers. Hüftpartie und Becken breit. Leib ist aufgetrieben durch Gasbildung. Leberschwäche, dadurch allgemeine Schwäche und Müdigkeit. Trotz guten Appetits nach wenigen Bissen Völlegefühl und Blähungsbeschwerden. Saures Aufstoßen, saures Erbrechen. Verstopfung, blutende Hämorrhoiden. Urin trüb, salzig. Impotenz und mangelnde Libido. Schlimmer in Ruhe und Wärme, vor allem im Bett, besser durch kühle frische Luft und Bewegung.

Lycopus virginicus: Herzklopfen, Herzrhythmusstörungen,

Herzangst und Beklemmung. Zittern, Schweißausbrüche, glänzende Augen. Vegetative Dystonie, Überfunktion der Schilddrüse. D1–3.

Magnesium carbonicum: Übererregbarkeit und Mißlaunigkeit, Koliken und Krämpfe an allen Hohlorganen. Gefäßkrämpfe und Migräne. Widerwille gegen fette Kost. Viel Durst. Mund trocken und brennend. Saures Erbrechen und saure Durchfälle. Krampfhusten. Schwellungsgefühl der Schilddrüse. Prostatavergrößerung und Blasenkrämpfe. Schmerzhafte Periode. Rheumatische Muskelschmerzen und Neuralgien auch im Gesicht und Zähnen. Herzklopfen, Schwindelzustände. Besser an frischer Luft.

Magnesium phosphoricum: Heftige Koliken mit Luftaufstoßen. Einschießende Nervenschmerzen oft mit Muskelkrämpfen. Krampfhafte Regel, Krampfhusten, Zahnkrämpfe der Kinder. Alle Beschwerden werden durch Wärme und Gegendruck gebessert.

Medorrhinum: Verliert leicht den Gesprächsfaden, Dinge kommen einem vor wie im Traum, Wechsel zwischen Heiterkeit und Trübsinn, Angst vor Dunkelheit, Furcht, es würde etwas Schreckliches geschehen, man würde den Verstand verlieren oder Selbsttötung begehen, Egoismus, starkes Jucken auf der Kopfhaut, Schuppen, Nase verstopft, unreine Gesichtshaut, Zeit vergeht zu langsam, Furunkel im Gesicht, sehr durstig, Bettnässen, Menses übelriechend, Sterilität, Brüste kalt. Beim Mann: Impotenz, kann die Beine nachts nicht stillhalten, Fersen und Fußballen empfindlich, schmerzhafte Sohlen.

Mercurius: Lymphdrüsen sind besonders befallen. Neigung zu Zittern. Verschlimmerung aller Beschwerden nachts. Verstärkung der Beschwerden beim Schwitzen. Atem riecht faulig. Schwindel beim Liegen auf dem Rücken. Spannung der Kopfhaut. Reichliche brennende, scharfe Absonderung der Augen. Nasenöffnungen wund oder geschwürig. Viel Speichel. Zahnfleisch schwammig. Zunge feucht, dick gelb belegt. Stuhl blutig, schleimig, Zittern der Hände, reichlicher Schweiß ohne Erleichterung. Verschlimmerung nachts durch warmes Zimmer oder Bett.

Mezereum: Große Empfindlichkeit gegen kalte Luft, gut bei Gürtelrose (Herpes zoster). Ausschläge werden geschwürig und bilden dicke Borken, unter welchen Eiter hervorsickert. Bei Ekzem starker Juckreiz. Magengeschwür mit viel Brennen. Gesichtsneuralgien, Haut: Krustenbildung und Juckreiz typisch.

Millefolium: Blutungsneigung, hellrot durch Verletzungen. Das Mittel zeigt gute blutstillende Wirkung. Urtinktur bis D2.

Myristica sebifera: Bringt Eiterungen schnell zur Einschmelzung. Wird als das »homöopathische Messer« bezeichnet. Gut bei Furunkeln, Abszessen, Lymphknotenentzündung. Kann gut mit Echinacea oder auch Lachesis gegeben werden.

Naja tripudians: Herzmuskel- oder Herzinnenhautentzündung (zur Unterstützung der ärztlichen Behandlung). Periodische Kopfschmerzen vom Auge zum Hinterkopf ausstrahlend. Herzschwäche mit Kollapsneigung. Herzrhythmusstörungen. Puls klein und schnell. Im übrigen Symptome wie Lachesis.

Natrium carbonicum: Depressionen, Apathie. Kopfschmerzen bei Gewitter und Sonnenbestrahlung. Schläfrig am Tag. Viel Verdauungsstörungen bei Milch und Kohlenhydraten.

Natrium muriaticum oder Natrium chloratum: Herabgesetzter Ernährungs- und Kräftezustand. Pessimistischer, abgespannter und blasser Typ, vegetative Störungen. Herpes, chronische Augen- und Ohrenentzündungen, chronischer Schnupfen, Geruchs- und Geschmacksmangel. Ekzeme, Pusteln, Nesselsucht, Furunkel, Schwitzen. Allgemeine Nervenschwäche. Heißhunger mit raschem Völlegefühl. Verstopfung. Schlimmer in den Vormittagsstunden. Viel Durst. Verlangen nach Gesalzenem.

Natrium phosphoricum: Viel Magensäure, saures Aufstoßen, saures Erbrechen und Sodbrennen.

Natrium sulfuricum: Mißlaunig, Melancholie. Druck, Stechen und Spannungsgefühl in der Lebergegend. Blähungskoliken und morgendlich Durchfälle. Galliges Erbrechen.

Nitricum acidum: Schleimhautentzündungen. Geschwürsneigung und Blutungen (Mundwinkel, Zunge, Mund, Nase, Anus). Haut rissig und wund. Stuhl immer zu Durchfall neigend, blutende Hämorrhoiden. Blut und Eiweiß im Harn. Brennen in der Harnröhre. Übelriechende Schweiße, Splitterschmerz bei fast allen Beschwerden.

Nux moschata: Benommenheit, Kollaps, Blausucht, Gedächtnisschwäche, Herzbeklemmungen, Bauchauftreibung. Kolikartige Leibschmerzen mit Druck nach dem Herzen. Gefühl eines Klumpens im Magen. Trockenheit aller Schleimhäute.

Nux vomica: Reizbare, überarbeitete, nervenschwache Personen mit sitzender Lebensweise und hastigem Großstadtleben. Aufbrausendes Temperament, vertragen keinen Widerspruch, Reizmittelmißbrauch (Alkohol, Tabak). Benommenheit des Kopfes, besonders morgens. Morgendliche Übelkeit und Brechneigung. Appetitlosigkeit und Heißhunger wechseln ab. Magenschmerzen etwa eine halbe Stunde nach dem Essen mit Brechneigung und Blähungen. Vergeblicher Stuhldrang und blutende Hämorrhoiden. Frühes Erwachen und unruhiger Schlaf. Krampfbereitschaft. Besserung durch Ruhe, Verschlimmerung durch Essen, Reizmittel und früh morgens.

Oleander: Klopfen, Stiche und Beklemmungen des Herzens. Schlaflosigkeit, Unruhe und Gefäßwallungen. Herzrhythmusstörungen. Ödeme (Wasseransammlungen). D3–4.

Opium: Anfangs glücklich, lebhaft, schlaflos, aufgeregt, später

Depression, Benommenheit, Betäubung und aufgehobene Schmerzempfindung. Blutandrang zum Kopf und Blausucht. Gesicht heiß, rot, schweißig. Spasmen und Zittern der Arm- und Beinmuskeln. Anfangs Speichelfluß, später Trockenheit im Mund. Verstopfung.

Paeonia officinalis: Brennen und Jucken am After, Hämorrhoiden und Fissuren, Bauchkoliken und epileptische Kämpfe, besonders beim Zahnen der Kinder.

Pareira brava: Heftige Schmerzen in der Harnröhre beim Urinieren. Fortwährender Drang zum Wasserlassen. Urin dunkel, blutig, dick, schleimig, eitrig. Bewährt bei Prostatavergrößerung und bei Harngrießbildung.

Petroleum: Schwindel, verträgt Fahren im Wagen oder auf dem Schiff schlecht, Übelkeit. Haut trocken und rissig. Einrisse an Mundwinkel, Ohrmuschel- und Nasenflügelansätzen, an den Brustwarzen und am After. Trockene, schmerzhafte Ekzeme auf dem behaarten Kopf, an den Ohrmuscheln, am After und Hodensack. Eines der wichtigsten Mittel bei Reisekrankheiten und bei Verschlimmerung der Beschwerden im Winter.

Petroselinum: Harndrang, der heftig und plötzlich auftritt.

Phosphorus: Hochaufgeschossene, schmale Menschen. Große nervöse Übererregbarkeit, Furcht, Schreckhaftigkeit, Depressionen, Apathie. Kopfschmerzen bei geistigen Anstrengungen, Sehstörungen, Mückensehen. Heiserkeit bis Stimmlosigkeit. Trockener Husten beim Übergang vom warmen Zimmer in kalte Luft. Immer eine Last auf der Brust und Herzgegend. Hungerschmerz. Appetit auf kaltes, das aber erbrochen wird. Magenbrennen, Magenblutung, zittrige Schwäche. Durchfall, »Bleistiftstuhl«, Erschöpfung nach Durchfall. Heftige brennende Schmerzen zwischen den Schulterblättern. Gefühl von Brennen und Neigung zu Blutungen sind typisch.

Phytolacca: Entzündungen der Mandeln oder des Rachens mit Streuung auf Muskeln und Gelenke. (Rheuma-)Herdbedingte Nierenreizung.

Phosphorus acidum: Teilnahmslosigkeit, Schlaflosigkeit, Konzentrationsunfähigkeit, Tagesschläfrigkeit. Kopfschmerzen mit Blutandrang. Allgemeine Gliederschwäche mit Knochenschmerzen. Große körperliche und geistige Schwäche. Verschlimmerung nachts und durch Kälte. Besser durch Wärme.

Platinum: Überhebliches Wesen, wechselt ab mit Angstzuständen und Melancholie. Verstimmung schlägt plötzlich um in Ausgelassenheit. Gemütssymptome beruhen auf sexuellen Überreizungen. Stuhlverstopfung mit vergeblichem Stuhldrang und mühsamem Stuhlabgang. Bauchkoliken. Regel zu früh, zu stark, zu lang. Juckreiz der Scheide. Myomblutungen. Die Beschwerden steigen langsam an und fallen ebenso wieder ab. Kopfschmerzen bessern sich im Freien.

Plumbum: Arteriosklerose mit blassem Hochdruck, Lähmungen, Nervenschmerzen, besonders Ischias. Fortschreitender Muskelschwund, spastische Verstopfung. Magen- und Darmkoliken. Nierenschrumpfung. Raucherbein.

Podophyllum: Gußartige Stühle, oft mit Verstopfung wechselnd. Leere und Elendgefühl im Bauch. Erbrechen von galligen Massen. Hämorrhoiden geschwollen. Neigung zu Mastdarmvorfall. Verschlimmerung morgens und nach jedem Essen.

Psorinum: Kopfschmerzen, während und nach dem Essen besser, mit vorübergehender Blindheit. Augenflimmern vor Kopfschmerzen, Appetit vermehrt. Kopfschmerzen vor oder während Heißhunger. Heißhunger nachts bei Abmagerung. Aufstoßen wie faule Eier. Menses schmerzhaft. Ausfluß übelriechend und faulig. Geschwüre an den Beinen, tief, stinkend. Hautausschläge in den Gelenkbeugen, Hautausschläge im

Winter, Reaktionsmangel, Mangel an Lebenswärme, Schweiße widerlich, faulig. Abneigung gegen Baden, Furcht vor Unglück oder Tod, Gewissensangst.

Pulsatilla: Ausbleiben der Regel oder schwache Regel, schmerzhafte Regel, Sterilität, Wechseljahre, Weißfluß, Wehenschwäche, Gastritis, Lebererkrankung, Gallenblasenerkrankung, Venenstauungen, Krampfadern, Augen- und Ohrenerkrankungen, Muskel- und Gelenkrheuma. Verzagte, entschlußschwache, zu Depressionen und Weinerlichkeit neigende Frauen, oft mit launischer Hypochondrie. Unterfunktion der Eierstöcke. Blond, hellhäutig, blauäugig, reagieren gut auf dieses Mittel. Frauen, die zuviel frieren. Regel verspätet, zu schwach oder aussetzend. Ausfluß, dick, gelbgrün. Es besteht eine Empfindlichkeit gegen Fett und fettes Fleisch. Kaum Durst. Allgemeine Venenstauung in Becken und Beinen, Anschwellung der Unterschenkel, kalte Füße, Rheuma wandernd. Alle Beschwerden besser durch Bewegung und im Freien, schlimmer in Ruhe und Wärme.

Pyrogenium: Bei Blutvergiftung mit Schüttelfrösten. Ruhelosigkeit und übler Geruch aller Absonderungen. Frieren bei ansteigendem Fieber. Fieberhafte Prozesse, Blutvergiftung, schwere Grippe und Lungenentzündung, Typhus und Paratyphus, akute Gastroenteritis mit Kollapsneigung.

Ranunculus bulbosus: Zwischenrippenneuralgie, Rippenfellentzündung. Gürtelrose, eitrige Hautentzündungen, Armschmerzen.

Rheum: Schaumige, gärige Stühle. Die Haut der Kinder riecht sauer. Magen- und Darmkrämpfe. Kinder- und Säuglingsdurchfälle. Zahnungsdurchfälle. Sommerdurchfälle. Darmkoliken.

Rhododendron: Rheumatismus der kleinen Gelenke, Gicht, Muskelrheumatismus, Gesichtsneuralgie, Hodenentzündung. Die Schmerzen sind schlimmer in der Ruhe und besonders vor Gewitter.

Rhus toxicodendron: Akuter und subakuter Gelenkrheumatismus, Schiefhals, Hexenschuß, Nervenentzündung, Nervenschmerz, Ischias, Hautausschläge mit Blasen und Pusteln. Große Unruhe. Bänder, Sehnen, Muskelansätze und Muskeln zeigen diffuse rheumatische Schmerzen und Verschlimmerung von Durchnässung. Nackensteifheit und heftige Rückenschmerzen, besonders in der Lendenregion. Hautausschläge mit Brennen und Jucken, sehr hartnäckig und wiederkehrend. Beschwerden gehen mit Unruhe einher. Alles in der Ruhe schlimmer, besser durch Bewegung. Die Gelenke laufen sich allmählich ein. Schlimmer durch Kälte und Nässe.

Robinia: Kopfschmerzen mit saurem Erbrechen. Magendruck, saures Aufstoßen, Blähungskolik, Dyspepsie mit saurem Stuhl. Übermäßige Magensäure. Erbrechen von saurer Flüssigkeit.

Ruta: Folgen von Verletzungen, wie Quetschungen, Prellungen, Verrenkungen usw. Krampfadern und Venenstauungen. Sehschwäche, Kopfschmerzen und Augenschwäche nach Überanstrengung der Augen. D2–3.

Sabal serrulatum: Prostatahypertrophie, Prostatitis, Cystitis, Epididymitis. Eierstockschmerz bei Frauen. D2–3.

Sanguinaria: Klimakterium, vasomotorische Wallungen, Migräne, Erkältungskatarrhe, Kehlkopfentzündung mit Krampfhusten. Rheumatismus der Gelenke und Muskeln. Blutandrang zum Kopf, zur Lunge und zu den Beckenorganen der Frau. Hitzewallungen, trocken brennende Haut. Brennen an Händen und Füßen. Gesicht und Ohren hochrot. Kopfschmerzen, im Nacken beginnend und über dem rechten Auge endend. Rheumatische Schmerzen, besonders im rechten Deltamuskel.

Scilla: Herzschwäche, besonders rechte Seite, Herzrhythmusstörungen, Ödeme, Stauungsbronchitis. Husten beim Hinlegen. Urtinktur bis D2.

Secale cornutum: Migräne, periphere Durchblutungsstörungen, Arteriosklerose des Gehirns, Absterben des Gewebes, Bluthochdruck, Pelzigwerden der Glieder, schmerzhafte Regel, Krampfwehen. Innerlich brennen wie Feuer typisch.

Selenium: Große Ermüdbarkeit, Depressionen. Tagesschläfrigkeit. Samenfluß ohne Erektion. Kreuz- und Rückenschmerzen nach Samenfluß. Kopfschmerzen, periodisch besonders über dem linken Auge. Anfälle von Fließschnupfen. Heiserkeit bei Rednern und Sängern.

Sepia: Reizbare und launische Frauen, besonders in Wechseljahren. Eher dunkle Haare und Augen, viel Pigmentflecken auf der Haut. Viel Hitzewallungen. Kalte Füße, heißer Kopf. Morgens schwach und elend. Lang dauernde trockene Ekzeme. Gefühl von Herabdrängen im Unterleib. Warme Räume mit vielen Menschen werden schlecht vertragen. Alles besser bei Bewegung in frischer Luft.

Silicea: Kümmerliche, schlecht ernährte Kinder mit Froschbauch und altem Aussehen. Im späteren Alter schwächlich, depressiv, leistungsunfähig. Frieren leicht. Neigung zu Erkältungen. Alle Eiterungen haben Tendenz, chronisch zu werden. Fistelbildungen, alle Sekrete sind dünn, ätzend und stinkend. Schweiße am behaarten Kopf und an den Füßen. Stuhl bildet harte Knollen, die kaum ausgestoßen werden können.

Solidago: Chronische Nierenentzündung, Prostatavergrößerung, Blasenentzündung. D1–D3.

Spigelia: Große Erregung und Angst. Stürmisches Herzklopfen mit starken stechenden Herzstichen, Ausstrahlung in den linken Arm, bewährt bei Herzbeschwerden durch Rheuma, Nervenschmerzen, besonders links im Gebiet der Schläfe, des Auges und der Stirnhöcker. Rheumatische Muskel- und Gelenkschmerzen. Die Nervenschmerzen steigen und fallen mit der Sonne.

Spongia: Fließ- und Stockschnupfen, quälender, nervöser oder durch Kropf bedingter Räusperhusten. Heiserkeit mit bellendem, trockenem Husten. Nächtlich asthmaartige Zustände, dabei auch Herzklopfen und Herzschmerzen. Verschlimmerung vor Mitternacht.

Stannum: Schwäche und Erschlaffung bei der geringsten Anstrengung. Möchte sich ständig ausruhen. Schwächegefühl im Brustkorb. Beim Abhören der Lunge Rasselgeräusche. Reichlicher, gelbgrüner, süßlich riechender Auswurf. Nachtschweiße, Weißfluß bei Senkung der Beckenorgane.

Staphisagria: Gereizte, launische Stimmung, menschenscheu, leicht beleidigt. Gedächtnisschwäche, krankhafte sexuelle Vorstellungen. Blasses Aussehen, hohläugig. Brennende, juckende Hauterscheinungen, Zahnkaries, Magenbeschwerden, Verlangen nach Reizmitteln. Verschlimmerung durch Ärger, Kummer und sexuelle Exzesse. Schlimmer beim frühen Aufstehen.

Stramonium: Erregungszustände höchsten Grades. Weite Pupillen, Krampfzustände und Delirien. Auffällige Geschwätzigkeit. Zuckungen. Verlangen nach Licht und Gesellschaft. Schluckkrämpfe beim Trinken. Zähneknirschen. Sexuelle Erregbarkeit beider Geschlechter. Schamlosigkeit. Regel zu stark, dunkle Blutungen. Heiserkeit, Asthmazustände.

Strychninum: Erstickungsgefühl, Knödelgefühl im Hals. Verschlimmerung aller Symptome durch jeden Sinnesreiz, besonders durch Berührung.

Sulfur: Reizbares, mürrisches Wesen. Immer pessimistisch und depressiv, schlechtes Gedächtnis. Erwacht morgens gegen 3–4 Uhr und schläft dann nur noch schlecht. Gebeugte Körperhaltung. Unreiner Hautteint. Unangenehmer Körpergeruch. Abneigung gegen kaltes Waschen. Chronisch trockene Ekzeme mit viel Juckreiz, besonders nachts. Wechselbeziehungen zwischen Ekzem und Asthma. Hitzewallungen mit dem Bedürfnis nach frischer Luft. Nachts Brennen der Füße. Morgens Durchfälle, die aus dem Bett treiben. Magenflauheit gegen 11 Uhr vormittags. Alle Absonderungen sind brennend und scharf. Verschlimmerung in der Bettwärme, nach Mitternacht aber auch durch Nässe und Kälte.

Tabacum: Spasmen der Gefäße, Migräne, Schwindelanfälle mit Übelkeit und Ohrensausen. Angina pectoris, Übelkeit, Schluckauf, Brechdurchfall, Nervenschmerzen, Taubheitsempfindungen, Lähmungen. Schwindel mit kaltem Schweißausbruch. Nervöses Herzklopfen, Herzbeklemmungen.

Tarantula: Unruhe, Schlaflosigkeit, Herzbeklemmungen, Bewegungsdrang, sexuelle Übererregbarkeit. Regel stark mit heftigem Juckreiz.

Terebinthina: Mattigkeit und Schlafsucht, Schüttelfrost, Nieren- und Gallenkoliken. Harngrießabgang mit Brennen in Blase und Harnröhre. Blut im Urin und spärlicher Urin. Urin dunkel, trüb und von veilchenartigem Geruch. Brechreiz und Durchfälle. Ischias.

Thuja: Neigung zu Wucherungen. An der Haut Warzen oder Kondylome. An den Schleimhäuten Polypen. Drüsenschwellungen. Thuja geben, wenn Beschwerden auf einen alten Infekt oder Herd zurückgeführt werden können. Kälte und Nässe verschlimmern alles. Frösteln. Starke Schweiße an Kopf und Hals. Wird auch gern zusätzlich neben der üblichen Behandlung bei Krebs verwendet und zeigt oft beachtliche Wirkungen. Beschwerden nach Impfung.

Tuberculinum: Ausschläge an den Lidern. Lungen-Tbc, wunder Schmerz der Brüste vor den Menses. Heißhunger bei Abmagerung. Verlangen nach geräuchertem Fleisch, Süßigkeiten. Füße eiskalt im Bett. Hautfarbe bläulich. Neigung zu

Osteoporose. Reaktionsmangel. Manifeste oder überstandene Tuberkulose. Tuberkulose der Vorfahren. Neigung zu Erkältungen. Verlangen, im Wind zu sein. Reist sehr gern. Angst vor Hunden.

Urtica urens: Nesselsucht, Gicht, Muskelrheuma, Milchmangel. D2–D4.

Valeriana: Zusammenschnüren im Hals, Schlaflosigkeit bei allgemeiner Unruhe. Sinne überreizt. Kopfschmerz in der Stirn. Mattigkeit und Schwäche. Zucken, ziehen und reißen durch die Glieder wie elektrische Schläge. Gesichtsschmerzen periodisch auftretend. Magenkrämpfe anfallweise. Herzklopfen mit Blutwallungen und Schweißen. Schmerzen und Steifheit im Kreuz. Fersenschmerz. Verschlimmerung in der Ruhe, besser bei Bewegung.

Veratrum album: Akuter Brechdurchfall: Durchfälle, reiswasserartig, mit Übelkeit, Erbrechen und Aufstoßen. Akute Infektionskrankheiten mit Kreislaufschwäche, Kollapszustände. Herzklopfen, Herzschwäche. Typisch beim Kollaps sind die kalten Schweiße und blaßbläuliche, kalte Haut.

Viburnum opulus: Heftige krampfartige Regel mit Kopfschmerzen. Große Übelkeit. Starke Rückenschmerzen, die zum Unterbauch ziehen. Herunterziehende Schmerzen bei der Periode, in der Gegend der Eierstöcke beginnend und zu den Oberschenkeln strahlend. Große nervöse Unruhe. Drohender Abgang. D4.

Viola tricolor: Frieselausschlag über den ganzen Körper, Pusteln und Krustenbildung. Ekzem im Gesicht und an den Ohren. Übelriechender Harn wie Katzenurin, viel Harn und häufiges Wasserlassen. D1–D3.

Vipera berus: Angst, akute Kreislaufschwäche, schwere Kollapszustände, kalter Körper, Blaufärbung, kalte Schweiße. Venenentzündung, Thrombosen. Lähmung der Glieder, Zittern, Krämpfe. Herzbeklemmung mit Angst, Schwäche und

Stiche am Herzen. Herzjagen, Pulsaussetzen. Zunge trocken. Großer Durst. Erbrechen von Schleim, Galle und Blut.

Viscum album: Schwindelanfälle, innere Unruhe, Kopfschmerzen. Schlechter Schlaf, unruhige Träume. Herzklopfen, Herzdruck. Steifigkeit, Müdigkeit und rheumatische Schmerzen in den Beinen. Die Glieder können nicht stillgehalten werden. Wenn injiziert, hilft dieses Mittel unterstützend auch bei Krebs. Am besten in Ampullenform, z. B. Iscador von Weleda.

Zincum metallicum: Allgemeine Schwäche und Mattigkeit, Gedächtnisschwäche, mürrisch und depressiv. Kopfschmerzen, besonders im Hinterkopf. Druck an der Nasenwurzel. Schlaflosigkeit mit großer Unruhe in den Beinen, die immer bewegt werden müssen, Zähneknirschen, Muskelzuckungen und Muskelkrämpfe. Verschlimmerung durch geistige Anstrengung, nach Essen und Weingenuß sowie während der Regel. Besserung durch Bewegung im Freien. Die Unruhe in den Beinen ist typisch. Ferner Folgen von Schreck und unterdrücktem Hautausschlag.

Zincum valerianum: Wie Zincum met., nur verstärkte Wirkung bei nervösen Störungen, besonders bei nervöser Schlaflosigkeit, Nervenschmerz, schmerzhafte Regel und motorische Unruhe. D4.

Denn das ist der größte Fehler bei der Behandlung der Krankheiten, daß Leib und Seele allzusehr voneinander getrennt werden, wobei es doch nicht getrennt werden kann – aber das gerade übersehen die griechischen Ärzte, und darum entgehen ihnen so viele Krankheiten; sie sehen nämlich niemals das Ganze. Dem Ganzen sollten sie ihre Sorge zuwenden, denn dort, wo das Ganze sich übel befindet, kann unmöglich ein Teil gesund sein.

Platon, 427–347 v.Chr.

XIII. Psychosomatische Krankheiten

Psychosomatische Medizin: Das Wort Psychosomatik setzt sich aus zwei griechischen Wörtern zusammen: Psyche = Seele, Soma = Leib, Körper. Es weist auf die körperlich-seelische Ganzheit des Menschen hin und will ausdrücken, daß sich die Seele, die Stimmungen und Gefühle auf den Körper auswirken bzw. sich durch denselben ausdrücken. Die Psychosomatik untersucht die Bedeutung seelischer Vorgänge für die Entstehung und Fortdauer körperlicher Krankheiten. Hinter der Krankheit steht die Persönlichkeit des kranken Menschen mit seinen individuellen seelischen Konflikten. Es soll daher nicht die Krankheit im Vordergrund stehen, sondern der kranke Mensch. In der psychosomatischen Sprechstunde versucht der Behandler, den aktuellen lebensgeschichtlichen Konflikt zu erfassen.

Die psychosomatischen Krankheiten unterscheiden sich von den rein funktionellen dadurch, daß bei ihnen eine organische Gewebsveränderung vorhanden ist. Im engeren Sinne zählen dazu das Magen- und Zwölffingerdarmgeschwür, die Migräne, rheumatoide Polyarthritis, Bluthochdruck, das Ekzem, die Neurodermitis, Störungen der Schilddrüse, Bronchialasthma, geschwürige Dickdarmentzündung usw. Charakteristisch ist, daß der krankmachende seelische Konflikt von den Patienten nicht wahrgenommen wird. Werden persönliche Probleme angesprochen, reagieren sie meist empört und beleidigt und beteuern, daß sie z. B. eine besonders gute Ehe führen, daß es zu Hause nie Streit gebe und auch alles sonst in bester Ordnung sei. Da ja ihre seelischen Probleme körperlich ausgetragen werden, erleben sie sich seelisch problemlos. Sie haben häufig übertrieben strenge und hohe moralische Ansichten.

Es besteht kein Zweifel, daß die Zahl der durch äußeren und inneren Streß Erkrankten von Jahr zu Jahr zunimmt. Das Institut für soziale Arbeitsmedizin in Heidelberg stellte fest, daß die Häufigkeit seelischer Erkrankungen in der Allgemeinpraxis 40–50 % ausmacht. Dies zeigt, daß Computer- und Labormedizin nicht ausreichen. Die naturwissenschaftliche Medizin steht immer mehr Patienten gegenüber, die nach ihrer Untersuchung nichts haben, aber doch krank sind.

F. Alexander, der Vater der Psychosomatik, beschreibt zwei grundlegende emotionelle Einstellungen des Menschen und die entsprechende vegetative Reaktion:

a) die Vorbereitung von Kampf und Flucht. Dem Sympathikus obliegt die Vorbereitung von Kampf und Flucht. Er steigert die Muskeldurchblutung, Herzfrequenz und das Atemvolumen.

b) den Rückzug von auswärts gerichteter Aktivität. Der parasympathische Anteil des vegetativen Nervensystems ist für Aufbauen und Erhalten zuständig. Er steigert z. B. die Darmträgheit und die Zuckerspeicherung in der Leber.

Dabei kann es zu folgenden Störungen kommen:

a) Störungen im Bereich des Sympathikus kommen folgendermaßen zustande: Der Mensch gerät in eine Gefahrensituation, wodurch in Vorbereitung auf Kampf oder Flucht der Sympathikus aktiviert wird. Aufgrund einer neurotischen Angst werden aber die Antriebe gehemmt (Kampf oder Flucht), und eine Handlung unterbleibt. Das führt dazu, daß die bereitgestellten Energien nicht zum Einsatz kommen. Durch wiederholt unterbliebene Handlungen bilden sich die sympathikusstimulierten Veränderungen nicht mehr zurück (z. B. Bluthochdruck, Herzjagen, Nierenveränderungen usw.).

b) Vegetative Störungen mit Überwiegen des Parasympathikus-Anteils treten bei den Personen auf, die auf Bedrohungen mit »vegetativem Rückzug«, z. B. mit Durchfall in Gefahrensituationen, reagieren. Zu diesen Störungen zählen neben Durchfall auch Verstopfung, Colitis ulcerosa, Magen- und Zwölffingerdarmgeschwüre und Asthma.

Die Psychosomatik erklärt die Entstehung der Symptome durch das psychoanalytische Modell von Sigmund Freud. Dieses wurde von A. Mitscherlich nach dem zweiten Weltkrieg in Deutschland in die Gesamtmedizin integriert. Ursprünglich war es der bereits genannte F. Alexander in den USA, der die Grundlagen der Psychosomatik aufgrund der Erkenntnisse S. Freuds errichtete. Aber auch die Entwicklungspsychologie von E. M. Erikson und das neurohumorale Streßmodell nach Selye spielen eine bedeutende Rolle.

Die Psychodynamik bedient sich diagnostischer Gespräche, psychoanalytischer Einzeltherapie, Kurz- oder Fokaltherapie, analytischer Gruppentherapie, suggestiver und übender Verfahren (z. B. Hypnose und Autogenes Training) sowohl ambulant als auch stationär, wie es die Situation erfordert.

Akne: Sie ist einerseits Zeichen einer hormonellen Umstellung, andererseits aber auch Ausdruck eines seelischen Konfliktes zwischen Sehnsucht nach körperlicher Nähe und gleichzeitiger Angst davor durch prüde Erziehung oder unliebsame Erlebnisse. Akne übernimmt dann eine Alibifunktion.

Asthma: Viele Psychologen stellen fest, daß die von dieser Krankheit Befallenen ein ungewöhnlich großes Liebesbedürfnis haben. Es sind Menschen, deren Mutterbeziehung durch ängstliche Bindung und Furcht vor Liebesentzug gekennzeichnet ist. Unbewußt befürchten sie, von einem für sie bedeutsamen Partner, in der Kindheit die Mutter, im Stich gelassen zu werden. In ihrem Wesen vereinigen sie oft Anlehnungsbedürfnis und aggressive Tendenzen, so daß sie innerlich zwischen Angst und Abwehr hin- und hergerissen werden. Der Asthmatiker ist im tiefsten Innern Kind geblieben. Die Gefühle kreisen um den Konflikt zwischen Anlehnung und Selbständigkeit. Früher wurden Reizstoffe wie Gräserpollen, Hausstaub, Bettfedern usw. verantwortlich gemacht. Heute weiß man, daß die »allergische Grundhaltung« ausschlaggebend ist. Der seelische Konflikt des Asthmatikers ist eine besondere Form von Lebensangst. Hinter der Fassade verbergen sich Kleinheit und Hilflosigkeit, die immer dann durchbrechen, wenn seine Beziehung zur Mutter oder einer Ersatzperson gefährdet ist. Der Asthmakranke zeichnet sich auch durch das Gefühl der Bedrohung aus. Kleinste seelische Belastungen oder gefühlsmäßige Entbehrungen erschüttern ihn, so daß es ihm »die Luft wegnimmt«. Es ist immer das Vorgefühl der Erstickung vorhanden, das die Krampfbereitschaft der Bronchien natürlich fördert. Medikamente lindern nur. Die zugrundeliegende Angst muß psychotherapeutisch behandelt werden.

Bluthochdruck, essentieller: Der Kranke lebt in Opposition zu seiner mitmenschlichen Umwelt, trägt häufig aggressive oder ängstliche Gefühle in sich und erlebt seine Umwelt als feindlich. Dies führt zu andauernder Anspannung, die sich im Kreislaufsystem äußert. Verborgene oder manifeste Aggression verengt die kleinen Gefäße, dadurch kommt es zu Blutdruckerhöhung. Fast alle essentiellen Bluthochdruckkranken stehen im Konflikt mit ihrer beruflichen oder familiären Umwelt. Statt ihre Angst und Aggressivität abzubauen, setzen sie sich selbst unter Druck durch das Unterdrücken von Zorn und Wut. Das Typische bei diesen Menschen ist der unterdrückte feindselige Affekt, mit dem sie auf ihre mitmenschliche Umwelt reagieren. Sie nehmen innerlich einen Anlauf zu einem Angriff, den sie aber nicht oder nur teilweise ausführen. Übertriebene Gewissenhaftigkeit, Jähzorn, ruheloser Ehrgeiz, unglückliche Ehesituationen, Neid, Haß, Eifersucht, die dann noch unterdrückt werden, können über das vegetative Nervensystem den Blutdruck steigen lassen. Mit blutdrucksenkenden Mitteln können die Konflikte und Fehlhaltungen nicht beseitigt werden; diese täuschen Patient und Arzt nur über die wahre Problematik hinweg. Deshalb sollte möglichst schon im Anfangsstadium die Behandlung durch einen Psychotherapeuten erfolgen. Die Patienten selbst sollten ihr inneres Gehetztsein abbauen und für Entspannung sorgen.

Dickdarmentzündungen (Colitis): Bei diesen Erkrankungen gibt es natürlich auch eine Reihe körperlicher Ursachen, die der Arzt herausfinden kann. Es ist aber sehr interessant, daß wir bei den beiden schweren Dickdarmentzündungen, nämlich der Colitis ulcerosa und Colitis mucosa, keine Krankheitserreger kennen. Es fällt auf, daß die Colitiskranken eine besondere seelische Problematik aufweisen. Seit jeher ist bekannt, daß der Enddarm auf seelische Einflüsse empfindlich reagiert (siehe Examensdurchfälle!). Es besteht eine Beziehung zwischen Durchfall und Angst. Die Kranken haben durch Angst zu wenig seelische Widerstandskraft, sie halten sich für überfordert von der Welt. Ihrem Gefühl nach sollen sie mehr an Leistung und Liebe hergeben, als sie innerlich vermögen. In der Kindheit konnte nicht genügend Selbstsicherheit entwickelt werden. Durch falsche Verhaltensweisen der Erzieher entstehen oft unbewußte

Ängstlichkeiten, die als Durchfall in Erscheinung treten. Sorgen, Ängste, Schwierigkeiten am Arbeitsplatz, Geldverluste, seelische Kränkungen können bei diesen Menschen eine krankhafte Darmerregbarkeit auslösen. Seelische Schwäche und Angstbereitschaft lassen sich bei vielen Colitiskranken feststellen. Es wurden in der Kindheit nicht genügend Abwehrmechanismen entwickelt, um den Lebensanforderungen zu genügen. So ist auch die Krankheit oft ein Ausweg aus einem Leben der subjektiven Überforderung.

Die Maßnahmen der Körpermedizin können in Krisen zwar Linderung bringen, jedoch die zugrundeliegenden Ursachen nicht beseitigen. Manchmal kann schon Ruhigstellung und Entspannung Linderung bringen. Besser ist die Abklärung der individuellen Lebensgeschichte. So läßt die psychosomatische Krankengeschichte die charakterlichen Deformationen und die seelischen Zwangslagen erahnen. Durch Stärkung der Persönlichkeit können seelische Abwehrkräfte entwickelt werden, die die Krankheit oft überraschend ausheilen.

Fettsucht: Dicke Menschen umgehen gern Komplikationen. Wir finden bei ihnen ein gewisses Maß an Ruhe und Gutmütigkeit. Bei Einsamkeit und Schwierigkeiten erwacht der Eßdrang. Essen beruhigt sie. Sie verwöhnen sich mit dem Essen, auch wenn sie nachher darüber Gewissensbisse verspüren.

Die Psychosomatik versucht die Quellen der Fettsucht im Seelischen zu finden. Dicke Menschen wollen im Grunde »umfänglich« und »gewichtig« sein. Ihr Fettwall gibt ihnen eine Stütze für ihr geschwächtes Selbstvertrauen. Sie haben durch ihr Ernährungsverhalten ein Mittel gegen ihre Daseinsangst gefunden. Oft besteht auch eine Gefühlsleere, die durch Essen ausgefüllt wird. Diese Leere kann durch sexuelle Enttäuschungen, unerfüllten Ehrgeiz usw. bedingt sein. Oft kommen diese Kranken aus besonderen Familien. Die Mutter ist meist resoluter als der Vater; sie gibt dem Kind ein Übermaß an ernährender und erzieherischer Zuwendung. Das Kind ist ein Objekt für mütterliche Zuneigung, die sich in Ernährungszwang äußert. Die Mutter läßt dem Kind zu wenig Raum für spontane Aktivität. Gefahren des Lebens werden überbetont, und ein Übermaß an Verhätschelung ist vorhanden. Dadurch wird zu wenig Selbständigkeit entwickelt. Am Eßtisch spielen sich die Höhepunkte des Lebens ab. Ißt das Kind zu wenig, treten bei der Mutter Ängste auf, so daß das Kind, um die Mutter zu beruhigen, sein Quantum ißt. Oft ist die Mutter in Wahrheit liebesunfähig und will das durch Fütterung ausgleichen.

Aus solcher Erziehung geht meist ein in seinem Selbstwertgefühl geschädigter Mensch hervor, der nicht genügend seelische Spannungen ertragen kann und dann ins Essen flüchtet. Auch wird die durch Erziehung verdrängte Sexualität durch Essen kompensiert. Mit Diät und Pillen kommt man diesem Leiden nicht bei. Man frage nur einmal einen Fettsüchtigen, wie viele Diäten er schon hinter sich hat. Hier muß die Psychotherapie eine neue Gefühls- und Interessenwelt aufbauen. Ohne Wandlung im Lebensgefühl und in der Bereitschaft zu mitmenschlicher Kommunikation muß der Fettsüchtige wieder in seinen Zwang zurückfallen, der nur ein Ausdruck seiner Mutlosigkeit ist. Die Bindung zum Psychotherapeuten muß gut und dauerhaft sein. Der Fettsüchtige, der abmagert, setzt sich ja voll der Daseinsangst aus. Hat er nicht den Schutz des Therapeuten, fällt er wieder zurück. Erschwerend kommt noch hinzu, daß diese Menschen durch falsche Erziehung passiv sind und dann nicht genügend mitarbeiten.

Frigidität und Impotenz: Hinter diesen Störungen verbirgt sich oft die Angst des Ichs vor Kontrollverlust. Gerade bei Menschen, die mit ihrem kleinen Ich die Lebensvorgänge kontrollieren möchten, finden wir Unfähigkeit zum Orgasmus oder

Einschlafstörungen. Lebensfunktionen lassen sich nicht mit dem Willen steuern, sondern erfordern Loslassen und Hingabefähigkeit. Die Frigidität der Frau beruht oft auf dieser mangelnden Hingabefähigkeit an den Mann bzw. an die eigene Sexualität aus Angst. Die Impotenz des Mannes hingegen ist eher ein Ausdruck von Machtlosigkeit und Angst vor der eigenen Männlichkeit und Aggression, aber auch Angst vor der Weiblichkeit, die als Bedrohung erlebt wird. In beiden Fällen ist eine einfühlsame psychotherapeutische Behandlung meist erfolgversprechend.

Gelenkrheumatismus (rheumatoide Arthritis): Schon in der Kindheit werden die Wurzeln dieser Krankheit gelegt. Die Mutter spielt in der Familie die beherrschende und zentrale Rolle. Ihr Verhalten wird von den Patienten als gefühlskalt und zurückweisend empfunden. Dabei sind diese beiden Eigenschaften oft nur subjektiv vorhanden und rühren daher, daß auch die Mutter ihre Gefühle nicht ausdrücken kann. Zugleich erleben die Patienten die Mutter als »aggressiv«, was wiederum ihre Abhängigkeit und Furcht vor derselben verstärkt. Der Vater wird entweder außerordentlich positiv oder als sehr negativ erlebt. Wird er positiv gesehen, so wird er als »hart arbeitend«, »umgänglich«, »ehrlich« und »freundlich« beschrieben. Wird der Vater negativ gesehen, so wird er als »streng« und »unvorhersehbar« in seinen Reaktionen geschildert. Diese Elternkonstellation erklärt, daß die Kinder schon früh ihre Affekte, insbesondere ihre Aggression, zu unterdrücken lernen und daß sie Unabhängigkeit von ihrer Umgebung anstreben.

Zusammenfassend können wir folgende psychodynamische Faktoren finden: a) Der Ausdruck der Emotionen ist generell gehemmt. Davon ist vor allem der Ausdruck von offener Feindseligkeit betroffen. b) Die Patienten empfinden eine besondere Begeisterung für Bewegung und neigen in Streßsituationen zu

Muskelverkrampfungen. c) Sie haben ein großes Verlangen nach Unabhängigkeit.

Die Entwicklung läuft meist folgendermaßen ab: Einschränkende Einflüsse des Elternhauses führen zu Protest, dieser wiederum führt zu Angst. Die Angst bewirkt, daß aufsässige Tendenzen wegen der großen Abhängigkeit von den Eltern verdrängt werden. Um die verdrängten Emotionen zu kompensieren, werden in der Jugend gern konkurrierende Sportarten gewählt. Auf der anderen Seite kommt es zu »Bedienen und Beherrschen« der Umgebung (wohlwollende Tyrannei, Märtyrerrolle). Bei Frauen kommt es außerdem noch zur Ablehnung der weiblichen Rolle. Können die unterdrückten Aggressionen auf diese Weise nicht abgeführt werden, kommt es zu einer Steigerung der Muskelspannung. Dies führt über kleine Mikrotraumen der Gelenke zur Arthritis. Eine intensive Psychotherapie ist bei diesen Patienten angezeigt, um die verdrängten Gefühle abzuleiten und dadurch eine Besserung der Beschwerden zu erzielen.

Funktionelles Herz- und Gefäßsyndrom: Es umfaßt eine ganze Reihe von Beschwerden wie innere Unruhe, niedergedrückte Stimmung, Schmerzen in der Herzgegend, Mattigkeit, Atembeschwerden, Herzklopfen, Herzstolpern, Herzjagen, Drücken oder Stechen in der Brust mit Ausstrahlung in den linken Arm, Klagen über Abgeschlagenheit, Schwarzwerden vor den Augen, Müdigkeit, Erschöpfung, Beklemmungsgefühle, erschwertes Atmen, Schlaflosigkeit, Pelzigkeitsgefühle, Zittern, Kältegefühl, Schwindelgefühle, Schwitzen, Kopfschmerzen, Reizbarkeit und Angst.

Das Verhalten des Patienten zeigt allgemeine Ängstlichkeit. Alles wird gemieden, was das Herz belasten könnte. Es besteht ein Kontrollbedürfnis; der Patient beachtet oft zwanghaft ärztliche Vorschriften und möchte immer wieder ein EKG machen lassen. Er/sie klammert sich an den Behandler an, in seiner Gegenwart geht es ihm/ihr meistens besser. Ebenfalls charakteristisch sind eine depressive Stimmungslage und die Unfähigkeit, aggressive Gefühle zum Ausdruck zu bringen. Er/sie wirkt im Umgang mit dem Arzt unterwürfig und kann z. B. eine Unzufriedenheit mit der Behandlung nicht zum Ausdruck bringen. Der Hintergrund für die obengenannten Beschwerden besteht oft in »freiflottierender« Angst und verdrängter Feindseligkeit. Es spielt auch das symbiotische Verhältnis zur Mutter eine große Rolle, die das Kind aufgrund von eigener Unsicherheit und Dominanztendenzen zu sehr an sich bindet. Aufgrund der Erfolglosigkeit der Selbständigkeitsbemühungen, d.h. des erfolglosen Ablösungsversuchs aus der Abhängigkeit von der Mutter, werden verstärkt aggressive Tendenzen aktiviert, die ihrerseits zu der Angst führen, die Bezugsperson entweder zu zerstören oder durch Aggression zu verlieren. Eine deutliche Milderung der Beschwerden erreicht man oft schon durch Atem- und Entspannungsübungen, Yoga und Autogenes Training. Für eine grundlegende Verhaltensänderung und Heilung ist meist eine psychotherapeutische Behandlung notwendig.

Heuschnupfen: Jedes Jahr zur Blütezeit erkranken viele Menschen an Heuschnupfen. Die sehr lästigen Symptome sind: Augenjucken, Tränenfluß, Kratzen im Hals, Niesanfälle und Absonderung eines wäßrigen Sekretes. Auch das Allgemeinbefinden ist gestört mit seelischen Verstimmungen. Wer es sich leisten kann, fährt an die See oder ins Hochgebirge, weniger Bemittelte nehmen allerlei Medikamente, die leider nur lindern, aber nicht heilen können, von den zahlreichen Nebenwirkungen gar nicht zu sprechen.

Auch hier hat die psychosomatische Medizin viel zur Aufklärung beigetragen. Statistisch gesehen, erkranken 20mal mehr Intellektuelle an Heuschnupfen als Handarbeiter. Auch die

Landbevölkerung, die massiv Allergenen ausgesetzt ist, erkrankt an dieser Krankheit weit weniger als sozial Höhergestellte, wie Lehrer, Pfarrer oder Beamte. Dies kommt daher, daß es im Leben der sozialen Oberschicht eine viel größere erzieherische Verzärtelung, betontes Prestigebedürfnis und einen Mangel an körperlicher Aktivität, mit der seelische Energien abgeleitet werden können, gibt. Hinzu kommen oft auch übertriebener Ehrgeiz, Arbeits- und Pflichtgefühl, aber auch mimosenhafte Empfindlichkeit. Die Psychotherapie muß hier den Kranken zu einer freieren und unbefangeneren Lebensführung anleiten.

Juckreiz (Pruritus): Irgend etwas reizt bzw. juckt uns im Seelischen, wird aber dort nicht wahrgenommen und drückt sich daraufhin körperlich aus. Kratzen ist das leibliche Symptom für unsere seelische Suche und dient auch als Spannungsabfuhr.

Klimakterium: Das Aufhören der Regel signalisiert der Frau den Verlust der Fortpflanzungsfähigkeit. Der Eintritt in eine neue Lebensphase wird oft krisenhaft erlebt. Dies zeigt sich in Ängstlichkeit, Antriebsschwäche und Reizbarkeit. Hitzewallungen sollen zeigen, daß die Frau mit dem Verlust der Regel nicht ihre Sexualität verloren hat. Auch wiedereinsetzende Blutungen sind der unbewußte Versuch, Fruchtbarkeit und Jugend vorzutäuschen.

Magen- und Zwölffingerdarmgeschwür: Meist sind es schlanke, schmalwüchsige Menschen mit einem ehrgeizigen Leistungswillen, die an dieser Krankheit leiden. Der verkrampfte Lebenseinsatz zeigt sich oft am verkniffenen Mund und der betonten Nasenlippenfalte. Ihre Lebenseinstellung könnte man auf die Formel bringen: »Ich habe es im Leben nicht zu *dem* gebracht, was ich wollte!« Sie streben unerreichbare Ziele an, auf die sie nicht verzichten wollen. Tiefenpsychologische Untersuchungen zeigen, daß diese Kranken oft an der Problematik des Gefüttert- und Geliebtwerdens scheiterten. Für das Kleinkind ist die Fütterung der erste Liebesbeweis. Auch für den Erwachsenen bedeutet Nahrungszufuhr Befriedigung. Beim Ulcustyp sind Nahrungs- und Liebesbedürfnis eng verbunden, wurden aber in der Kindheit nicht genügend befriedigt. Diese unbewußten Wünsche des Geliebt- und Umsorgtseinwollens werden vom Kranken wegen seines gleichzeitigen Stolzes und Unabhängigkeitsstrebens nicht geäußert. Er versucht nun, Liebe und Anerkennung durch Leistung und Erwerb zu erreichen. Der Fehlschlag dieser Bemühungen äußert sich körperlich in der dauernden Bereitschaft des Magens, sich füttern zu lassen. Diese innere Konfliktsituation zwischen Liebesbedürfnis und gespannter, ehrgeiziger Auseinandersetzung mit der Umwelt erzeugt das Geschwür. Diät, säureneutralisierende Medikamente oder Operation bringen zwar Linderung, können aber die zugrundeliegenden seelischen Ursachen nicht beseitigen. Nur 10 % der Operierten werden wirklich beschwerdefrei. Hier kann die Psychotherapie durch Änderung der Charakterhaltung zur inneren Neuorientierung und emotionalen Entspannung verhelfen.

Magersucht: Man hat die Auffassung vertreten, daß die Magersucht eine Form des verzögerten Selbstmordes darstellt. Die Kranken wollen einfach nicht mehr leben: daher ihre Weigerung zu essen. Hinter der Fassade verbergen sich meist schwere Depressionen und Mutlosigkeit. Der Grund für den Eßstreik kann mannigfaltig sein. Oft liegt eine Verweigerung der Frauenrolle vor. Manche Mädchen, die an Magersucht leiden, stammen aus einem prüden, Sexualität verdrängenden Elternhaus. Sie empfinden die Menstruation als Besiegelung ihres Schicksals. Die Mütter legen großen Wert auf gute Ernährung und können hier von der Kranken an ihrer »Achillesferse« getroffen werden. Enttäuschungen in der Liebe, unliebsame Sexualerfahrungen, Versagen im Beruf usw. stellen weitere Auslösefaktoren dar. Die Appetitlosigkeit ist zugleich ein Rückzug vom Leben und der Versuch, durch Trotz die Umgebung zu beherrschen. Fast immer handelt es sich bei magersüchtigen Mädchen um intelligente Kinder mit Ehrgeiz. Zu einer trotzigen Grundhaltung kommen oft Charakterzüge wie Neid, Gier und Eifersucht. Die Mütter wollen ihren Mangel an Liebesfähigkeit durch ein großes Angebot an Nahrung kompensieren. Wenn die Liebe der Mutter angezweifelt oder verloren wird, setzt die Appetitlosigkeit als Äußerung feindseliger, eifersüchtiger Impulse ein. Viele Magersüchtige sind seelisch infantil, die Mütter lassen ihnen zu wenig Raum für eigenständige Entfaltung. So bildet sich ein passiver Widerstand bei den Kranken. Sie wollen durch Hungern ein reines, unberührtes Leben führen und über das Menschliche hinauswachsen. Ein irregeführtes Geltungs- und Vollkommenheitsstreben führt sie zur Auszehrung. Dazu kommt manchmal noch ein Ekel vor dem Verdauungsvorgang. Man kann diesen Trotz kaum brechen, auch nicht durch Sondenernährung. Zuerst muß der Lebenswillen der Patienten gestärkt werden, dann essen sie von selbst. Eine neue Orientierung gegenüber dem Leben ist nur durch die psychotherapeutische Behandlung möglich. Diese muß Minderwertigkeitsgefühle und Depressionen abbauen. Hinter diesen liegt meist eine Resignation, die weit in die Kindheit zurückreicht.

Migräne: Neben erblichen, hormonellen, allergischen, ernährungs- und wetterbedingten Einflüssen ist bei der Migräne die Psyche über das Zwischenhirn und das autonome Nervensystem der Haupteinflußfaktor. Durch die psychologische Forschung wurden bestimmte Persönlichkeitsprobleme festgestellt. Die Kranken fühlen sich oft den Anforderungen der Umwelt oder gewissen zwischenmenschlichen Beziehungen nicht gewachsen. Das Bewußtwerden der täglichen Aufgaben und die Angst davor führen zu dem häufig beobachteten morgendlichen Kopfschmerz. Da migränekranke Frauen zur Zeit ihrer Menstruation biologisch gesehen im Tief sind, tritt hier besonders die innere Mutlosigkeit hervor. Ablehnung der Geschlechterrolle und Unzufriedenheit im Liebesleben können zu unbewußten Verstimmungen führen. Häufig bestehen auch sexuelle Probleme, wie die Frigidität. Auch überdurchschnittliche Krampfbereitschaft wurde beobachtet. Migränekranke sind allgemein reizbar, überempfindlich, ehrgeizig, haben ein zwanghaftes Vollkommenheitsstreben, können auch feindselig und nachtragend sein. Auch unterdrückte Wut, z. B. gegenüber dem Partner, wurde beobachtet. Die Migräne, wie auch die Kreislaufstörung, ist ein Sichsperren gegen die Kräfte des Lebens, die sich durch das Blut darstellen, und ein Sichstemmen gegen das unbefangene, freie und schöpferische Entfalten der Seele. Daß man hier nicht allein mit Medikamenten zurechtkommt, versteht sich. Die Psychotherapie kann Ursachen abklären und den Weg aus der Krankheit aufzeigen.

Psoriasis (Schuppenflechte): Die übersteigerte Neubildung von Hautzellen führt zu einer gewissen Panzerung. Anders ausgedrückt: Die Angst vor seelischer Verletzung durch die Umwelt mit gleichzeitiger Sehnsucht nach Nähe und Liebe führt zur übermäßigen Abgrenzung und Isolation von der mitmenschlichen Umwelt.

Regelstörungen: Diese sind oft ein Zeichen für das Nichtausgesöhntsein mit der weiblichen Rolle. Wenn die Frau mit der Regel nicht einverstanden ist, entstehen Regelstörungen. Meist liegt zugleich im Geschlechtsleben ein Mangel an Loslassen bzw. Hingabefähigkeit vor. Die Regel ist auch ein Symbol für die

Fähigkeit zur Fortpflanzung. Wünscht die Frau Kinder und die einsetzende Regel zeigt an, daß es wieder einmal nicht geklappt hat, so wird dies als Unwohlsein und schlechte Laune erlebt.

Schlafstörungen: Die meisten Schlafstörungen sind psychogen. Der nervöse Mensch kann sich von seinen Problemen nicht lösen und daher keine Ruhe finden. Von wirklichen oder vermeintlichen Gefahren umgeben, wagt er nicht lockerzulassen und denkt und grübelt, wie er den Schwierigkeiten begegnen soll, statt zu schlafen. Oft sind es Konfliktsituationen, die ihn nicht schlafen lassen. Manchmal handelt es sich bei der Schlaflosigkeit aber auch um eine unbewußte Anklage gegen die Umgebung, als wenn derjenige sagen wollte, wieviel Last er zu tragen hat, so daß er nicht einmal schlafen kann. Der neurotische Wunsch nach Entlastung, nach Schutz und Dispensierung von Schwierigkeiten mag hierbei eine große Rolle spielen. Oft steckt auch Unzufriedenheit mit der Umgebung dahinter. Der neurotische Mensch, der überall Mühe hat, sich den Lebensbedingungen anzupassen, revoltiert mit seiner Schlaflosigkeit gegen die Umstände des natürlichen und sozialen Lebens. Die weitverbreitete Lebensangst, verbunden mit neurotischem Sicherheitsbedürfnis, stört den Ablauf des Lebensprozesses, der in Wachen und Schlafen des Mutes und der mitmenschlichen Verbundenheit bedarf, um reibungslos funktionieren zu können. Neben einer psychotherapeutischen Behandlung empfehlen sich Entspannungsübungen und Autogenes Training.

Verstopfung: Auch hier sind die seelischen Gründe überwiegend, zur Abklärung ist aber eine körperliche Untersuchung notwendig. Besonders wenn eine Verstopfung durch sporadische Durchfälle unterbrochen wird, darf man die Möglichkeit eines Tumors nicht außer acht lassen. Findet der Arzt Blut im Stuhl, sollte auf jeden Fall eine Röntgenuntersuchung durchgeführt werden. Die Ursachen der Verstopfung liegen meist in der Kindheit. Für das Kind bedeutet Umstellung der Stuhlabgabe von »willkürlich in die Windeln« zu »geregelt in das Töpfchen« die Erziehung zur Rücksichtnahme und Mitarbeit. Ist die Beziehung zur Mutter gut, gelingt dies mit Ruhe, Geduld und Nachsicht bei einem Fehlschlag. Trotzige Kinder zeigen schon hier, daß sie nicht so wollen wie ihre Erzieher. Bei hartnäckigem Einkoten und Einnässen liegen unbewußte Widerstände im Kind vor. Beschimpfungen und Bestrafungen machen die Sache nicht besser, sondern führen zu einer Verstärkung des Trotzes, was sich körperlich oft in einer Verstopfung äußert, die meist chronisch wird. Auch die weitere Reinlichkeits- und Sexualerziehung kann ein Grund sein. Immer noch sind die entsprechenden Organe bei manchen Erziehern mit Ekel und Abscheu besetzt, was vom Kind übernommen wird. Der so erworbene »Krampf« verhindert dann für lange Zeit eine gelöste Stuhlentleerung.

Oft handelt es sich beim Verstopften um einen ängstlichen, selbstunsicheren Menschen, der Angst hat, sich selbst hinzugeben und seine Gefühle offen zu äußern. Deshalb findet man in solchen Fällen auch Frigidität, die dieselbe Ursache hat. Außerdem beobachtete man bei diesen Kranken Mißtrauen und Kontaktschwäche; sie glauben sich in einer feindlichen Welt, wo sie nicht spontan sein können, sondern sich zurückhalten müssen. Unter Umständen finden wir auch Pedanterie, Geiz und die Angst, nicht genug Geld zu haben. Auch depressive Menschen neigen zur Verstopfung. Deutlich findet man bei Frauen mehr Verstopfung als bei Männern, da sie mehr zur gefühlsmäßigen Zurückhaltung, Prüderie und Schamhaftigkeit erzogen werden.

Hier helfen natürlich nicht allein schlackenreiche Kost und

Abführmittel, sondern die Psychotherapie muß die Lebens- und Kontaktschwierigkeiten abbauen. Aus einem ängstlichen, kontaktgestörten, geschlechtskalten, mißtrauischen, prüden und gehemmten Menschen soll ein spontanes und lebensfrohes Gemüt werden, dem »alles leicht geht«.

Eure Nahrungsmittel sollen eure Heilmittel
und eure Heilmittel sollen eure Nahrungsmittel sein.
Hippokrates, 460–377 v.Chr.

XIV. Vitalstoffverzeichnis (Vitamine, Mineralstoffe und Spurenelemente)

Nachdem Sie anhand Ihrer Krankheiten oder Krankheitssymptome im Kapitel X Ihre fehlenden Vitalstoffe nachgeschlagen haben, finden Sie im nachfolgenden Text eine Aufstellung der Vitamine, Mineralstoffe, Spurenelemente, Aminosäuren, des Acidophylus Bacillus, Carnitins, Lecithins, der Omega-Fettsäuren und des Rutins. Diese Aufstellung berücksichtigt empfehlenswerte Nahrungsmittel in der Reihenfolge ihrer Wichtigkeit.

Fettlösliche Vitamine:

Vitamin A: Tagesbedarf 1500-4800 I.E. (internat. Einheiten).
Wirkungsvoller ist Vitamin A, wenn es zusammen mit folgenden Vitalstoffen in einer Mahlzeit gegessen wird: Vitamin D, C, E, F, B-Komplex, Cholin, Calcium, Phosphor und Zink. Vitamin A findet man u.a. als Retinol in Leber, Lebertran und Eigelb und als Karotin in Gemüsen und Salaten. Vitamin A im Gemüse und Obst wird nur vom Körper aufgenommen, wenn es zusammen mit kleinen Mengen Fett (Pflanzenöl, Nüssen) gegessen wird.
In je 100 Gramm Nahrungsmitteln sind folgende Mengen an Vitamin A vorhanden: Möhren (gekocht) 8140, Spinat (gekocht) 7290, Grünkohl, Brokkoli, Wintersquash, Honigmelonen je ca. 4500, Aprikosen 2900, Endivien 1050, Blattsalat 703, Erb-

sen 430, Buschbohnen 340. Lebertran, von dem ca. 6 g den Tagesbedarf an Vitamin A decken, enthält außerdem noch hohe Mengen Vitamin E.

Vitamin D: Tagesbedarf 200–400 I.E. (1 I.E. = 0,025 µg Vitamin D).
Wirksamer ist Vitamin D, wenn es zusammen mit Vitamin A, C, F, Cholin und Calcium in einer Mahlzeit gegessen wird.
In je 100 g Nahrungsmitteln sind folgende Mengen an Vitamin D in µg vorhanden: Thunfisch 5,4, Heilbutt 5,0, Margarine 4,0, Kalbfleisch 3,8, Rotbarsch 2,3, Hühnerei 1,8, Butter 1,3, Gouda (45 %) 1,25, Sahne (30 %) 1,1, Makrele 1,0 und Joghurt (3,5 %) 0,06. Auch Sauermilchprodukte, Sauerkraut, Spinat und Lebertran enthalten Vitamin D.

Vitamin E: Tagesbedarf 60–280 mg.
Am wirksamsten wird Vitamin E resorbiert, wenn es zusammen mit den Vitaminen A, B, C, F, Mangan und Selen in einer Mahlzeit gegessen wird. Vitamin E wird durch Erhitzen und durch Tiefkühlung fast vollständig zerstört.
100 g folgender Nahrungsmittel enthalten Vitamin E in mg: Weizenkeimöl und Lupinensamen je 160, Leinsamen 57, Sonnenblumenöl 50, Walnußöl 39, Sojabohnenöl 35, Maiskeimöl 31, Sesam-Distelöl 29, Mandeln 28, Sonnenblumenkerne 22, Haselnuß/Sojamehl 21, Roggenkeime 17, Sojabohnen 15, Olivenöl 13, Fenchelkraut 6, Grünkohl 4, Sellerie (Knolle), Porree und Spinat je 2.

Vitamin K: Tagesbedarf 0,7–2,2 mg.
Vitamin K wird wirksamer vom Körper aufgenommen, wenn es zusammen mit den Vitaminen A, D und E in einer Mahlzeit gegessen wird.
100 g Nahrungsmittel enthalten Vitamin K in mg: Spinat 4,2–3,3,

Brennesseln, Blumenkohl und Wirsing je ca. 3,0, Rosenkohl 1,0, grüner Salat, Brokkoli, Hühnerleber je ca. 0,7, Sonnenblumenöl 0,5, Grünkohl, Weißkohl, Bohnen und Erbsen je 0,3.

Wasserlösliche Vitamine:

Vitamin B1 (Thiamin): Tagesbedarf 1,5–25,0 mg.

Vitamin B1 wird wesentlich besser resorbiert, wenn es zusammen mit den anderen B-Vitaminen, Folsäure, Vitamin E und C, Mangan und Schwefel in einer Mahlzeit gegessen wird.

100 g folgender Nahrungsmittel enthalten folgendes Vitamin B1 (oder Thiamin) in Milligramm: Sonnenblumenkerne 2,84, getrocknete Sojabohnen 1,16, Weizenkeime 1,0, Sojamehl 0,78, getrocknete weiße Bohnen 0,66, Hafer- und Weizenkleie je 0,60, Roggenmehl 0,58, getrocknete rote Bohnen und Vollweizenmehl je 0,48, Buchweizenmehl 0,40, Naturreis roh, Maismehl, getrocknete Kichererbsen je 0,33, Haferflocken 0,19 und getrocknete Erbsen 0,15.

Vitamin B2 (Riboflavin): Tagesbedarf 1,5–30,0 mg.

Wesentlich wirkungsvoller ist Vitamin B2, wenn es zusammen mit den anderen B-Vitaminen, vor allem mit Vitamin B6, in einer Mahlzeit gegessen wird.

100 g der folgenden Nahrungsmittel enthalten Vitamin B2 in mg: Leber (Rind) 4,2, Leber (Huhn) 1,8, Herz (Kalb) 1,4, Herz (Rind) 1,3, Brie, Roquefort, Camembert je 0,6, Joghurt (1/4 l) 0,5, Mandeln, Kohlrabi je 0,46, Sojabohnen (getrocknet), Spinat, Brokkoli (jeweils gekocht), Schweizer Käse je 0,4, Edamer, Makrele je 0,36, Linsen, Hühnerei je 0,3, mageres Rindfleisch, Quark je 0,2, Erbsen 1,6. Auch Rosenkohl, Löwenzahn und Weizenkeime enthalten u.a. hohe Mengen von Vitamin B2.

Vitamin B3 (Niacin): Tagesbedarf 10–25 mg.
Es wird in Verbindung mit den anderen B-Vitamine und Vitamin C besser aufgenommen.

100 g der folgenden Nahrungsmittel enthalten Vitamin B3 in mg: Leber (Rind) 16,4, Erdnüsse (geröstet) 14,3, Thunfisch (in Öl) 13,2, Huhn (weißes Fleisch) 12,4, Lachs (Filet) 9,8, Heilbutt 8,4, Makrele 7,5, Sonnenblumenkerne 8,0, Huhn 6,8, Heilbutt 5,9, Hammelfleisch 5,2, Naturreis (roh) 4,8, Rindfleisch (mager) 4,6, Mandeln und Leber (Huhn) je 4,4, Vollweizenmehl, Hering je 3,8, Ente 3,5, Kabeljau, Forelle 3,2, getrocknete Sojabohnen, weiße Bohnen, Erbsen je 2,4, Grünkohl, Linsen je 2,2, Brie (50 %) 1,2, getr. Kichererbsen, getrocknete rote Bete, Walnüsse und Datteln je 1,0.

Vitamin B5 (Pantothensäure): Tagesbedarf 4–30 mg.
Pantothensäure wird durch den Vitamin-B-Komplex, ebenso durch Vitamin C, Folsäure, Biotin und Schwefel (z. B. in Knoblauch, Zwiebeln) besser vom Körper resorbiert, wenn möglichst viele dieser Bestandteile in einer Mahlzeit zusammen gegessen werden.

100 g der folgenden Nahrungsmittel enthalten Vitamin B5 in mg: Leber (Rind) 5,6, Leber (Huhn) 5,4, Sojabohnen, Erbsen (beide getrocknet) und Cashewnüsse je 2,0, Brokkoli (roh) und Sojamehl je 1,8, Herz (Rind), Puter (dunkles Fleisch), Buchweizen-, Linsen- und Roggenmehl, Ente je 1,2, Huhn, Blumenkohl, Vollkornreis, Hering je 1,1, Puter (helles Fleisch), Rindfleisch je 0,7.

Vitamin B6 (Pyridoxin): Tagesbedarf 1,8–15,0 mg.
Vitamin B6 wird vom Körper besser aufgenommen zusammen mit den anderen Vitaminen des Vitamin-B-Komplexes, vor allem den Vitaminen B1, B2 und B5, außerdem Vitamin C, K, Magnesium und Kalium.

100 g der nachfolgenden Nahrungsmittel enthalten Vitamin B6 in mg: Sonnenblumenkerne 1,80, Sojabohnen (getrocknet) je 1,20, Truthahn, Hering, Hafer (ganzkörnig) je 1,00, Banane 0,89, Lachs 0,74, Makrele, Hirse je 0,70, Huhn (helles Fleisch) und Haselnüsse je 0,60, getrocknete Linsen, Naturreis je 0,59, Leber (Rind) 0,55, Heilbutt 0,46, Thunfisch (in Öl) 0,43, Buchweizenmehl 0,40, Brokkoli 0,35, Gerste, Weizenmehl, Lauch, Grünkohl, Rosenkohl, Kabeljau, Seehecht je ca. 0,2, Möhrensaft, geröstete Kastanien, Mais je 0,08.

Vitamin B12 (Cobolamin): Tagesbedarf 4–12 µg.
Es wird bei einem Mangel an Magensäure und Verdauungssäften schlecht resorbiert und sollte möglichst zusammen mit den anderen Vitaminen des B-Komplexes, Vitamin C, Cholin, Folsäure, Isositol und Kalium in einer Mahlzeit gegessen werden.
100 g der folgenden Nahrungsmittel enthalten Vitamin B12 in µg: Leber (Rind) 109,4, Makrele 9,0, Hering 8,5, Thunfisch 4,3, Rotbarsch, Seelachs je 3,8, Lammfleisch, Rindfleisch 2,3, Thunfisch (ohne Öl), Edamer 2,1, Eigelb 2,0, Schweizer Käse, Brie, Parmesan, Emmentaler je ca. 1,8, Heilbutt 1,0, Cheddarkäse 0,8, Hüttenkäse, Huhn (helles Fleisch) je 0,5, Joghurt (0,3 %) 0,4. Weiterhin enthalten Meeresalgen, Frischkornbreie (durch Fermentation), Getreidekeime, milchsaures Gemüse (z. B. Sauerkraut), Molke, fermentierte Sojaprodukte (Miso, Sojasauce), Brottrunk u.a.m. Vitamin B12.

Vitamin B15 (Pangamsäure): Tagesbedarf 2 mg.
Über die optimalen Bedingungen zur Resorption ist bisher nicht viel bekannt. Vitamin B15 ist wichtig für Herz, Kreislauf und Muskulatur. Es ist enthalten in Aprikosen, Hafer, frischen Getreide- und Hülsenfrüchte-Keimlingen, Feldsalat, Kresse, Rettich, Putenfleisch u.a.m.

Vitamin B17 (Amybdalin): Tagesbedarf unbekannt.

Die Vorstufe für dieses Vitamin ist u.a. in Mandeln, Hirse, Sonnenblumenkernen und Weizenkeimlingen enthalten.

PABA (Paraaminobenzoic acid oder Vitamin Bx): Tagesbedarf unbekannt.

PABA kann die Haarfarbe bei grauen Haaren wieder herstellen und ist enthalten in Vollkornreis, Reiskleie, Weizenkeimen, Eiern, Leber u.a.m.

Vitamin F: Siehe unter Omega-Fettsäuren am Ende dieses Kapitels.

Biotin (Vitamin H): Tagesbedarf 30–100 µg.

Resorbiert wird Biotin am besten zusammen mit dem Vitamin-B-Komplex, vor allem zusammen mit Vitamin B5 (Pantothensäure), B12, Vitamin C, Folsäure und Schwefel.

100 g der nachfolgenden Nahrungsmittel enthalten Biotin in µg: Sojabohne (ungekocht) 60,0, Erdnuß 34,0, Haferflocken 32,0, Erbsen 17,0, Vollkornreis, Ei (hartgekochtes) je 13,0, Seelachs, Karpfen, Forelle je 8,0, Heilbutt, Ente je 5,0, Chicorée 4,8, Hering 4,5, Makrele, Erdbeere, Apfel, Kabeljau, Joghurt (3,5 % Fett) je 4,0 und Cheddarkäse, Himbeeren und eine Pampelmuse je um 2.

Folsäure: Tagesbedarf 100–300 µg.

Die ausgesprochen hitzeempfindliche Folsäure wird am besten vom Körper aufgenommen, wenn auch gleichzeitig der Vitamin-B-Komplex (vor allem B12 und B5), Vitamin C und Schwefel in einer Mahlzeit zusammen gegessen werden. Gemüsekochwasser sollte unbedingt mitverwendet werden, da die Folsäure darin bleibt.

100 Gramm der folgenden Nahrungsmittel enthalten Folsäure

in μg: Weizenkeime 271, Sojabohne (ungekocht) 240, weiße Bohnen 115, Wirsing, roh 90, Chinakohl, roh 83, Weißkohl, roh 79, Gerste, Erbsen je 66, Grünkohl, roh, Sesamsamen je 60, Blumenkohl, roh 55, Chicorée, roh, Kopfsalat je 52, Weizen, Ganzkorn 48, Hühnerei 38, Rosenkohl, Hafer, Linsen je 35, Porree 26, Spinat 20, Kabeljau, Grünkohl je 18 und Thunfisch 15. Auch rote Bete und Brokkoli enthalten hohe Mengen Folsäure.

Cholin: Tagesbedarf 1000–13 000 mg.
Es sollte mit den Vitaminen des B-Komplexes zusammen verzehrt werden.
100 g der folgenden Nahrungsmittel enthalten Cholin in mg: Lecithin (aus Sojabohnen hergestellt) 1450, Leber (Rind) 676, Weizenkeime 510, Nüsse 220, 1 Hühnerei 412, Hülsenfrüchte 120, Fisch durchschnittlich 117, Zitrusfrüchte 85, Brot (Vollkorn, aus Weizen) 80, Blattgemüse 75, Obst ca. 45, Sojabohnen, gekocht 36.

Inosit: Tagesbedarf ca. 1000 mg. Die genaue Höhe ist unbekannt.
Inosit wird am besten mit den B-Vitaminen und den Vitaminen A, D, E und K zusammen in einer Mahlzeit gegessen.
100 g folgender Nahrungsmittel enthalten Inosit in mg: Pampelmusensaft (1/4 l i.d.F.) 912, Weizenkeime 690, Orangensaft (1/4 l i.d.F.) 490 (besser ist es, die Orange und die Pampelmuse mit allen weißen biotinhaltigen Innenhäuten zu essen), Mandeln 352, Vollkornreis 330, eine Orange 307, Weizenvollkornbrot (eine Scheibe) 288, getrocknete weiße Bohnen 284, getrocknete rote Bohnen 249, Hülsenfrüchte 160, eine Kartoffeln (100 g) 97, Leber (Rind), Sojamehl, getrocknete Erbsen je 65, gekochte Haferflocken 60 und rohe Zwiebel 44.

Vitamin C (Ascorbinsäure): Tagesbedarf 50–300 mg.

Vitamin C wird in seiner Wirkung durch die Bioflavonoide um etwa das Hundertfache erhöht. (Von den ca. 4000 Bioflavonoiden werden die Farben der Früchte, Gemüse und Blüten gebildet). Alle Vitamine und vor allem Calcium und Magnesium steigern die Aufnahme und Wirkung des hitze- und lichtempfindlichen Vitamin C.

100 g der nachfolgenden *rohen, ungekochten* Nahrungsmittel enthalten Vitamin C in mg: Hagebutten 1250 (erhitzt 110), Brennesseln 200, Johannisbeere, schwarze 177, Petersilie 166 (am Tag nur 1 Eßl. erlaubt wegen Nierenreizung), Honigmelone 160, Paprika grün, rot ca. 130, Rosenkohl, Endivie je 116, Orangensaft (1/4 l) 124, Brokkoli 97, Pampelmusensaft, frischer (1/4 l) je 93, eine Orange, Kohlrabi, Erdbeeren je 66, Blumenkohl 69, Zitrone 53, Brunnenkresse 51, Sesamsamen, Erdbeeren je 58, Weißkohl, Wirsing, Grapefruit je 45, Feldsalat, Chinakohl je 36, Kartoffel (gekochte) 31, Löwenzahnblätter 30, Weißkohl 27, Erbsen 25, Sauerkraut, Brombeere, roh, je 20, Spinat 18, Heidelbeere 17, Süßkirschen 11, Bohnenkeimlinge, Ente je 7, Gouda (45 %), Joghurt (3,5 %), Karpfen je 1.

Bioflavonoide: Tagesbedarf bisher unbekannt.

Sie steigern die Wirkung vieler Vitamine um das ca. 40–100fache! Bioflavonoide sind in frischem, ungekochtem Obst (z. B. in Aprikosen, Kirschen und Zitrusfrüchten, dort vor allem in den weißen Innenhäuten), in Knoblauch und frischen Salaten (z. B. Brokkoli).

Mineralstoffe und Spurenelemente

Beachten Sie: 1 g (Gramm) = 1000 mg (Milligramm)
1 g = 1 000 000 µg (Mikrogramm)

Bei der Aufnahme von Mineralstoffen/Spurenelementen beden-
ke man,
– daß durch den Mahlprozeß der Vollkorngetreide bis zu 80 %
  der Mineralstoffe verlorengehen können (z. B. an Zink). Vollkorngetreide läßt sich auch ideal ungemahlen als volles Korn
  verwenden. Für Müsli kann Vollkorngetreide bis 24 Stunden
  in kaltem Wasser eingeweicht werden, wobei Gerste und
  Hafer schon nach 6–8 Stunden weich sind.
– daß bei gekochtem Gemüse der Großteil der Mineralstoffe
  und Spurenelemente im Kochwasser zurückbleibt.
– daß Meerestiefwasser (in Flaschen abgepackt, Bezugsquelle
  siehe am Buchende) alle Mineralstoffe und Spurenelemente
  enthält.

Mit Meerestiefwasser lassen sich Kuren (z. B. zweimal pro Jahr
für je zwei Monate) durchführen. Kinder (ab 6 Jahren) nehmen
ca. 20 Minuten vor zwei täglichen Mahlzeiten im ersten Monat
jeweils 1 Teel. Meerestiefwasser (mit 7–10 Teel. Mineralwasser
verdünnt) ein. Im zweiten Monat wird die Einnahme auf
2–3 Teel. Meerwasser – mit der entsprechenden Verdünnung –
erhöht. Erwachsene beginnen für eine Woche wie bei den Kindern, dann steigern sie die Meerwassermenge im ersten Monat
auf einen Eßl. und im zweiten Monat auf 2–3 Eßl. – jeweils mit
der angegebenen Verdünnung.
Nachfolgend werden folgende Mineralstoffe und Spurenelemente aufgeführt und besprochen:
Caesium, Calcium, Chlor, Chrom, Eisen, Fluor, Germanium,
Jod, Kalium, Kobalt, Kupfer, Magnesium, Mangan, Molybdän,
Natrium, Nickel, Phosphor, Rubidium, Schwefel, Selen, Silicium, Vanadium und Zink.

Caesium: Tagesbedarf unbekannt.
Kommt in Mineral- und Meerwasser vor.

Calcium: Tagesbedarf 100–700 mg (Schwangerschaft: ca. 1200 mg).
Die Calciumaufnahme verringert sich durch zu wenig Magensäure sowie durch Alkohol, tierische Fette, Zucker und Süßwaren, Koffein (z. B. Bohnenkaffee, Coca-Cola, Schokolade), über 45 g Ballaststoffe pro Tag und Bewegungsmangel. Calcium ist, wie auch Selen, besonders wichtig als Schutz vor Radioaktivität. (Siehe hierzu auch unter dem Stichwort »Miso« im Kapitel VII und »Strahlenschäden« im Kapitel X).
In je 100 g Nahrungsmenge ist der Calciumgehalt in mg angegeben: Sesamsamen 1500, Parmesan (35 %) 1290, Emmentaler (45 %) 1020, Gouda (45 %) 820, Camembert (45 %) 570, Mozzarella 400, Sojabohnen (getrocknet) 260, Mandeln 252, Petersilie 245, Grünkohl, Haselnüsse je 230, Gartenkresse 214, Brennessel, Feigen (getrocknete) je 190, Löwenzahn, Brunnenkresse je 180, Lauch, Walnuß, Joghurt (3,5 %) je 120, Brokkoli 113, Kichererbsen 110, Bohnen (weiße), Mangold je 105, Spinat 93, Sellerie 80, Schwarzwurzeln 58, Haferflocken, Sellerie (Knolle) je 55.

Chlor: Tagesbedarf 3–5 g.
Chlor ist als Bestandteil des Kochsalzes (Natriumchlorid) ausreichend in der Nahrung enthalten. Chlorid bildet in der Magenwand die bakterien- und keimtötende Salzsäure.

Chrom: Tagesbedarf 20–220 µg.
Chrom hilft den Blutzuckerspiegel zu regulieren und ist in Paranüssen, Obst, Gemüse, Kleie, Vollkornprodukten und Weizenkeimen vorhanden.

Eisen: Tagesbedarf 12–18 mg (Schwangerschaft: 25 mg).
Ohne Eisen gibt es kein Hämoglobin und keine Sauerstoffversorgung. In je 100 g an folgenden Nahrungsmitteln ist Eisengehalt in mg vorhanden: Thymian 135, Majoran 73, Lorbeerblätter

53, Kümmel 48, Basilikum 43, Salbei 27, Paprikagewürz 23, Bohnen (weiße, gekochte) 21, Schnittlauch (frischer) 13, Hammelleber 12,4, Kalbsleber 10,2, Sesamsamen 10, Hirse, Sojabohnen je 9, Weizenkeime, Petersilie (frische) je 8, Leinsamen 7,7, Sonnenblumenkerne, Hühnereigelb je 7,2, Linsen, Pfirsiche je 7, Limabohnen, Linsen je 6, Hafer, Erbsen (getrocknet) je 5, Aprikosen, Knäckebrot je 4,5, Mandeln, Spinat je 4,2, Brunnenkresse, Buchweizen, Löwenzahnblätter, Schwarzwurzeln, Weizenkorn je 3,2, Para-, Pekan-, Walnüsse und Vollkornreis je 2,4 und Salat 2.

Meistens läßt sich Eisenmangel schnell beheben durch Brennesselfrischsaft (1:7 verdünnt mit Mineralwasser) oder gekochte Brennesseln oder täglich eine Handvoll roher Brennesselpflanzenteile, die grob zerschnitten abends in einer Porzellanschüssel gelegt und mit Mineralwasser bedeckt werden. Dieses eisenhaltige Wasser trinkt man – auf Körpertemperatur im Wasserbad angewärmt – morgens. Auch die gleiche Menge roher roter Bete mit rohem Apfel (beides geraspelt) und regelmäßig als Salat *vor* dem Essen gegessen, hebt den Eisenspiegel rasch an.

Fluor: Tagesbedarf 0,25–2,2 mg.
Fluor ist wichtig bei Knochen-, Osteoporose- und Zahnleiden. In je 100 g Nahrungsmitteln ist Fluor in mg enthalten: Schwarztee 9,5, Ölsardinen 4,5, Walnüsse 0,68, Hering 0,35, Makrele 0,34, weiße Bohnen 0,17, Schellfisch 0,16, Edamer (45 %), Rotbarsch, Hühnerfleisch, Erdnüsse, geröstet, je 0,14, Butter, Hühnerei je 0,12, Spinat, Petersiliengrün je 0,11 und Sauerkraut 0,09.

Germanium: Der Tagesbedarf ist unbekannt.
Germanium kommt u.a. in frischem Knoblauch und einigen Mineralwässern vor und ist bei Krebsleiden wichtig.

Jod: Tagesbedarf 50–200 µg.

Jod wird durch Kochen (nicht dünsten, Fischzubereitung!) zerstört; es ist nötig für die Bildung von Schilddrüsenhormonen. Je 100 g nachfolgender Nahrungsmittel enthalten Jod in µg: Feldsalat bis 62, Ölsardinen 57, Hering 52, Thunfisch 50, Spinat 20, Möhren 15, Grünkohl 12, Hühnerei 9,7, Rettich 8, Sojabohnen 6,3, Zitronensaft, Weißkohl je 5,2, Joghurt (3,5 %), Edamer, Butter, Erbsen, Haferflocken je bis 4, Forelle, Walnüsse je 3,2, Kalbfleisch, Sellerie, Banane 2,8 und Zwiebel, Vollkornreis je 2,2. Auch die Kressearten (Brunnen- und Gartenkresse) und Knoblauch sind besonders jodhaltig.

Kalium: Tagesbedarf 2–4 g.

Kalium ist verantwortlich für den osmotischen Zelldruck, den Blutdruck und die Verdauungsfermente. 100 g der folgenden Nahrungsmittel enthalten Kalium in mg: Sojabohnen (getrocknet) 1650, Aprikosen (getrocknet) 1175, Petersilie (frisch) 1000, Erbsen (getrocknet) 850, Weizenkeime 837, Linsen (getrocknet) 810, Nüsse 500–700, Haferflocken 360, Karotten 341, Sellerie 321, Meeresfisch 300–450, Süßwasserfisch 250–450, Rosenkohl 280, Kirschen (süße) 230, Lauch 220, Möhren 180, Weißkohl 160 und Erdbeeren 150.

Kobalt: Tagesbedarf ca. 2 mg.

Kobalt ist Bestandteil von Vitamin B12 und deshalb in den gleichen Nahrungsmitteln vorhanden wie dieses (siehe Vitamin B12, auf den vorherigen Seiten). Hohe Kobaltmengen sind auch in Gemüsen (Weißkohl, grünen Bohnen, Kopfsalat, Kohlrabi, Erbsen, Möhren), Erdbeeren, Aprikosen und Kirschen.

Kupfer: Tagesbedarf 2–4 mg.

Kupfer ist u.a. mitverantwortlich für das Enzym-, Immun- und

Hormonsystem. Je 100 g der nachfolgenden Nahrungsmittel enthalten Kupfer in mg: Rinderleber 3,6, Weizenkeime 1,55, weiße Bohnen 0,8, Linsen 0,66, Edamer 0,65, Haferflocken 0,53, Petersilie 0,52, Ente 0,45, Matjeshering, Vollkornbrot je 0,44, Knäckebrot, Erbsen, Zitrone je 0,4, Hering, Artischocke je 0,32, Forelle 0,25, Vollkornreis 0,24, Hühnerei, Schellfisch 0,23, Heilbutt 0,2, Makrele, Aprikose je 0,16, Kohlrabi 0,12, Kirschen und Johannisbeeren (rot, schwarz) je 0,1.

Magnesium: Tagesbedarf 100–330 mg.
Magnesium ist hilfreich für das Gefäß-, Herz- und Nervensystem. Zur optimalen Resorption von Magnesium sollte fettarm, eiweißarm und alkoholfrei gegessen werden. Abführmittel entfernen oft einen Teil des Magnesiums über den Darm. In je 100 g Nahrungsmitteln sind Magnesium in mg enthalten: Weizenkleie 590, Leinsamen 350, Weizenkeime 336, Pinienkerne 268, Cashewkerne 267, Mandeln 252, Sojabohnen 247, Weizenvollkorn 173, Hirse 162, Haselnüsse 150, Haferflocken 140, Walnüsse 134, weiße Bohnen, Grünkern je 130, Roggen (volles Korn), Knäckebrot je 95, Linsen 77, Spinat 60, Vollkornbrot 47, Sauerampfer 41, Löwenzahnblätter 36, Sauerkraut, Broccoli je 24, Rosenkohl 22 und Weißkraut 20. 15 % der Salze des Meerwassers sind ausschließlich Magnesiumsalze, so enthält 1 kg Meerwasser durchschnittlich 3,8 g Magnesiumchlorid, 1,66 Magnesiumsulfat und 0,076 g Magnesiumbromid.

Mangan: Tagesbedarf 2–5 mg.
Mangan hilft mit bei der Blutgerinnung, der Enzym- und Muskelbildung u.a.m. In je 100 g eines Nahrungsmittels ist Mangan in mg enthalten: Haferflocken 4,9, Weizenkleie 3,7, Vollkornreis 3, Sojabohnen 2,8, Vollkornbrot 2,3, weiße Bohnen 2, Walnüsse 1,97, Erdnüsse (geröstet) 1,24, rote Bete 1, Erbsen 0,66, Johannisbeeren 0,6, Grünkohl 0,55, Artischocke 0,38, Zwiebel 0,36,

Kopfsalat 0,35, Löwenzahnblätter 0,34, Aprikose 0,27 und Hering 0,12.

Molybdän: Tagesbedarf 100–400 µg.
Molybdän hilft beim Enzym- und Nierenstoffwechsel. Molybdän ist in frischem, dunkelgrünem Blattgemüse (besonders Kohl), Hülsenfrüchten, Vollkornprodukten (Haferflocken!), Kartoffeln und Innereien enthalten.

Natrium: Tagesbedarf 3–5 g (Mindestbedarf 0,1–3 g).
Natrium ist in Kochsalz (Natriumchlorid) enthalten (siehe im Kapitel VI, Punkt 8: Kochsalz). Natrium reguliert den osmotischen Druck innerhalb und außerhalb der Zelle und den Wasserhaushalt.

Nickel: Tagesbedarf 0,5 mg.
Nickel ist wichtig für die Zelleiweiße und die Regulierung des Blutzuckers. Nickel ist in Bohnen, Samen, Seefisch, Sojabohnen, Spinat und Vollkorngetreide vorhanden.

Phosphor: Tagesbedarf 500–1300 mg.
Phosphor baut zusammen mit Calcium Knochen und Zähne auf. Vorsicht: Phosphatempfindliche Kinder werden durch die Polyphosphate geschädigt, die u.a. in Coca-Cola, Limonaden und Schmelzkäse reichlich vorhanden sind. Je 100 g folgender Nahrungsmittel enthalten Phosphor in mg: Sojabohnen 591, Gouda (45 %) 443, weiße Bohnen 429, Ölsardinen 430, Linsen 412, Walnüsse, Erdnüsse (geröstet) je 409, Edamer (45 %) 403, Knäckebrot 400, Haferflocken 391, Vollkornreis 325, Camembert (60 %) 310, Vollkornbrot 265, Hering 250, Makrele 244, Forelle 242, Hühnerei 216, Thunfisch, Huhn je 200, Hammelfleisch 191, Brie (50 %) 188, Petersilie 128 und Joghurt (3,5 %) 92.

Rubidium: Tagesbedarf unbekannt.
Kommt in Mineralwässern und Meereswasser vor.

Schwefel: Der Tagesbedarf ist noch nicht bekannt.
Schwefel unterstützt die Leberentgiftung und bildet zusammen
mit anderen Vitalstoffen Haare, Haut und Nägel. Schwefel ist in
allen eiweißhaltigen pflanzlichen und tierischen Nahrungsmitteln und auch in Mineralwasser enthalten.

Selen: Tagesbedarf 30–150 µg.
Selen entgiftet, stärkt die Widerstandskraft gegen Radioaktivität, ist tumorzellhemmend und verbessert Herz-Kreislauffunk-
tion u.a.m. Selen sollte mit Vitamin E zusammen gegessen werden (siehe dort). Wenn kein Fisch verzehrt wird, kann leicht ein
Selenmangel vorliegen, denn der Selengehalt von Getreide und
Hülsenfrüchten hängt vom Boden ab, der meistens selenver-
armt ist. 100 g nachfolgender Nahrungsmittel enthalten Selen
in µg: Forelle 800, Pistazien 450, Hering, Thunfisch je 130,
Weizen (Vollkorn) 100, Scholle, Karpfen je 65, Sojabohne,
trocken 60, Kohlrabi (roh) 50, Rotbarsch, Vollkornreis je 44,
Makrele 36, Bohne (getrocknet) 24, Weißkohl (roh) 18, Gerste
12, Hafer (Ganzkorn) 9, ein Hühnerei 6, Wirsing (roh) und
Grünkohl (roh) je 2,4. Weiterhin ist in Knoblauch, Sellerie,
Sesamsamen, Weizenkeimöl, Zitrusfrüchten, den restlichen
Hülsenfrüchten und Vollkorngetreidearten Selen zu finden.

Silicium: Tagesbedarf ca. 20–30 mg.
Silicium hilft u.a. beim Aufbau von Haaren, Nägeln, Knochen,
Bindegewebe und Haut. Silicium ist in rohem, ungekochtem
Getreide (vor allem in Hirse, Hafer, Gerste), frischem Gemüse
und Mineralwässern enthalten. Besonders auch enthält der
Schachtelhalm (Equisetum arv.) Silicium, es löst sich besser
daraus, wenn dieser – als Tee – 5 bis 10 Minuten gekocht wird.

Vanadium: Tagesbedarf ca. 1–2 mg.
Das cholesterinsenkende Vanadium ist in Fisch, kaltgeschlagenen Pflanzenölen (Sonnenblumen-, Mais-, Olivenöl), Radieschen, Rettich, Salat u.a.m. enthalten.

Zink: Tagesbedarf 12–15 mg.
Zinkspiegelsenkend wirken u.a. Amalgam, die Pille und das Übergewicht. Niedrig ist der Zinkspiegel des Blutes meistens bei Allergien, Pilz-, Milz-, Leber- und Krebserkrankungen. 100 g der folgenden Nahrungsmittel enthalten Zink in mg: Roggenkeime 20, Pinienkerne 14, Weizenkleie 13,3, Weizenkeime 13, Linsen 8, Krabben 6–10, Erbsen, Haferflocken je 4, Knäckebrot, geröstete Erdnüsse, Käse je 3–4, Fleisch, Walnüsse je ca. 2,7, Fisch, weiße Bohnen, Vollkornbrot je 2,5, Vollkornreis 2, Zwiebeln, Weißkohl, Hühnerei je 1,5, Löwenzahnblätter 1,3, Sojabohnen (getrocknet) 1, rote Bete, Feldsalat je 0,5 und Obst 0,02–0,23.

Die überwiegend giftigen Spurenelemente sind Arsen (aus Fisch, Meeresfrüchten), Blei (aus Benzin, Wasserleitungen), Cadmium (aus Innereien) und Quecksilber (u.a. aus Amalgamzahnplomben, die außerdem noch Indium, Kupfer, Palladium, Silber, Zink und Zinn enthalten).

Aminosäuren

Von den zwei Arten der Aminosäuren kann unser Körper die nicht-essentiellen (nicht lebensnotwendigen) selbst herstellen. Die essentiellen (lebensnotwendigen) Aminosäuren (Histidin, Isoleucin, Leucin, Lysin, Methionin, Ornithin, Phenylalanin, Threonin, Tryptophan und Valin) müssen wir mit der Nahrung zu uns nehmen. Diese essentiellen sind in tierischen Produkten und Sojabohnen enthalten. Nachfolgend finden Sie eine Aufzählung der Aminosäuren mit den Nahrungsmitteln, in denen sie u.a. enthalten sind: Die Nahrungsmittel mit dem höchsten Gehalt der Aminosäure wurden zu Beginn aufgezählt.

Alanin: In Nahrungsmitteln, die Pantothensäure (siehe Vitamin B5 auf den vorherigen Seiten) enthalten, ist auch Alanin zu finden. In Rinds-, Hühnerleber, Sojabohnen, Erbsen, Cashewnüssen, Brokkoli, Putenfleisch, Buchweizen, Linsen u.a.m. sind hohe Mengen Alanin.

Arginin: Vollkorngetreide, Fleisch, Fisch, Samen, Nüsse.

Asparagin: Sojabohnen, Hülsenfrüchte, Vollkorngetreide.

Asparaginsäure: Vollkorngetreide, grünes Blattgemüse.

Cystin (bzw. Cystein), Taurin: Putenfleisch, Hafer, Weizen, sonstige Vollkorngetreide, Eier, Fleisch, Kohl, Soja- und Limabohnen, rohe Möhren.

Glutamin: Dinkel, Gerste, Weizen.

Glutaminsäure: Sojabohnen, Getreide, Fleisch, Milchprodukte.

Glycin: Fisch, Getreide.

Histidin: Fleisch, Fisch, Soja- und Limabohnen, Käse.

Isoleucin: Fleisch, besonders Kalb-, Rindfleisch, Cheddar- und andere Hartkäsesorten, Wal-, Erdnüsse, Eier.

Leucin: Vollkorngetreide, besonders Hafer, Rind-, Puten-, Hühnerfleisch, Fisch, Brokkoli, Spinat, Möhren.

Lysin: Fleisch, Fisch, Sojabohnen, Eier, Gemüse.

Methionin: Fleisch, Fisch (besonders in Kabeljau, Schellfisch), Hafer, Weizen, Kohl, Spinat, Eier.

Phenylalanin: Fleisch (vor allem Pute), Fisch, Geflügel, Soja- und Limabohnen, Brokkoli, Erbsen, Hafer, Blumenkohl, Spinat.

Prolin: Vollkorngetreide, Keimlinge, Milchprodukte.

Serin: Fleisch, Eier, Milchprodukte.

Threonin: Hartkäse, Fleisch, Eier, Vollkorngetreide.

Tryptophan: Fleisch, Fisch, Geflügel, Erdnüsse, Weizen, Hafer, Gemüse.

Tyrosin: Fleisch, Fisch, Vollkornprodukte, Wal- und andere Nüsse.

Valin: Rind-, Kalb- und anderes Fleisch, Geflügel, Vollkorngetreide, Eier, Lima- und Sojabohnen, Blumenkohl, weitere Gemüse.

Verschiedenes:

Acidophylus Bacillus: Er ist Bestandteil des Sauerkrautes (oder -saftes) und des Joghurts mit biologischen Kulturen und dient dem gesunden Darmfloraaufbau.

Carnitin: Es ist enthalten u.a. in Leber, im Hühner-, Lamm-, Truthahn- und Schaffleisch.

Lecithin: Unter anderem versorgen uns Sojabohnen (am wertvollsten sind die kaum erbsengroßen Aduki- oder Azukibohnen), Lein-, Oliven-, Sonnenblumenöl, Hasel-, Walnüsse, Sesamsamen, Weizen und Weizenkeimlinge mit Lecithin.

Omega-3-Fettsäuren: Sie senken u.a. den Fettspiegel des Blutes und sind in Dorsch, Hering, Makrele und anderen Fischen enthalten.

Omega-6-Fettsäuren (Gamma-Linolensäuren): Wir finden sie in den Kernen der schwarzen Johannisbeere, im Borretschöl (23 %), Nachtkerzenöl, im Olivenöl (10 %) und Maiskeim- und Sonnenblumenöl bis ca. 70 %. Besonders empfehlenswert ist das cholesterinsenkende, haut- und leberregenerierende Leinöl (auch als hochwirksame Leinölkapseln Linofeban von Febena Pharma, Köln).

Rutin: Besonders stark vertreten ist Rutin in Aprikosen, Buchweizen, Heidelbeeren, Johannisbeeren (schwarzen), Kirschen, Orangen, Pampelmusen und Zitronen.

Literaturverzeichnis

Abehsera, M.: Zen-Kochkunst. O.W. Barth, 1972

Alexander, F.: Psychosomatische Medizin. Walter de Gruyter, 1985

Bachmann, Ch.: Die Krebsmafia. Editions Tomek, 1981

Bachler, K.: Erfahrungen einer Rutengängerin. Linz-Wien, 1984

Becker, R.O.: Der Funke des Lebens. Scherz, 1991

Bott, V./Schramm, H.M.: Mensch und Heilmittel. Novalis, 1992

Bradford, P. u. M.: Das makrobiotische Algen-Kochbuch, Mahajiva, 1987

Braun, W.: Gesundheitsfahrplan. Humboldt, 1993

Budwig, J.: Krebs – ein Fettproblem. Hyperion, 1956

Burkitt, D.: Gesund leben mit Ballaststoffen. Hippokrates, 1982

Canacakis, J./Schneider, K.: Krebs – Die Angst hat nicht das letzte Wort. Kreuz, 1989

Delbrück, H.: Lungenkrebs. W. Kohlhammer, 1993

Deutsche Forschungsanstalt für Lebensmittelchemie: Lebensmitteltabelle für die Praxis. Wissenschaftliche Verlagsgesellschaft, 1991

Deutsche Homöopathie-Union: Homöopathisches Repertorium. Karlsruhe, 1985

Eichelberger, O.: Kent Praktikum. Haug, 1984

Elmadfa, I., Aign, W., Muskat, E., Fritsche, D., Cremer, H.-D.: Die große GU Nährwert-Tabelle. Gräfe und Unzer, 1993

Erdmann, R.: The Amino Revolution. Fireside, N.Y., 1987

Faelten, S.: Gesund durch Vitamine. Pietsch, 1983

Fischer-Rizzi, S.: Himmlische Düfte. Hugendubel, 1991

Gardner, B.: Nie mehr müde sein! Scherz, 1990

Grasse, E.: Chakren- und Auradiagnose. Knaur, 1993

Grasse, E.: Traum, Tod und Transzendenz. Knaur, 1994

Glogger, H. u. M.: Denken Sie sich Frei. Ariston, 1993

Grossarth, R.: Krankheit als Biographie. Ein medizinisch-soziologisches Modell der Krebsentstehung und -therapie. Kiepenheuer u. Witsch, 1979

Hamer, R.G.: Kurzfassung der neuen Medizin (Stand 1994) zur Vorlage im Habilitationsverfahren von 1981 an der Universität Tübingen. Amici di Dirk, 1994

Harper, A.E.: Dietary Goals – A Sceptical View. American Society for Clinical Nutrition, San Diego, 1978

Hartmann, E.: Krankheit als Standortproblem. Haug, 1976

Haux, F.: Der Gesundheits-Checkup. Kreuz, 1992

Herzog, W.: Apfel, Farm und Bergkristall. Dreieck, 1993

Hettinger, T.: Fit sein – fit bleiben, Thieme, 1989

Higi, M.: Krebs-Lexikon. BLV, 1992

Hoffmann, P.: Wegweiser Lebensmittel. Pmi-Verl. 1993

Hohleb, A.J.: Das Krebsbuch der American Cancer Society. Rowohlt, 1990

Holtmeier, H.-J.: Survival-Menüs für den Alltag. Allstein, 1993

Hubert, A./de Thé, G.: Defensiv essen. Ariston, 1993

Ilies, A.: Kaliummangel beheben. Gräfe u. Unzer, 1990

Issels, J./Windstosser, K.: Ganzheitliche interne Krebstherapie. Haug, 1971

Jäger, G.: Testbuch Gesundheit. Mosaik, 1990

Katalyse e.V.: Zimmerluft – dicke Luft. Kiepenheuer u. Witsch, 1992

König, H.L.: Unsichtbare Umwelt. Der Mensch im Spielfeld elektromagnetischer Kräfte. Eigenverlag, München 1977

Kramp, W.: Wieder die Krebsangst. Quell, 1986

Kuhl, J.: Schach dem Krebs. Humata, o.J.

Kübler-Ross, E.: Interviews mit Sterbenden. Kreuz, 1975

Kulvinskas, V.: Leben und Überleben – Kursbuch ins 21. Jahrhundert. Hirthammer, 1980

Kushi, A.T.: Großes Buch der makrobiotischen Küche. Ost-West-Bund, 1987

Kushi, M.: Der makrobiotische Weg. Bauer, 1988

Lambley, P.: Psyche und Krebs. Rowohlt, 1987

Leibold, G.: Krebsangst und Krebs behandeln. Falken, 1986

Leitgeb, N.: Strahlen, Wellen, Felder. Thieme, 1990

Lermer, St.: Krebs und Psyche. Causa, 1992

Le Shan, L.: Diagnose Krebs, Wendepunkt und Neubeginn. Klett-Cotta, 1993

Levine, S.: Sein lassen. Context, 1987

Markus, H.H./Finck, H.: Warum fühle ich mich ständig krank? Ehrenwirth, 1992

Müller, J.: Körperliche Krankheiten – seelische Ursachen. Ehrenwirth, 1971

Mulvihill, J.: Caffeine as teratogen and mutagen. Teratology 8/69

Nakamura, T.: Das große Buch vom richtigen Atem. Knaur, 1987

Norfolk, D.: Nie mehr müde und erschöpft. Ariston, 1985

Oberbeil, K.: Das Plus-30-Programm. Stedtfeld, 1992

Ohm, D.: Psyche, Verhalten und Gesundheit. Thieme, Hippokrates, Enke 1990

Pfeiffer, C.: Mental and Elemental Nutrients. New Canaan, Connecticut, Keats Publ., 1975

Pflugbeil, K.J./Niestroj, J.: Schutzorgan Haut – so wehren Sie alle Angriffe von außen ab. BLV, 1994

Pohl, G. von, Freiherr: Erdstrahlen als Krankheits- und Krebserreger. Fortschritt für alle. Feucht, 1978

Price, S.: Aromatherapie bei Beschwerden. Mosaik, 1991

Pschyrembel-Klinisches Wörterbuch. Walter de Gruyter, 1994

Rathgeber, W.: Vorsicht Krebsvorsorge. Bengelmann, 1993

Rattner, J.: Psychosomatische Medizin heute. Fischer, 1977

Renner, K./Canzler, H.: Ein Tumor-Nachsorgeprogramm, Band I. Verlag für Medizin, Heidelberg, 1988

Ried, M.: Das Öko-Textil-Buch Chemie im Kleiderschrank. Rowohlt, 1989

Rieder, B./Wollner, F.: Duftführer. Wollner, 1992

Rivers, D.A.: Geh dich fit! Goldmann, 1992

Rose, W.-D.: 1000 Tips zum gesunden Wohnen. Knaur, 1989

Rose, W.-D.: Elektro-Streß. Kösel, 1987

Rossmann, I.: Vital ab 50. BLV, 1990

Rückert, U.: Vitamine und Mineralstoffe. Ariston, 1985

Schauss, A.: Diet, Crime and Delinquency. Parker House, Berkeley, 1980

Schützenberger, A.: Den Lebenswillen stärken, den Krebs besiegen. Kösel, München, 1989

Scholz, H.: Mineralstoffe und Spurenelemente. Paracelsus, 1980

Siegel, B.: Prognose Hoffnung. Econ, 1986

Simone, C.B.: Krebs und Ernährung. Quintessenz, 1993

Simonton, M.: Heilung in der Familie. Rowohlt, 1986

Simonton, O.C., Creighton, St.M.: Wieder gesund werden. Rowohlt, 1982

Soyka, L.F.: Effects of methylxanthines on the fetus. Clinics in Perinatol 6/1979

Tuft, H.: Nur wer kämpft, hat eine Chance! Alternativen zur Krebsbehandlung. Fischer, 1989

Ullstein Lexikon der Medizin. Ullstein, 1970

Vester, F./Henschel, G.: Krebs – fehlgesteuertes Leben. Dtv Kindler, 1973

Walb, L. und J.: Die Haysche Trennkost, Haug, 1988

Weathersbee, P.S./Olsen, L.K. und Lodge, J.R.: Caffeine and pregnancy, Postgrad Med. 62 (3): 64

Wolf, D.: Die naturgemäße Hausapotheke. Freies Geistesleben, 1983

Außerdem wurden Informationen verschiedenen Tagungen und Seminaren entnommen.

Wichtige Adressen

Krebs-Frühdiagnose-Tests:

Kaelin-Bluttest
Laboratorium Dr. Weißenborn
Uferstr. 63
D-73525 *Schwäbisch-Gmünd*

Laboratorium Dr. med. Faber
Goethestr. 42
D-35390 *Gießen*

Verein für Krebsforschung
Labor für Kaelin-Tests
CH-4144 *Arlesheim*

Kupferchlorid-Kristallisationstest nach Dr. Pfeiffer
Dr. med. A. Selawry
Degerlocher Str. 9
70597 *Stuttgart-Sonnenberg*

Chemisch-Biologisches Laboratorium
Goetheanum
CH-4148 *Dornach*

Carcinochrom-Reagenztest
Harndiagnostisches Laboratorium
Dr. J. Gutschmidt Nachf.
Kufsteiner Str. 36

D-83075 *Bad Feilnbach*
Tel. 0 80 66/81 81

Krebshilfe-Organisationen:

Deutsche Krebshilfe e.V.
Thomas-Mann-Str. 40
D-53111 *Bonn*
Tel. 02 28/7 29 90-0
Der Informations- und Beratungsdienst ist erreichbar
von Montag bis Freitag zwischen 9 und 18 Uhr.
Tel. 02 28/7 29 90 72

Österreichische Krebshilfe
Spitalgasse 19
A-1090 *Wien*
Tel. 02 22/42 63 63
Krebsinformationsdienst Montag bis Freitag zwischen
10 und 18 Uhr
Tel. 02 22/4 08 70 48

Selbsthilfezentrum
Obere Augartenstr. 26–28
Tel. 02 22/35 23 48

Schweizerische Krebsliga
Monbijoustraße 61
Postfach 8219
CH-3001 *Bern*
Tel. 0 31/46 27 67

Gesellschaft für biologische Krebsabwehr e.V.
Hauptstr. 27
D-69117 *Heidelberg*
Tel. 0 62 21/16 15 25

Liga für Krebsgefährdete
Graf-von-Galen-Str. 40
D-65197 *Wiesbaden-Klarenthal*

Selbsthilfe-Kontaktstellen:

Nationale Kontakt- und Informationsstelle von
Selbsthilfegruppen
Albrecht-Achilles-Str. 64
D-10709 *Berlin*

Deutsche Leukämie-Forschungs-Hilfe-Aktion für krebskranke
Kinder e.V., Dachverband (DLFH)
Joachimstraße 20
D-53113 *Bonn*
Tel. 02 28/21 51 31, 22 18 33

Frauenselbsthilfe nach Krebs e.V.
B 6 10/11
D-68159 *Mannheim*
Tel. 06 21/2 44 34

Förderkreis krebskranker Kinder e.V.
Büchsenstr. 22
D-70174 *Stuttgart*
Tel. 07 11/29 73 56

Deutsche Ileostomie-, Colostomie-, Urostomie-Vereinigung (ILCO) e.V. (für Patienten mit künstlichem Darm- und Blasenausgang)
Kepserstraße 50
D-85356 *Freising*
Tel. 0 81 61/8 49 09 und 8 49 11

Bundesverband der Kehlkopflosen e.V.
Obererle 65
D-45897 *Gelsenkirchen-Buer*
Tel. 02 09/59 22 82

Arbeitskreis der Pankreatektomierten (für Patienten mit Bauchspeicheldrüsenkrebs)
Dr.-Schoenemann-Str. 13
D-66123 *Saarbrücken*
Tel. 06 81/3 18 37

Überwärmungstherapie (bei Krebskrankheit):

Elbe-Klinik
Elbchaussee 332
D-22609 *Hamburg*

Dr. med. F. Bartram
Bahnhofstr. 3
D-91781 *Weißenburg*
Tel. 0 91 41/7 35 15
Fax: 9 25 06

Gemeinnütziges Gemeinschafts-Krankenhaus
Witten/Herdecke e.V.

Projektbegleiter »Unkonventionelle Methoden der
Krebsbekämpfung«
Beckweg 4
58313 *Herdecke*
Tel. 0 23 30/62 38 90

Umweltmedizin:

Arbeitsgemeinschaft ökologischer Forschungsinstitute
 (AGÖF)
Rheingasse 8–10
D-53179 *Bonn*

Katalyse e.V., Institut für angewandte Umweltforschung
Engelbertstr. 41
D-50674 *Köln*

Umweltmedizinische Beratungsstelle
Medizinisches Institut für Umwelt-Hygiene
Universität Düsseldorf
Aufm Hennekamp 50
D-40225 *Düsseldorf*

Interessengemeinschaft der Holzschutzgeschädigten (I.H.G.)
Unterstaat 14
D-51766 *Engelskirchen*
(Gibt Adressen von Fachleuten, Ärzten und Rechtsanwälten
bekannt.)

Suchtleiden:

Deutsche Hauptstelle gegen die Suchtgefahren e.V.
Westring 2
Postfach 13 69
D-59065 *Hamm i.W.*

Anonyme Alkoholiker/innen, Guttempler-Gemeinschaft und
Anonyme Eß- und Magersüchtige (Overeaters Anonymous):
siehe örtl. Telefonbücher

Gesundes Bauen/Wohnen:

Bundesverband Gesundes Bauen und Wohnen (GBW)
Postfach 15 43
D-38005 *Braunschweig*

Institut für Baubiologie
Heilig-Geist-Str. 54
D-83022 *Rosenheim*
Tel. 0 80 31/1 70 91

Öko-Modellprojekt für gesundes biologisches Bauen
P.J. Lehmann
Hohbuchweg 10
D-88147 *Achberg-Liebensweiler*

Sonstiges:
Adressen von Verbraucherberatungsstellen, die in allen großen
Städten vorhanden sind, erfahren Sie bei Stadt- und Gemeinde-
verwaltungen und aus den Telefonbüchern.

Bezugsquellen

**Amalgamartikel, Auradiagnose, hellsichtige,
Seminarprogramm:**
Naturheilpraxis Ellen Grasse
Heilpraktikerin
Schnitzergasse 2
D-88422 *Dürnau*
(Anfragen bitte mit adressiertem, frankiertem Briefrückumschlag)

Elektrosmog:
Evdan-Regulator
H. Elter, Gesundheitsvorsorge
Danziger Str. 4
D-97877 *Wertheim*
Tel. 0 93 42/5 98 53

**Haushaltsreinigung-, Körperpflege-, Spül- und
Waschmittel** (Conlei-Vertrieb)
Firma
G. Lehner-Laiß
In den Linden 19
D-74379 *Ingersheim*
Tel. 0 71 42/2 15 30, Fax 6 67 71

Hellfühldiagnose des Vitalitätskörpers:
Naturheilpraxis Karl-Ludwig Riss
Heilpraktiker
Schnitzergasse 2

D-88422 *Dürnau*

(Anfragen bitte mit adressiertem, frankiertem Briefrückumschlag)

**Internationale Gesellschaft für Elektrosmog-Forschung
(IGEF):**
Büro Deutschland Tel. 01 71/6 00 66 21
In Franken: Tel. 0 93 36/14 25, Fax 15 00

Meerestiefwasser:
Firma Biomaris GmbH & Co. KG
Parallelweg 4
Postfach 15 01 73
D-28091 *Bremen*
Tel. 04 21/38 05 00
(Bezug: über Apotheken oder direkt beim Hersteller)

Ora-Orgon-Strahler:
Richard Weigerstorfer
Postfach 10 10 20
D-93010 *Regensburg*
Tel. 09 41/79 38 42
Fax 79 49 10

Psycho-Edelstein-Essenzen (PEE)
Naturheilpraxis Ellen Grasse (siehe oben).

Rasterbrille:
Natural Vision Products
Grabenstr. 23
D-71063 *Sindelfingen*
Tel. 0 70 31/81 36 41

Woll-Textilien
Firma Wohl Wollen
Sonntagstr. 28
D-10245 Berlin
Tel./Fax 030/2 94 27 66

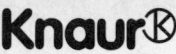

Heilung für Körper und Seele

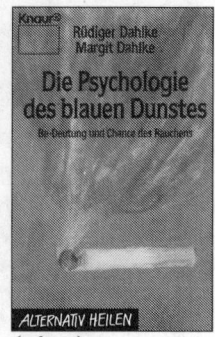

Rüdiger Dahlke
Margit Dahlke

Die Psychologie des blauen Dunstes

Be-Deutung und Chance des Rauchens

ALTERNATIV HEILEN

(76025)

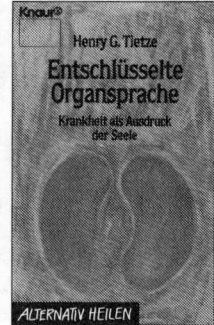

Henry G. Tietze

Entschlüsselte Organsprache

Krankheit als Ausdruck der Seele

ALTERNATIV HEILEN

(76023)

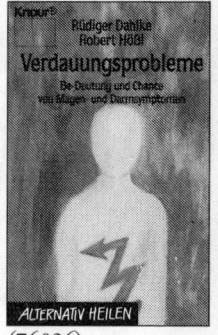

Rüdiger Dahlke
Robert Hößl

Verdauungsprobleme

Be-Deutung und Chance von Magen- und Darmsymptomen

ALTERNATIV HEILEN

(76026)

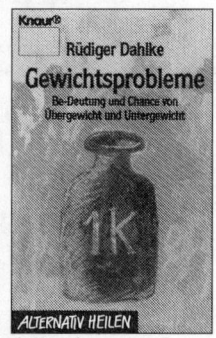

Rüdiger Dahlke

Gewichtsprobleme

Be-Deutung und Chance von Übergewicht und Untergewicht

ALTERNATIV HEILEN

(76024)

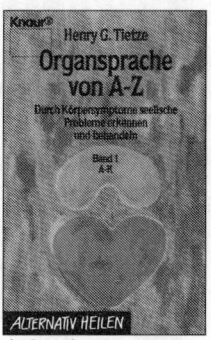

Henry G. Tietze

Organsprache von A–Z

Durch Körpersymptome seelische Probleme erkennen und behandeln

Band 1
A–R

ALTERNATIV HEILEN

(76029) in 2 Bänden

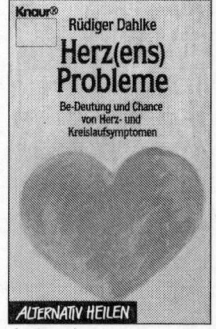

Rüdiger Dahlke

Herz(ens) Probleme

Be-Deutung und Chance von Herz- und Kreislaufsymptomen

ALTERNATIV HEILEN

(76010)

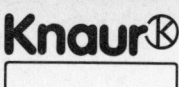

Knaur®

ALTERNATIV HEILEN

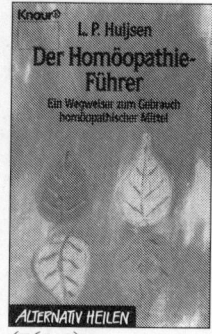

L. P. Huijsen
Der Homöopathie-Führer
Ein Wegweiser zum Gebrauch homöopathischer Mittel

ALTERNATIV HEILEN

(76012)

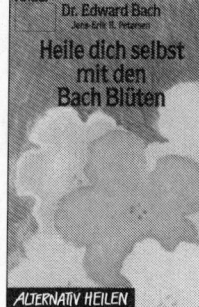

Dr. Edward Bach
Jens-Erik R. Petersen
Heile dich selbst mit den Bach Blüten

ALTERNATIV HEILEN

(76016)

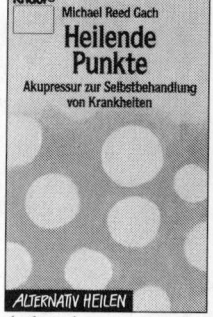

Michael Reed Gach
Heilende Punkte
Akupressur zur Selbstbehandlung von Krankheiten

ALTERNATIV HEILEN

(76002)

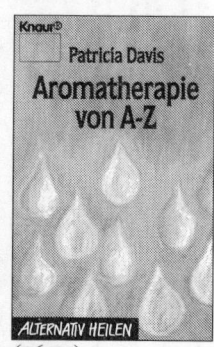

Patricia Davis
Aromatherapie von A-Z

ALTERNATIV HEILEN

(76015)

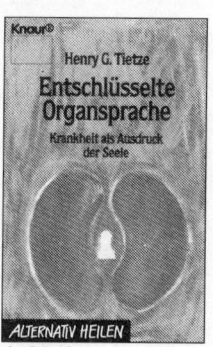

Henry G. Tietze
Entschlüsselte Organsprache
Krankheit als Ausdruck der Seele

ALTERNATIV HEILEN

(76023)

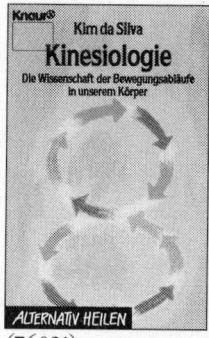

Kim da Silva
Kinesiologie
Die Wissenschaft der Bewegungsabläufe in unserem Körper

ALTERNATIV HEILEN

(76021)